EARLY STAGE OF LUNG CANCER

早期肺癌

主　编　白春学　李为民　陈良安

U0235439

人民卫生出版社

图书在版编目（CIP）数据

早期肺癌 / 白春学，李为民，陈良安主编 . —北京：人民卫生出版社，2018

ISBN 978-7-117-26353-5

Ⅰ.①早… Ⅱ.① 白 … ② 李 … ③ 陈 … Ⅲ.①肺癌-诊疗 Ⅳ.①R734.2

中国版本图书馆 CIP 数据核字（2018）第 074618 号

| 人卫智网 | www.ipmph.com | 医学教育、学术、考试、健康，购书智慧智能综合服务平台 |
| 人卫官网 | www.pmph.com | 人卫官方资讯发布平台 |

早 期 肺 癌

主　　编：白春学　李为民　陈良安
出版发行：人民卫生出版社（中继线 010-59780011）
地　　址：北京市朝阳区潘家园南里 19 号
邮　　编：100021
E - mail：pmph @ pmph.com
购书热线：010-59787592　010-59787584　010-65264830
印　　刷：北京盛通印刷股份有限公司
经　　销：新华书店
开　　本：787 × 1092　1/16　印张：16
字　　数：399 千字
版　　次：2018 年 5 月第 1 版　2018 年 5 月第 1 版第 1 次印刷
标准书号：ISBN 978-7-117-26353-5/R · 26354
定　　价：98.00 元

打击盗版举报电话：010-59787491　E-mail：WQ @ pmph.com
（凡属印装质量问题请与本社市场营销中心联系退换）

编　者（以姓氏汉语拼音为序）

白　莉（陆军军医大学附属新桥医院）

白　冲（海军军医大学附属长海医院）

白春学（复旦大学附属中山医院，上海市呼吸病研究所）

步　宏（四川大学华西医院）

陈　茜（浙江大学附属第一医院）

陈良安（中国人民解放军总医院）

程　渊（北京大学第一医院）

邓　峥（中南大学湘雅医院）

洪群英（复旦大学附属中山医院，上海市呼吸病研究所）

胡成平（中南大学湘雅医院）

李为民（四川大学华西医院）

李亚斐（陆军军医大学，第三军医大学）

廖　晨（重庆市江津区中心医院）

刘　朝（中日友好医院）

刘　丹（四川大学华西医院）

刘芳蕾（上海市东方医院）

刘月平（河北医科大学第四医院，河北省肿瘤医院）

罗汶鑫（四川大学华西医院）

莫显明（四川大学华西医院）

聂小蒙（海军军医大学附属长海医院）

邱志新（四川大学华西医院）

孙加源（上海胸科医院）

王广发（北京大学第一医院）

王进京（遵义医学院附属医院）

王绿化（中国医学科学院肿瘤医院）

王宁舫（复旦大学附属中山医院，上海市呼吸病研究所）

王悦虹（浙江大学附属第一医院）

肖　丹（中日友好医院）

杨达伟（复旦大学附属中山医院，上海市呼吸病研究所）

张　艰（空军军医大学第一附属医院）

张　立（四川大学华西医院）

张黎川（大连大学附属中山医院）

张晓菊（河南省人民医院）

张智弘（江苏省人民医院）

周　建（复旦大学附属中山医院，上海市呼吸病研究所）

周建英（浙江大学附属第一医院）

周征宇（陆军军医大学，第三军医大学）

EARLY STAGE OF
LUNG CANCER
早期肺癌

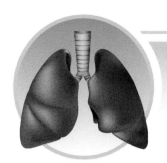

前　言

　　世界卫生组织公布肺癌是严重危害人类健康的疾病,男女肺癌死亡率均居全球癌症首位。2015 年中国肿瘤登记中心公布的数据显示,中国肺癌年发病人数为 73.33 万例,年病死人数为 61.02 万例(男 43.24 万例,女 17.78 万例),均居中国恶性肿瘤之首。此外,由于我国约 75% 的肺癌患者在诊断时已属晚期,5 年生存率仅约 15.6%。其原因主要与早期诊断不足有关,其中涉及顶层设计、学术引领、技术创新和有效推广。为探讨和解决这些问题,我们邀请了国内主要从事肺癌诊断工作的多学科专家,结合自己经验和参考国内外文献撰写了本书——《早期肺癌》。

　　本书主要目的为介绍目前最先进的早期肺癌基础理论和应用进展,包括早期肺癌的流行病学、发病机制、诊断流程、诊断技术、治疗和预防以及管理。其中重点介绍了国内外的诊治规范,包括中华医学会呼吸病学分会肺癌学组和中国肺癌防治联盟制定的《肺部结节诊治中国专家共识》《肺结节诊治中国专家共识(2017 年版)》、*Evaluation of Pulmonary Nodules: Clinical Practice Consensus Guidelines for Asia*(《亚太肺结节评估指南》),以及中国物联网辅助肺结节诊治专家组制定的《物联网辅助肺结节诊治中国专家共识》。掌握和运用这些现代科学技术和物联网医学技术将有利于为国民健康实现无缝隙的跟踪服务,同时将社区医疗服务能力提升至国际先进或领先水平,并降低医疗费用,提高肺癌患者的长期存活率。

　　本书主要面向呼吸内科、普通内科和胸外科医师和研究生。以国内早期肺癌防治经验为基础,尽可能全面地反映国内外的最近进展,使读者能够从中花最少的时间取得尽可能大的收获。本书不但包括现代理论,涵盖可立即应用的实用技术,而且反映近几年早期肺癌防治进展和将来发展趋势,使读者能受到启发,为临床、教学和科研提供帮助。

白春学　李为民　陈良安

2018 年 5 月

EARLY STAGE OF
LUNG CANCER
早期肺癌

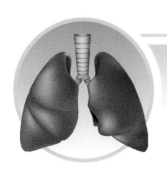

目　录

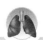

网络增值服务

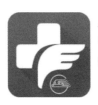

人卫临床助手
中国临床决策辅助系统
Chinese Clinical Decision Assistant System

扫描二维码，
免费下载

EARLY STAGE OF
LUNG CANCER
早期肺癌

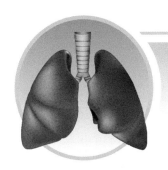

第一章

肺癌流行病学

第一节　肺癌流行病学

原发性支气管肺癌,简称肺癌,是最常见的恶性肿瘤之一,全球肺癌的发病率和死亡率均呈上升态势。在我国,随着工业化速度加快、环境污染加重、人口老龄化加剧,肺癌的发病率及死亡率居所有恶性肿瘤之首,肺癌的疾病负担日益加重。目前,肺癌的控制已成为全世界广泛关注的问题,研究肺癌的流行病学特征及其相关的危险因素对提高肺癌的三级预防水平具有积极意义。

一、肺癌的流行病学特征

（一）发病率及死亡率概况

世界卫生组织国际癌症研究署(International Agency for Research on Cancer,IARC)发布的全球肿瘤流行病统计数据(GLOBOCAN 2012)指出,2012 年全球约有 1410 万新发癌症病例,其中新发肺癌 180 万例,占癌症发病率的 13%,肺癌已成为全世界发病率最高的癌症,同时肺癌是全球男性癌症、发达国家女性癌症死亡率最高的病种。

我国国家癌症中心、全国肿瘤防治研究办公室、全国肿瘤登记中心联合发表的《2012 年中国恶性肿瘤发病和死亡分析》指出,2012 年我国新发恶性肿瘤病例约 358.6 万例(城市地区 197.3 万例,农村地区 161.3 万例),死亡病例 218.7 万例(城市地区 113.2 万例,农村地区 105.5 万例)。其中男性肺癌发病率和死亡率居第一位,女性肺癌发病率居第二位(低于乳腺癌),死亡率居第一位。

（二）年龄

既往研究显示,肺癌的发病率随年龄的增加而上升,40 岁开始升高,70 岁左右达高峰,中老年人群是肺癌的高发人群。但近年文献报道肺癌发病年龄有年轻化趋势、肺癌发病率曲线有向前移的倾向,肺癌的发病年龄相较于 40 年前提前了大约 8 岁。肺癌发病年龄段的下降,考虑与吸烟人群的低龄化有关,有研究对我国 2002 年及 1996 年吸烟率进行比较,调查结果显示我国总吸烟率有所下降,但 15~24 岁人群吸烟率上升。随着人口老龄化进程的加速,肺癌的发病率在 80 岁以上的人群中也表现出了上升势态。肺癌发病年龄段的扩大,一老一少肺癌发病的增加,使肺癌的威胁范围进一步扩大。

（三）性别

男性与女性肺癌病人在发生率、病理组织学类型、治疗及预后方面存在差异。20 世纪中叶,几乎所有国家中男性肺癌的发病率要高于女性,原因与烟草流行密切相关。近年来,由于各国对于烟草的控制,男性肺癌的发病率有所降低,但女性肺癌的发病率正逐年升高,尤其是在北美、欧洲等发达国家中,女性肺癌的发病率甚至要高于男性。女性肺癌的发病率呈现攀升趋势,除了女性吸烟人数上升(近二十年出现女性的吸烟高峰)这一因素外,女性肺癌发生率的增加与被动吸烟及暴露于室内烹调油烟等因素相关。有研究发现,高温条件下烹饪肉类会产生杂环胺,其摄入过多会增加肺癌危险度,而女性正是厨房小环境污染的主要受害者,目前中国女性中肺癌发病率已超过部分女性吸烟率较高的欧洲国家,与室内环境污染关系密切。病理组织学类型方面,女性肺癌以腺癌居多,男性肺癌以鳞癌多见。女性肺癌组织中 *EGFR* 突变率更高,*XRCC1*,*XRCC3*,*NBS1* 等基因多态性对肺癌发病风险的影响表现出与男性不同的特性。

（四）地理

肺癌的发病率和死亡率存在明显的地理差异,既往研究显示肺癌往往高发于发达国家,欧洲地区的发病率最高,其次为美洲,在发展中国家发病率则相对较低,肺癌发病率最高的是美国非洲裔人,最低是印度马德拉斯。目前肺癌的发病率和死亡率在某些发达国家(如美国)正呈现下降趋势,而在发展中国家却不断上升,肺癌发生率趋势的变化,主要与烟草在各国的流行状况有关。有调查研究显示,发达国家在 20 世纪中叶开始对吸烟进行控制,近 20 年肺癌的发病率在发达国家开始呈现出下降态势,但是在部分发展中国家,由于吸烟没有得到有效控制,随着吸烟人数的增加,肺癌的发病率不断上升。在同一国家内,肺癌的发病率和死亡率也存在明显的地域差异。我国肺癌发病率和死亡率最高的是上海,从地理位置分析,我国东部、东北部地区肺癌的发病率均显著高于南部和西部地区。肺癌的城乡差异明显,城市肺癌发病率显著高于农村,但农村发病率及死亡率有明显上升趋势,原因可能与我国农村城市化和城镇工业化进程的加剧、生活环境的污染破坏和我国农村吸烟人数逐年增加相关。

（五）组织学类型

肺癌组织学类型的确立对制订临床治疗方案、判断其生物学行为及预后,以及对流行病学的探讨,均有重要意义。肺癌按照细胞类型分为非小细胞肺癌和小细胞肺癌。非小细胞肺癌有三个主要的亚型为肺鳞癌、肺腺癌和大细胞肺癌。肺鳞癌、肺腺癌、大细胞肺癌和小细胞肺癌 4 种类型肺癌占肺癌总数的 90%。肺鳞癌以中央型肺癌多见,多见于老年男性,与吸烟有密切关系。肺腺癌以周围型肺癌常见,多发生于女性及不抽烟者,易于广泛转移。大细胞肺癌多为周围型肺癌,体积较大,边界清楚,少见空洞,其生长速度和转移扩散的情况与具体的组织学类型、分化程度等生物学特性有一定关系。小细胞肺癌是肺癌中分化最低,恶性程度最高的一型,多发生于肺中央部,生长迅速,转移较早。有资料显示,20 世纪上叶,由于吸烟的流行,吸烟所致的鳞癌最多,小细胞肺癌其次。然而从 20 世纪 70 年代开始,肺腺癌发病率迅速增加,目前已取代肺鳞癌,成为最常见的肺癌病理类型。目前腺癌、鳞癌、大细胞癌及小细胞肺癌的发病率依次为 40%、30%、15%、15%。

二、肺癌的危险因素

肺癌的发病率以及死亡率呈现增长趋势,严重威胁着人类的健康和生命。既往研究表明肺癌与长期大量吸烟、环境污染、职业暴露以及遗传等关系密切。对肺癌流行病学进行调查和研究,分析肺癌主要的危险因素,为临床研究提供可靠依据。

(一) 吸烟

吸烟是肺癌的主要危险因素之一,大量的流行病学研究证实吸烟与肺癌关系密切。有文章对全球 130 个吸烟与肺癌研究结果进行归纳,得出了吸烟致肺癌的相对危险性范围是 15~30。吸烟与肺癌危险度的关系与烟草种类、开始吸烟年龄、吸烟年限和吸烟量有关,吸烟与肺癌的发生呈现剂量 - 效应关系,开始吸烟年龄越早,吸烟年限越长,吸烟量越多,发生肺癌的风险越高。在欧美国家,烟草于 20 世纪中叶达到顶峰,随着控烟政策的出现,烟草使用量逐渐下降,肺癌在欧美国家发病率随之增长放缓。中国是世界上最大的烟草生产国,同时也是世界上最大的烟草消费国,中国男性吸烟者约 3 亿,为全球吸烟者的 1/3,随着未成年人和年轻女性烟民的不断增加,我国肺癌发病问题越来越突出。除了主动吸烟外,被动吸烟者的肺癌发病率也一直居高不下,多项 Meta 分析研究显示被动吸烟者的罹患肺癌相对危险系数为 1.25~5.18;而在未成年时期就处于被动吸烟的状态,其成年后罹患肺癌的概率将增加约 3.8 倍。实施强有力的控烟措施,倡导全民戒烟依然是降低肺癌发病率的最有效途径。2009 年 1 月 9 日我国实施了有效的烟草包装和标签措施,2011 年 1 月 9 日全面禁止所有的烟草广告、促销和赞助,并在工作场所及公共场所严控二手烟。此外,加大戒烟宣教,加强烟草依赖机制研究,探索更加有效的戒烟方法,对于降低吸烟相关性肺癌的发生率和病死率具有非常重要的作用。

(二) 环境污染

环境污染是导致肺癌的另一个危险因素。近年来,随着全球人口增长和工业化程度的提高,环境污染日益严重。大气污染与肺癌显著相关,是近年来肺癌发病率和病死率增加的主要外因。2013 年 10 月 17 日,世界卫生组织下属国际癌症研究机构发布报告,首次指认大气污染对人类致癌,并视其为普遍和主要的环境致癌物。世界卫生组织的资料显示,2004 年空气污染导致全球 16.5 万肺癌病人死亡。大气中与肺癌相关的污染物包括颗粒物、二氧化硫、氮氧化物、多环芳烃及综合性大气污染等。世界卫生组织于 2005 年颁布的 "关于颗粒物、臭氧、二氧化氮和二氧化硫的空气质量准则" 中指出将可吸入颗粒物(PM10),从 $70\mu g/m^3$ 减少至 $20\mu g/m^3$ 后,与空气质量有关疾病(包括肺癌)的病死率可降低约 15%。目前细颗粒物(PM2.5)的关注度与日俱增,PM2.5 指环境空气中空气动力学当量直径小于等于 2.5μm 的颗粒物。它能较长时间悬浮于空气中,其在空气中含量浓度越高,就代表空气污染越严重。与较粗的大气颗粒物相比,PM2.5 颗粒直径小,面积大,活性强,易附带有毒、有害物质(例如,重金属、微生物等),且在大气中的停留时间长,输送距离远,因而对人体健康和大气环境质量的影响更大。PM2.5 可以由硫和氮的氧化物转化而成。而这些气体污染物往往是人类对化石燃料(煤、石油等)和垃圾的燃烧造成的。各种工业过程、供热、烹调过程中燃煤与燃气或燃油排放的烟尘,及各类交通工具在运行过程中使用燃料时向大气中排放的尾气均可导致 PM2.5 升高。有研究指出,当空气中 PM2.5 的浓度长期高于 $10\mu g/m^3$,就会带来死亡风险的上升。浓度每增加 $10\mu g/m^3$,总死亡风险上升 4%,肺癌带来的死亡风险上升 8%。

此外,PM2.5 极易吸附多环芳烃等有机污染物和重金属,使致癌、致畸、致突变的概率明显升高。有研究结果表明,大气环境中的致癌物 NOx,尤其是一氧化氮(NO)浓度与肺腺癌发病率之间呈剂量-反应关系。另有研究报道,空气污染作为一个整体致癌因素被提出,它对人体的伤害可能是由其所含的几大污染物同时作用的结果,长时间暴露于污染的大气(主要为空气中的 PM2.5、SO_2 及 NO_2)与肺癌及呼吸道疾病密切相关。我国作为发展中大国,发展经济、消除贫困与环境保护之间的矛盾较为突出,大气污染的防控形势严峻,大气污染与肺癌的关系已逐渐得到重视。此外,室内空气污染与肺癌,特别是与女性肺癌的发病有重要的关系。一项女性肺癌相关研究发现,厨房小环境污染是女性肺癌发病的主要危险因素之一,主要与做饭时厨房内有较多烟雾、经常炒菜和经常使用菜油等相关。无论室内或室外空气污染都是影响每一个人的主要环境卫生问题。加强环境保护、改善空气质量对降低肺癌的发生率和病死率意义重大。深入开展研究,探讨我国大气中颗粒物的种类、体积、浓度与肺癌的相关性,进一步明确大气污染及肺癌之间的关系迫在眉睫。

(三)职业暴露

职业暴露也是肺癌的重要致病因素之一,世界卫生组织统计资料表明,2004 年职业暴露致癌物造成 111 000 人死于肺癌。目前已知的职业致肺癌的包括焦油 / 煤烟、砷、铬、镍、石棉等。而与肺癌可能相关的职业性肺部疾患包括硅肺病、煤工尘肺、石棉肺及金属矿山尘肺等。肺癌与接触石棉的关系首先由 Lynch 和 Smith 于 1935 年提出,Knox 和 Doll 等进一步证实。我国石棉职业肿瘤调查组的研究结果显示,石棉厂职工肺癌的病死率比 1975 年全国普查结果明显增高。近年来对金属矿山尘肺(包括镍、铬、砷、铁、锰、铅等元素及其化合物等)与肺癌的关系进行了广泛的调查,有研究发现,云南个旧锡矿、湖南香花岭锡矿、山东淄博陶瓷厂等矿工肺癌死亡率明显高于当地一般居民。煤工尘肺与肺癌的关系存在争议,有文献报道煤工尘肺合并肺癌的危险性显著高于健康人群文献报道,但也有研究指出,煤工尘肺与肺癌无关,职业暴露与吸烟具有协同作用,吸烟可能提高病人对职业致肺癌因素的敏感性。我国的职业防护措施并不完善,尤其在一些经济欠发达地区,劳动保护力度相当薄弱,处于煤矿、加工产业、建筑业等低产业链的职业伤害比比皆是。目前职业相关肺癌正引起有关人员的关注,绝大部分职业性肺癌暴露风险都可以预防,完善我国的相关规划和防控措施,加强劳动防护、减少职业暴露,将有助于降低职业暴露所致肺癌的发生率和病死率。

(四)遗传

肺癌是个体对环境危险因素的易感性与环境致癌因素相互作用的结果。遗传是肺癌危险因素中一个重要成分。有研究发现肺癌患病具有家族性,肺癌病人一级亲属中肺癌的患病风险是对照家系一级亲属的 1.88 倍。中青年人罹患肺癌的主要危险因素是遗传。对不同组织类型的发病情况进行遗传流行病学研究,发现 35.8% 的肺鳞癌病人有肺癌家族史,58.3% 的细支气管肺泡细胞癌的女性病人有肺癌家族史,并且她们中 3/4 的人双亲患有肺癌。随着肿瘤分子机制研究的深入,人们已经逐渐认识到肺癌的发生和发展是一个多基因参与的复杂过程。众多癌基因(如 *ras*、*myc*、*Bcl-2*),抑癌基因(如 *p53*、*Clu3p*、*p16*、*Rb*、*FHIT*),转移相关基因(如 *mtal*、*Tiam-1*)参与调控肺癌发生、发展、侵袭及转移。寻找肺癌发病过程中起关键作用的基因并对其功能进行系统研究,对于揭示肺癌发生、发展的分子机制和进行有效的基因诊断、治疗与预防意义重大。

(五)饮食

饮食因素对肺癌具有一定的影响。酒精是否作为肺癌独立的危险因素,目前仍有争议。

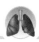

多项 Meta 分析资料表明,饮酒并不会增加非吸烟者患肺癌的风险,但吸烟和饮酒具有协同效应,饮酒可增加吸烟者罹患肺癌的机会。有研究显示膳食中的植物雌激素对肺癌具有预防作用。一项对 1526 例肺癌和 1483 例对照者膳食中摄入 12 种植物雌激素(phytoestrogen,PE)研究,发现在肺癌病人中有 10 种 PE 的摄入都低于健康对照组,该研究证实膳食中的 PE 具有雌激素样作用,对肺癌具有化学预防作用,膳食摄入高含量 PE 可降低肺癌发病风险。水果和蔬菜的高摄入与肺癌危险度降低相关,考虑与水果和蔬菜中存在特定抗氧化剂,微量营养素如 β- 胡萝卜素,维生素 C、E 等有关。越来越多的研究提示绿茶中的茶多酚可能对肺癌具有预防作用。

(六) 肺部既往疾病史

加拿大一项研究显示,曾患某些肺部疾病者,其肺癌的发病风险增加。研究者对 MEDLINE 数据库中既往有肺部疾病者罹患肺癌的相对危险度(relative risk,RR)进行统计,结果显示,既往患慢性阻塞性肺病(chronic obstructive pulmonary disease,COPD)、慢性支气管炎和肺气肿者患肺癌的 RR 分别为 2.22(16 项研究)、1.52(23 项研究)和 2.04(20 项研究),三种疾病共患肺癌者 RR 为 1.80(39 项研究)。既往患肺炎和肺结核者,患肺癌 RR 分别为 1.43(22 项研究)和 1.76(30 项研究)。国内研究显示有肺部疾病史(如肺结核、慢性支气管炎等)病人易发生肺癌,尤其是结核瘢痕者,患肺癌的危险是正常人群的 5~10 倍,考虑原因在于肺支气管慢性炎症以及肺纤维瘢痕病变在愈合过程中,可能引起鳞状上皮化生或增生,在此基础上部分病例可发展成为肺癌。还有研究表明结节病、硬皮病、间质性肺纤维化的病人也易发生肺癌。职业病矽肺、尘肺病人的肺癌发病率高于正常人,不除外与职业暴露相关。

(七) 社会心理因素

随着"生物—心理—社会"这一医学模式的发展,心理精神因素对肺癌发生的影响越来越得到人们重视。一项探讨生活事件、情绪状态等心理社会应激因素与非小细胞肺癌发病相关性的研究结果显示,经济困境(OR=3.143)、子女前途问题(OR=7.721)、忧郁(OR=6.122)、绝望(OR=18.215)是非小细胞肺癌的危险因素,而愉快的情绪状态(OR=0.043)是非小细胞肺癌发病的保护性因素。北京市肿瘤防治研究所对北京市 350 例肺癌进行 1∶1 配对病例对照研究,发现精神创伤是导致肺癌的原因之一。不良生活事件引起肺癌的机制尚未阐明,一般认为不良生活事件使机体产生应激,出现抑郁、忧虑、悲伤、紧张、愤怒或焦虑等负性情绪。过度或持续的应激可影响下丘脑神经内分泌系统的调节以及自主神经系统的功能,从而降低机体的细胞免疫水平,增加肺癌发生的概率。

(陈良安)

参 考 文 献

1. Kendzia B,Behrens T,Jöckel KH,et al. Welding and lung cancer in a pooled analysisof case-control studies. Am J Epidemiol,2013,178(10):1513-1525.

2. Yang P,Williams B,Adjei A,et al. Characteristics of lung cancer patients who were diagnosed younger than 50 or older than 80 years of age. Lung Cancer,2005,49(05):S22-S23.

3. Brenner DR,Boffetta P,Duell EJ,et al. Previous lung diseases and lung cancer risk:a pooled analysis from the international lung cancer consortium. Am J Epidemiol,2012,176(7):573-585.

4. Ko YC,Cheng LS,Lee CH,et al. Chinese food cooking and lung cancer in women nonsmokers. Am J Epidemiol,2000,151(2):140-147.

5. Torre LA,Bray F,Siegel RL,et al. Global cancer statistics,2012. CA Cancer J Clin,2015,65(2):87-108.

6. Vineis P, Alavanja M, Buffler P, et al. Tobacco and cancer: recent epidemiologicalevidence. J Natl Cancer Inst, 2004, 96(2): 99-106.

7. Pope CA, Burnett RT, Thun MJ, et al. Lung cancer, cardiopulmonary mortality, and long-term exposure to fine particulate air pollution. JAMA, 2002, 287(9): 1132-1141.

8. De Matteis S, Consonni D, Bertazzi PA. Exposure to occupationalcarcinogens and lung cancer risk. Evolution of epidemiological estimates of attributable fraction. Acta Biomed, 2008, 79 Suppl 1(Suppl 1): 34-42.

9. Wittekind C, Neid M. Cancer invasion and metastasis. Oncology, 2005, 69(1): 14-16.

10. Harlozinska A. Progress in molecular mechanisms of tumor metastasis and angiogenesis. Anticancer Res, 2005, 25(5): 3327-3333.

11. Gassmann P, Enns A, Haier J. Role of tumor cell adhesion and migration in organ-specific metastasis formation. Onkologie, 2004, 27(6): 577-582.

12. Bagnardi V, Rota M, Botteri E, et al. Alcohol consumption and lung cancer risk in never smokers: a meta-analysis. Ann Oncol, 2011, 22(12): 2631-2639.

13. Schabath MB, Hernandez LM, Wu X, et al. Dietary phytoestrogens and lung cancer risk. JAMA, 2005, 294(12): 1493-1504.

14. Ruano-Ravina A, Figueiras A, Freire-Garabal M, et al. Antioxidant vitamins and risk of lung cancer. Curr Pharm Des, 2006, 12(5): 599-613.

15. Brenner DR, McLaughlin JR, Hung RJ. Previous lung diseases and lung cancer risk: a systematic review and meta-analysis. PLoS One, 2011, 6(3): e17479.

16. Shin JA, Kosiba JD, Traeger L. Dyspnea and panic among patients with newly diagnosed non-small cell lung cancer. J Pain Symptom Manage, 2014, 48(3): 465-470.

第二节　肺癌分子流行病学

一、介绍

肺癌是发生率和死亡率最高的恶性肿瘤之一。每年全球超过 100 万人因肺癌死亡。在我国,肺癌的发病率及死亡率已居恶性肿瘤之首,其中男性发病率和死亡率居第一位,女性发病率居第二位(低于乳腺癌),死亡率居第一位。预计到 2025 年,我国肺癌病人将达到 100 万,成为世界第一肺癌大国。近 10 年来尽管肺癌治疗尤其是驱动基因指导下的分子靶向治疗、免疫治疗已取得了诸多进展,但目前全球肺癌的 5 年生存率仍仅约 16%。其主要原因在于肺癌早期缺乏典型的临床症状,大多数肺癌病人确诊时已为晚期,失去了手术治疗的机会,因此降低肺癌发病率和死亡率的关键应侧重于肺癌的预防和早期发现。

肺癌的分子流行病学主要研究个体对环境致癌因素的敏感性差异和遗传易感性。与肺癌发生相关的环境暴露因素包括烟草烟雾、放射性化合物、石棉、重金属和多环芳香族化合物等,且越来越多的证据表明遗传因素在肺癌的发生中起至关重要的作用。研究环境和遗传因素相互作用的肺癌分子流行病可能未来在预防肺癌、监测群体中肺癌高危人群等方面带来重大突破。

二、吸烟和职业 / 环境暴露与肺癌发生的风险

我国是世界上最大的烟草生产和消费国,目前全球有 11 亿烟民(1/3 成年人),并且 80% 为中~低等收入国家人群,我国占了 3.5 亿,到 2025 年,总的吸烟人数可能达到 16 亿。从 20 世纪 50 年代开始,国际上开展了多个关于吸烟与肺癌因果关系的大规模流行病学研究,结果充分表明吸烟与肺癌发生关系密切,吸烟量愈大,患肺癌的风险愈大;而戒烟可以降低

肺癌的发病风险。大量证据显示,多环芳香烃类(polycyclic aromatic hydrocarbons,PAHs)、N-亚硝胺类、醛类及易挥发有机物等物质在吸烟诱发肺癌的过程中发挥了重要作用。烟草中的致癌物直接或间接激活与 DNA 结合,形成 DNA 加合物,导致细胞中关键 DNA 发生永久性突变并逐渐累积,使得细胞正常生长通路失调导致恶性肿瘤的发生。我国王文雷等对国内 1995—2007 年发表的关于肺癌危险因素的研究所进行的 Meta 分析结果显示,中国人群中吸烟患肺癌的风险是不吸烟者的 2.78 倍(OR=2.78,95%CI:2.34~3.30)。

许多已知的职业 / 环境相关致癌物质,包括石棉、砷、煤气、铬酸盐、镍和二氧化硅。其中一些已证明与吸烟存在相互作用,能成倍增加肺癌的发生风险,这种协同作用最明确的例子是石棉。氡气的辐射也被认为与吸烟有协同作用,但研究数据不完全一致。现有证据表明,氡和吸烟行为的共同作用超过累加,但不成倍增长。在美国新泽西州、爱荷华州和密苏里州进行的大规模关于住宅区氡暴露的病例对照研究表明,吸烟后,长期住宅区氡暴露是人群中肺癌发生的第二大病因。除了上述致癌物,膳食因素包括类胡萝卜素、维生素、水果、蔬菜和肉类也被认为可能是肺癌发生的潜在风险影响因素,但研究结论不相一致。

三、代谢基因多态性与肺癌易感性的分子流行病学

大量证据显示,多环芳香烃类(PAHs)、N- 亚硝胺类、醛类及易挥发有机物等物质在吸烟诱发肺癌的过程中发挥了重要作用。这些致癌物大部分不具备生物活性,需经体内代谢酶活化后,才能与 DNA 发生加合,造成基因损伤启动致癌过程。大量流行病学研究致力于参与致癌物代谢的基因与肺癌易感性的流行病学研究,结果发现,细胞色素氧化酶 P450s(CYP450s)对于 PAHs 的代谢活化具有非常重要的作用;而谷胱甘肽 -S- 转移酶(glutathione S-transferase,GSTs)、尿苷二磷酸葡糖醛酸转移酶(uridine diphosphate-glucuronate transferase,UGTs)、环氧化物水解酶及硫酸酯酶等可将香烟中的致癌物以无毒的形式排出体外,从而参与这些致癌物的代谢解毒过程。研究发现具有较高代谢活化能力的酶和较低解毒能力酶的个体发生肺癌的风险会更高。随着编码这些代谢酶的基因被克隆,大量研究致力于上述基因功能多态性与肺癌发生的关系,最终有助于评估个体暴露于烟草等致癌物质发生肺癌的风险。其中有代表性的候选基因阐述如下:

(一)参与致癌物的代谢酶基因

PAHs 和亚硝胺(重要的烟草致癌物)需要通过 CYP450s 的代谢激活来发挥它们的基因毒性作用。CYP1A1 和 CYP2E1 对于 PAHs 的激活是重要的,GSTmu 在 PAHs 活化的中间产物的解毒中起主要作用。一些其他酶如:微粒体环氧化物水解酶(microsomal epoxide hydrolase,MEH)和 N- 乙酰化 2(NAT2),在不同底物的激活和解毒中起双重作用。这些酶对于不同的作用底物其活性表现出较大的个体差异。现有研究认为这些酶的基因多态性是导致不同个体活性差别较大的根本原因,与肺癌易感性密切相关。

致癌物如 PAHs 和芳基胺通过 CYP450s(即 CYP1A1)活化导致反应性化学产物的形成,共价结合到 DNA 以形成致癌物 -DNA 加合物。这一反应过程如下:PAHs 如苯并芘在体内首先被 CYP1A1 氧化,形成芳烃氧化物;该代谢物可通过环氧化物水合酶的作用进一步活化形成二氢二醇;二氢二醇可以利用细胞色素 P450(CYP3A4)和其他氧化系统,代谢通过烯烃双键,从而形成二油醚。二醇 - 环氧化物具有不稳定性,并重排碳酸化,具有较高的反应活性。例如苯并芘 -7,8- 二醇 -9,10- 环氧化物主要与鸟苷的环外氨基形成共价键,该反应已被多项研究证实与 *HRAS-1* 原癌基因的激活有关。

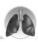

致癌物在体内可通过形成促排泄的共合物(谷胱甘肽、葡糖苷酸和硫酸酯)、酚和四氢呋喃,但是替代(和竞争)的代谢途径可能导致致癌物(如 PAHs)失活。代谢活化和解毒之间的平衡以及 DNA 修复途径的效能可评估 PAHs 暴露个体的肿瘤发生风险。在多个日本人群中,已报道肺癌的发展与 CYP1A1 Msp I 的纯合子基因型突变或 CYP1A1 Ile-Val 多态性之间具有阳性关联,但是在高加索人或非洲裔美国人中并未发现这种联系。在解毒方面,具有GSTM1 的纯合子特性(缺失 - 无 GSTmu 产物)的个体在不同群体中的肺癌风险增加 1.2~1.6倍。*mEH*、NAD(P)H:醌氧化还原酶 -1(NQO1)、髓过氧化物酶、*NAT2*、*p53* 和 *GSTP1* 的多态性与肺癌的发生风险有关;但结果不完全一致,一些研究还显示这些基因之间、基因与吸烟交互作用在肺癌发病风险中起一定作用。

(二) DNA 损伤修复相关基因

烟草中的致癌物直接或间接激活与 DNA 结合,形成 DNA 加合物,导致基因的损伤。而细胞内存在一整套强大的修复系统,当细胞在有丝分裂的时候遇到这些 DNA 损伤,可以清除这些 DNA 加合物,并通过 DNA 修复相关酶类保持 DNA 的正常结构。最近已发现多个DNA 修复基因的多态性包括 8- 氧代鸟嘌呤糖基化酶 1(*OGG1*)、X 射线修复交叉互补基因 1(*XRCC1*)、着色性干皮病 C(*XPC*)、*XPD*、*XPF* 和 *XRCC3* 等,及这些基因相互关联,与较低的 DNA 修复能力和吸烟相关肺癌的高风险相关。如果 DNA 加合物逃脱 DNA 修复机制,它们可能导致错误编码,最终形成突变。这些突变的积累可以触发癌基因的激活或肿瘤抑制基因的失活,并且可允许细胞无限分裂,导致癌症的发生。

四、家族遗传因素与肺癌易感性的分子流行病学

一系列病例对照研究比较了肺癌病人家族与对照家族中一级亲属肺癌的发生风险。Takahata 和 Lilienfeld 研究纳入 270 例肺癌病人和 270 例对照(匹配年龄、民族、性别和地区),并评估父母和兄弟姐妹的吸烟状态,结果发现在肺癌病人的亲属中,肺癌死亡率增加。在男性中,肺癌发生风险与吸烟的关联比家族遗传因素强;而在女性中,家族遗传因素似乎占主导地位;病例组的吸烟亲属与对照组相比,肺癌死亡率的相对风险为 2~2.5 倍,提示吸烟和家族因素对肺癌发生风险具有协同作用。虽然一些归因于家族性的肺癌发生风险可能与吸烟量的相关性超过吸烟状态,但肺癌病人的非吸烟亲属仍比对照组非吸烟亲属具有更高的风险。Ooi 等在路易斯安那州这个肺癌高发病率的地区,研究 336 例已故肺癌病人的一级亲属,以及 307 例一级亲属的配偶,除了获取吸烟行为的定量数据,还评估了环境和职业暴露风险。在校正这些因素后,病例组亲属与对照组相比,肺癌的相对风险为 2.4 倍。女性亲属比男性亲属表现出更强的家族聚集性。在路易斯安那州的不同地区进行的一项小样本的研究中,Sellers 等发现与对照组配偶的兄弟姐妹相比,肺癌病人的兄弟姐妹患肺癌相对危险度为 2.5。Shaw 等研究了来自南得克萨斯州的家庭,并发现有肺癌亲属者肺癌的发病年龄更小。在底特律地区最近的一个基于人口的家系研究中,包括 257 例非吸烟肺癌病人和他们 2252 位亲属,对照组为 277 例非吸烟者和他们的 2408 位亲属;在 40~59 岁年龄组,一级亲属中肺癌的发生风险为 7.2 倍(95% 可信区间:1.3~39.7);而肺癌家族史阳性并不增加 60~84 岁的非吸烟者或其亲属的肺癌风险。提示受家族遗传因素影响的肺癌病人发病的年龄要早于散发病人。

五、小结

肺癌分子流行病学研究侧重于肺癌预防、筛查肺癌高危人群、肺癌早期发现的探索,但

目前应用于大样本人群的筛查还存在很多问题,如还需寻找高敏感性和特异性的生物标志物,利用基因多态性评估肺癌风险的数据还有待于积累和验证,环境暴露和遗传因素的交互作用还需进一步验证,检测费用昂贵等。随着大样本数据库的积累和更多循证医学证据的出现,及现代分子生物学和分子遗传学技术的快速发展,相信未来肺癌分子流行病学将在肺癌预防和早期诊断等方面带来重大突破。

(廖 晨 白 莉)

参 考 文 献

1. Torre LA,Bray F,Siegel RL,et al. Global cancer statistics,2012. CA Cancer J Clin,2015,65(2):87-108.

2. Christiani DC. Utilization of biomarker data for clinical and environmental intervention. Environ Health Perspect,1996,104(Suppl 5):921-925.

3. Curbing the epidemic:governments and the economics of tobacco control. The World Bank. Tob Control,1999,8(2):196-201.

4. Doll R,Hill AB. Smoking and carcinoma of the lung:preliminary report. Br Med J,1950,2(4682):739-748.

5. Wynder EL,Graham EA. Tobacco smoking as a possible etiologic factor in bronchiogenic carcinoma:a study of 684 proved cases. J Am Med Assoc,1950,143(4):329-336.

6. 王文雷,付莉,崔亚玲,等. 中国人群肺癌发病危险因素的 Meta 分析. 现代预防医学,2008,35(22):4336-4338.

7. Selikoff IJ,Hammond EC,Seidman H. Mortality experience of insulation workers in the United States and Canada,1943—1976. Ann NY Acad Sci,1979,330(1):91-116.

8. Field RW. A review of residential radon case-control epidemiologic studies performed in the United States. Rev Environ Health,2001,16(3):151-167.

9. Holick CN,Michaud DS,Stolzenberg-Solomon R,et al. Dietary carotenoids,serum beta-carotene,and retinol and risk of lung cancer in the alpha-tocopherol,beta-carotene cohort study. Am J Epidemiol,2002,156(6):536-547.

10. Ruano-Ravina A,Figueiras A,Barros-Dios JM. Diet and lung cancer:a new approach. Eur J Cancer Prev,2000,9(6):395-400.

11. The effect of vitamin E and beta carotene on the incidence of lung cancer and other cancers in male smokers. The Alpha-Tocopherol,Beta Carotene Cancer Prevention Study Group. N Engl J Med,1994,330(15):1029-1035.

12. Watanabe M. Polymorphic CYP genes and disease predisposition--what have the studies shown so far? Toxicol Lett,1998,102-103(3):167-171.

13. Bartsch H,Nair U,Risch A,et al. Genetic polymorphism of CYP genes,alone or in combination,as a risk modifier of tobacco-related cancers. Cancer Epidemiol Biomarkers Prev,2000,9(1):3-28.

14. Reszka E,Wasowicz W. Significance of genetic polymorphisms in glutathione S-transferase multigene family and lung cancer risk. Int J Occup Med Environ Health,2001,14(2):99-113.

15. Gelboin HV. Benzo[alpha]pyrene metabolism,activation and carcinogenesis:role and regulation of mixed-function oxidases and related enzymes. Physiol Rev,1980,60(4):1107-1166.

16. Badawi AF,Hirvonen A,Bell DA,et al. Role of aromatic amine acetyltransferases,NAT1 and NAT2,in carcinogen-DNA adduct formation in the human urinary bladder. Cancer Res,1995,55(22):5230-5237.

17. Hein DW,Doll MA,Rustan TD,et al. Metabolic activation of N-hydroxyarylamines and N-hydroxyarylamides by 16 recombinant human NAT2 allozymes:effects of 7 specific NAT2 nucleic acid substitutions. Cancer Res,1995,55(16):3531-3536.

18. Lee WJ,Brennan P,Boffetta P,et al. Microsomal epoxide hydrolase polymorphisms and lung cancer risk:a quantitative review. Biomarkers,2002,7(3):230-241.

19. Benhamou S,Lee WJ,Alexandrie AK,et al. Meta- and pooled analyses of the effects of glutathione S-transferase M1 polymorphisms and smoking on lung cancer risk. Carcinogenesis,2002,23(8):1343-1350.

20. Kiyohara C,Otsu A,Shirakawa T,et al. Genetic polymorphisms and lung cancer susceptibility:a review. Lung Cancer,2002,37(3):241-256.

21. Miller DP, Neuberg D, DE Vivo I, et al. Smoking and the risk of lung cancer: susceptibility with GSTP1 polymorphisms. Epidemiology, 2003, 14(5): 545-551.

22. Marshall CJ, Vousden KH, Philips DH. Activation of c-Ha-ras-1 proto-oncogene by in vitro modification with a chemical carcinogen, benzo(a)pyrene diol-epoxide. Nature, 1984, 310(5978): 586-589.

23. Vousden KH, Bos JL, Marshall CJ, et al. Mutations activating human c-Ha-ras1 protooncogene (HRAS1) induced by chemical carcinogens and depurination. Proc Natl Acad Sci U S A, 1986, 83(5): 1222-1226.

24. Liu G, Miller DP, Zhou W, et al. Differential association of the codon 72 p53 and GSTM1 polymorphisms on histological subtype of non-small cell lung carcinoma. Cancer Res, 2001, 61(24): 8718-8722.

25. Miller DP, Liu G, DE Vivo I, et al. Combinations of the variant genotypes of GSTP1, GSTM1, and p53 are associated with an increased lung cancer risk. Cancer Res, 2002, 62(10): 2819-2823.

26. Feyler A, Voho A, Bouchardy C, et al. Point: myeloperoxidase -463G --> a polymorphism and lung cancer risk. Cancer Epidemiol Biomarkers Prev, 2002, 11(12): 1550-1554.

27. Wu X, Zhao H, Amos I, et al. p53 genotypes and haplotypes associated with lung cancer susceptibility and ethnicity. J Natl Cancer Inst, 2002, 94(9): 681-690.

28. Matakidou A, Eisen T, Houlston RS. TP53 polymorphisms and lung cancer risk: a systematic review and meta-analysis. Mutagenesis, 2003, 18(4): 377-385.

29. Spitz MR, Wu X, Wang Y, et al. Modulation of nucleotide excision repair capacity by XPD polymorphisms in lung cancer patients. Cancer Res, 2001, 61(4): 1354-1357.

30. David-Beabes GL, London SJ. Genetic polymorphism of XRCC1 and lung cancer risk among African-Americans and Caucasians. Lung Cancer, 2001, 34(3): 333-339.

31. Zhou W, Liu G, Miller DP, et al. Gene-environment interaction for the ERCC2 polymorphisms and cumulative cigarette smoking exposure in lung cancer. Cancer Res, 2002, 62(5): 1377-1381.

32. Zhou W, Liu G, Miller DP, et al. Polymorphisms in the DNA repair genes XRCC1 and ERCC2, smoking, and lung cancer risk. Cancer Epidemiol Biomarkers Prev, 2003, 12(4): 359-365.

33. Liang G, Xing D, Miao X, et al. Sequence variations in the DNA repair gene XPD and risk of lung cancer in a Chinese population. Int J Cancer, 2003, 105(5): 669-673.

34. Ito H, Matsuo K, Hamajima N, et al. Gene-environment interactions between the smoking habit and polymorphisms in the DNA repair genes, APE1 Asp148Glu and XRCC1 Arg399Gln, in Japanese lung cancer risk. Carcinogenesis, 2004, 25(8): 1395-1401.

35. Kuper H, Adam HO, Boffetta P. Tobacco use, cancer causation and public health impact. J Intern Med, 2002, 251(6): 455-466.

36. Tokuhata GK, Lilienfeld AM. Familial aggregation of lung cancer in humans. J Natl Cancer Inst, 1963, 30(4): 289-312.

37. Ooi WL, Elston RC, Chen VW, et al. Increased familial risk for lung cancer. J Natl Cancer Inst, 1986, 76(2): 217-222.

38. Sellers TA, Elston RC, Stewart C, et al. Familial risk of cancer among randomly selected cancer probands. Genet Epidemiol, 1988, 5(6): 381-391.

39. Shaw GL, Falk RT, Pickle LW, et al. Lung cancer risk associated with cancer in relatives. J Clin Epidemiol, 1991, 44(4-5): 429-437.

40. Schwartz AG, Yang P, Swanson GM. Familial risk of lung cancer among nonsmokers and their relatives. Am J Epidemiol, 1996, 144(6): 554-562.

第三节　肺癌的社会和经济负担

肺癌的疾病负担主要是指肺癌所引起的伤残,过早死亡对个人、家庭和社会所造成的经济损失以及社会为了防治疾病而消耗的经济资源。主要包括流行病学负担和经济负担。对肺癌的流行病学负担的衡量可以利用很多指标,如:发病率、患病率、死亡率、潜在减寿年数（potential years of life lost，PYLL）、潜在工作损失年（WPYLL）、伤残调整生命年（disability adjusted life year，DALY）、质量调整寿命年（quality adjusted life years，QALY）等效用指标。

肺癌的经济负担包括以下几个方面：①直接经济负担包括治疗疾病期间的直接医疗费用（挂号、检查、药物、治疗等）和间接医疗费用（交通、住宿、看护、额外营养等）；②间接经济负担包括社会生产损失（病人及陪护家属在法定劳动日因误工造成的社会损失）、社会财富损失（病人及陪护家属误工后仍继续获得工资以及病人得到的抚慰物品和各项救济或补助等）、为预防所支付的费用（筛查、随访等费用支出）；③无形经济负担（指病人及其亲属因疾病遭受的无法用货币衡量的悲伤情绪导致的生命质量的降低），其所造成的经济负担更是无法用金钱衡量的。

根据世界卫生组织发布的《全球癌症报告 2014》，肺癌的发病率和死亡率均位居全球范围内癌症发病率和死亡率的首位。据统计，2012 年肺癌新发病例约 180 万例，占癌症新发病例总数的 13.0%；死亡约 160 万例，占癌症导致死亡的 19.4%。在男性癌症人群中，肺癌的发病率最高为 34.2/10 万人，死亡率为 30.0/10 万人；在女性中，肺癌的发病率为 13.6/10 万人，仅次于乳腺癌和结直肠癌；死亡率为 11.1/10 万人，并且仅次于乳腺癌。到 2015 年，据全球疾病负担研究（2015）数据显示，肺癌新发病例约 201.9 万例；死亡约 172.2 万例。男性肺癌发病率为 46.1/10 万人，死亡率为 41.0/10 万人；在女性中，肺癌的发病率为 18.2/10 万人；死亡率为 14.7/10 万人。

在中国，肺癌也是发病率和死亡率最高的恶性肿瘤。中国癌症新发病人数约占世界的 21.5%，癌症死亡人数占 26.9%。肺癌位于我国男性癌症发病率首位，在女性癌症中的发病率仅次于乳腺癌，位居第二。有研究预测，2015 年我国肺癌新发病例约为 73.3 万，占新发癌症人数的 17.1%；肺癌死亡人数约为 61 万，占癌症死亡例数的 21.7%。其中男性肺癌发病人数为 51 万，女性为 22 万；男性死亡人数为 43 万，女性为 18 万。中国 1990—2013 年的疾病负担统计分析显示，男性肺癌的年龄标准化死亡率最低为西藏地区的 7.4/10 万人（5.8~9.0），最高为辽宁的 79.1/10 万人（64.8~92.2）；女性最低为西藏的 4.6/10 万人（3.6~5.9），最高为辽宁的 38.9/10 万人（29.1~50.4）。

根据全球 2015 年疾病负担研究的数据，肺癌造成的伤残调整生命年（disability-adjusted life years，DALY）为 3640 万人年，比 2013 年全球疾病负担研究报告的 3470 万人年有所升高，而且又以男性病人为主导。并且其中以过早死亡损失寿命年为主，占约 99%，而伤残损失寿命年仅占 1%，主要原因为肺癌的死亡率高而五年生存率及预后较差，导致病人较早的死亡。由于肺癌的预后仍然较差，加之患病率的提高，不论是中国还是世界的肺癌 DALY 均呈明显的增长趋势。

据中国国家癌症中心对目前中国癌症病人疾病经济负担的相关研究统计，癌症病人人均支出约为 9739 美元，城市地区肺癌人均花费达到 9970 美元（9664~10 276 美元）。以上海为例，人均年直接负担为 58 053.31 元，其中包括直接医疗费用为 57 295.59 元，直接非医疗费用为 757.72 元。根据欧盟 2009 年癌症经济负担统计数据显示，欧盟 2009 年在癌症方面总经济成本超过 1260 亿欧元，肺癌是其中经济成本最高的（188 亿欧元，占癌症总成本的 15%）。癌症治疗相关的医疗保健成本为 510 亿欧元，其中肺癌医疗保健成本为 42.3 亿欧元，约占 8%。肺癌的住院治疗费用是其主要组成部分（约 28.7 亿欧元，占肺癌医疗保健成本的 68%）。美国学者报道的研究数据中，肺癌病人治疗总的经济成本约 45 953 美元，其中也以住院治疗费用为主。当有肺癌并发症发生时，肺癌治疗的经济负担将有所增加。当肺癌初

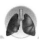

治无效或复发转移时,其治疗成本更高于初次治疗,约 120 650 美元。肺癌由于其高死亡率被认为是生产力损失最高恶性肿瘤,在欧洲,由于癌症导致的生产力损失为 426 亿欧元,而其中肺癌生产力损失为 99.2 亿欧元,占约 23%。另外,病人的家属陪护病人而造成误工,也是生产力损失另一重要方面,造成的生产力损失为 232 亿欧元,而肺癌也是其中造成损失最多的,为 38.2 亿欧元,占癌症造成的此类损失的 16%。中国这方面的统计资料和评估分析还有待完善。

(李亚斐　周征宇)

参 考 文 献

1. Global battle against cancer won't be won with treatment alone--effective prevention measures urgently needed to prevent cancer crisis. Central European journal of public health, 2014, 22: 23, 28.

2. Chen W, Zheng R, Zhang S, et al. Report of cancer incidence and mortality in China, 2010. Annals of translational medicine, 2014, 2 (7): 61-86.

3. Chen W, Zheng R, Baade PD, et al. Cancer statistics in China, 2015. CA: a cancer journal for clinicians, 2016, 66 (2): 115-132.

4. Global Burden of Disease Cancer C, Fitzmaurice C, Dicker D, et al. The Global Burden of Cancer 2013. JAMA oncology, 2015, 1 (4): 505-527.

5. Global Burden of Disease Cancer C, Fitzmaurice C, Allen C, et al. Global, regional, and national cancer incidence, mortality, years of life lost, years lived with disability, and disability-adjusted life-years for 32 cancer groups, 1990 to 2015: A Systematic Analysis for the Global Burden of Disease Study. JAMA oncology, 2017, 3 (4): 524-548.

6. Kayaniyil S, Wilson J, Hurry M, et al. Economic burden of patients with Alk+ mutation non-small cell lung cancer after treatment with crizotinib: a Canadian retrospective observational study. Value in health: the Journal of the International Society for Pharmacoeconomics and Outcomes Research, 2015, 18 (7): A452-A452.

7. Luengo-Fernandez R, Leal J, Gray A, et al. Economic burden of cancer across the European Union: a population-based cost analysis. The Lancet Oncology, 2013, 14 (12): 1165-1174.

8. McGuire S. World Cancer Report 2014. Geneva, Switzerland: World Health Organization, International Agency for Research on Cancer, WHO Press, 2015. Advances in nutrition, 2016, 7: 418-419.

9. Zhou M, Wang H, Zhu J, et al. Cause-specific mortality for 240 causes in China during 1990-2013: a systematic subnational analysis for the Global Burden of Disease Study 2013. Lancet, 2016, 387 (10085): 251-272.

10. 许汝言, 彭红, 叶露. 上海市肺癌病人直接疾病经济负担影响因素研究. 中国卫生经济, 2015, 34 (8): 74-77.

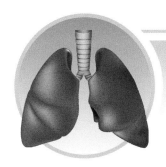

第二章

肺癌发病机制及早期肺癌病理学

第一节　肺癌发生机制:肺癌生物学

在当今时代,随着科学和医疗技术的发展,一系列由外在因素引起的人类肺部疾病发病数量大幅减少,如大叶性肺炎等;或很难引起大规模的人群发病和死亡,如传染性出血热等。而过去令人恐惧的疾病,现在成为能够被控制和治愈的平常肺部病变,如结核病等。当这些外在因素引起的疾病能够被控制和治疗从而大量减少后,另一类疾病就凸显了出来:与分化发育和老化有关的疾病,如儿童在免疫功能没有完全成熟时发生的感染性肺部疾病和过敏性肺部疾病等,这些疾病是人类个体发育过程中出现的问题。在这一类疾病中,多数随着年龄的增加,免疫组织器官成熟,发病数量会减少;在个体成熟后,这一类疾病的症状将减轻或消失。在成年后,与个体组织器官修复和组织细胞分化发育有关的疾病表现得更明显,并成为临床工作中面对的主要疾病。这类疾病包括了肺部各组织成分的病变,如慢性阻塞性肺疾病、特发性肺间质纤维化等,而其中最为突出的就是肺部肿瘤。肺部肿瘤可以发生在各个年龄段的人体的所有肺组织内,是目前临床医师最为关注的肺部疾病。

有关肿瘤的定义依据不同的学科有不同的描述,可以参见相关的教科书和文献,在此将不再复述。肿瘤具有两个特征:无序的生长和浸润转移。肿瘤无序生长的结果是形成大的肿块或大量的无功能细胞,对相邻的组织器官进行挤压与压迫,占据功能细胞的位置,使正常组织细胞的功能不能发挥,而导致组织器官功能衰竭;大量的肿瘤细胞生长,可将机体内的营养物质消耗殆尽,其代谢产物对机体细胞产生毒性作用,导致机体衰竭;肺部肿瘤在无序生长时产生的细胞成分,与其来源肺组织细胞成分相似或相同,可在肿瘤内发现肺细胞分化过程中出现的细胞成分。虽然肺部肿瘤组织具有正常肺组织细胞分化时的细胞成分,但肺部肿瘤组织与正常的肺组织器官有明显的区别,表现为组织结构的紊乱,既不具有正常肺组织结构的有序性,也不能构筑形成有功能的肺组织结构,这一特性是肺部肿瘤的根本特性,是诊断肺部肿瘤的根本点。而肺部肿瘤的浸润转移,可以破坏其周围组织器官的结构,并在远离肿瘤部位的组织器官内生长,引起受累组织的功能破坏。根据组成肺部肿瘤团块的细胞的分化程度和浸润转移能力的不同,可以将肺部肿瘤分为良性肺部肿瘤和恶性肺部肿瘤。良性肺部肿瘤由高度分化的细胞和成熟的细胞构成,与正常的肺组织器官相比,仅发生结构紊乱而不具有浸润转移能力。恶性肺部肿瘤可以认为是由不同的分化阶段细胞构成的组织结构紊乱的具有浸润转移能力的细胞团块。上皮性恶性肿瘤即为癌,而肺部组织中最主要的恶性肿瘤是肺癌。

一、肺癌起源细胞

为更好地了解肺癌的起源细胞,需要了解肺部组织结构的相关知识。详细内容请参考相关文献。肺由气管、支气管、小支气管、细支气管、终末细支气管、呼吸性细支气管、肺泡管、肺泡囊和肺泡构成。气管、支气管、小支气管、细支气管在肺内分支至终末细支气管,是气体出入肺的管道,称为肺的传导部;这些结构由上皮细胞覆盖,随着气道的变小,上皮层由假复层纤毛柱状上皮细胞层逐渐变为单层纤毛柱状上皮细胞层。呼吸性细支气管、肺泡管、肺泡囊和肺泡是气体交换的部位,称为肺的呼吸部;呼吸性细支气管管壁上皮细胞由单层纤毛柱状上皮逐渐变成无纤毛的单层柱状上皮或立方上皮细胞。接近肺泡管的管壁上皮细胞逐渐的变为单层扁平上皮;肺泡内表面衬以一层连续性扁平的Ⅰ型上皮细胞,以及常单个或几个成群地嵌在扁平细胞之间略向肺泡腔突出的立方形Ⅱ型上皮细胞。在肺部慢性炎症以及其他致病因子的长期作用下,肺部的上皮细胞特别是气管和支气管的上皮细胞可以转分化为鳞状上皮细胞。这些上皮细胞(包括转分化的鳞状上皮细胞)可形成肺癌,是肺癌的起源细胞。

在肺部组织结构成熟后,其气道内上皮细胞是由成体干细胞来维持的。肺内不同部位的组织来源于不同的干细胞。软骨性气管与支气管的上皮细胞来源于基底层干细胞。在细支气管和肺泡交界处的Clara细胞,以及肺泡上皮的Ⅱ型细胞,之前均被认为可能是肺组织的干细胞。而肺神经内分泌细胞也可能成为肺组织的干细胞。另外细支气管与肺泡交界处存在一种向Clara细胞和肺泡细胞分化的细胞,该群细胞表达Clara细胞和Ⅱ型肺泡上皮细胞的表面标志,具有自我复制的能力,能分化形成细支气管和肺泡。有研究证明以前观察的Clara细胞和肺泡Ⅱ型上皮细胞是这群细胞的子代定向分化的细胞,因此这群细胞也被认为是肺组织的干细胞。目前一些研究者猜测肺部的干细胞就是肺癌的起源细胞,然而到目前为止,没有证据显示肺癌的起源细胞仅限于肺部干细胞。

二、肺癌的不均一性(异质性)

任何肺癌的发生学说,需要能完全解释肺癌的特性。肺癌与其他肿瘤的本质特性一样,表现为不均一性,即肿瘤的异质性。肿瘤的异质性包括了三个方面的意思。一个方面是从人群角度出发,肺癌在不同的个体中的表现具有差异性。同一种肺癌,在不同的个体中呈现出不同的特性。第二个方面是指同一种肿瘤在个体内不同阶段的差异性,即早期的肿瘤与晚期的肿瘤在细胞构成、对治疗的反应等都有差异性。这两方面的差异性,体现出个体本身的差异性。肺癌在个体中的差异性,是临床上寻找肺癌预后的判断指标和进行个体化治疗的动力。

肺癌异质性的第三个方面是指在肺癌组织内,肿瘤细胞结构构成与成分的差异性,包括了肿瘤组织结构的不均一性和细胞成分的不均一性两个方面。肺癌组织结构异质性包括了构筑肺癌组织细胞的不均一性和间质构筑的不均一性。在一个肺癌组织内,不同部位的肺癌细胞的结构是有区别的。分化较高的部位，可形成与来源组织类似的结构：如在肺鳞癌内，肿瘤细胞可形成类似表皮样的结构，并可形成角化珠；在肺腺癌组织内，分化较为成熟的肿瘤细胞，可排列形成腺体样结构。而在分化低的部位，肿瘤细胞可成团排列，形成肿瘤细胞团块，有时可呈弥散状分布，没有来源组织的结构，在这些区域，很难判断其肺组织来源。总之，在肺癌组织内，肿瘤细胞的排列不均一，不同部位的肿瘤细胞的排列是不同的。这种肿瘤细胞的构筑的不均一性，在低分化的肺癌中，是判断肺癌来源的难点之一。

肺癌组织中的间质包括血管、结缔组织等，同时也可能包含来源组织的特异性间质，如骨肿瘤可包含骨基质，软骨的肿瘤组织内包含有软骨基质等。在肺癌组织内，肿瘤的间质分布是不均匀的。肺癌组织内结缔组织和组织特异性的基质的分布是不均匀的。有些部位结缔组织多，有些部位结缔组织少。同样，肺癌内，有些区域内的血管含量高，而在另一些部位，血管较少或很难检测到血管。由于血管分布的不均匀，使肺癌细胞的营养与氧气供应不同，使肿瘤细胞的生长表现不同，可影响肺癌细胞对治疗的反应，导致治疗效果的差异。肺癌组织构筑的不均一性，同时也可以提供肺癌来源组织的信息，在低分化的肿瘤中，在大量的不能确定的结构中，有可能找到一些与来源肺组织结构相似的组织构筑，可以帮助确定肺癌的组织来源。另一方面，在高分化肺癌中，其组织构筑与来源的组织结构非常一致，很难获得信息来确定其是否是肺癌，在这些肺癌中，往往可在肿瘤组织中发现较幼稚的组织结构而被确定其具有恶性肿瘤特征。

肺癌细胞异质性包含了两个层次的意思：在整个肺癌组织中，其结构由细胞组成成分不同的多种细胞团块构成；而每一个细胞团块也是由不同细胞构成的，即一个肺癌细胞团块内，其构成的癌细胞是不均一的。在肺癌中，不同的区域内，肺癌细胞形成的细胞群是不一样的。如在肺鳞癌中，一些癌细胞可形成比较成熟的细胞结节，其结构与皮肤的结构相似。而在另一些区域内，癌细胞构成的细胞结节，由分化低的细胞构成，不能区分出其细胞成分。

在肺癌细胞层面上，肺癌细胞的组成是非常不均一的。在同一个肺癌细胞的团块或结节内，其癌细胞的成分是不一样的。如前面提到的肺鳞癌的高分化的细胞结节，是由不同分化阶段的细胞组成。而在低分化的肿瘤细胞结节内，在表面上，这些癌细胞是比较均一的，但是，仔细分析就会发现，其实这些细胞团块内的癌细胞是不均一的。癌细胞的不均一性表现在肺癌细胞增殖的不均一性、肺癌细胞表面的标志不相一致性、肺癌细胞对宿主免疫攻击的强弱不等、肺癌细胞内的代谢不同、对治疗反应的不同，以及具有不同的浸润转移能力等方面。

从胚胎分化发育角度出发，可以将肺癌细胞的异质性理解为肺癌细胞在无序的条件下，模拟肺胚胎发育和肺组织干细胞的分化过程。肺癌组织内出现的细胞异质性，是肺癌细胞不能按肺胚胎发育和肺组织干细胞分化的正常途径进行分化，在分化过程中出现了障碍，不能构筑成正常的肺组织时形成的。这种分化发育失败的肺组织结构中，可以出现不同分化发育阶段的肺组织结构和不同分化阶段的肺上皮细胞成分，这样就形成了肺癌细胞和肺癌组织构筑的不均一性。不同分化阶段的肺细胞可表现出不同的肺细胞与肺组织结构特性，如肺癌细胞与早期的未分化细胞相似，其组织结构可能与胚胎原肠期结构相似，细胞具有高度的运动能力并具有高度的侵袭能力；如肺癌细胞与正常的组织细胞差异大，则能引起强烈的免疫反应；如与祖细胞和前体细胞相似，则细胞的生长能力就高，对化疗和放射治疗的反应就强；而与肺组织干细胞相似，则细胞非常原始，生长能力低下，而对化疗和放射治疗的反应低下等。总之，肺癌异质性，表现出来的性质是肺癌细胞的分化发育紊乱的结果，是肺癌

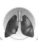

细胞起源的线索,也是肺癌精准个体化诊断、治疗与预后判断的基础。

三、肺癌的克隆增殖进化模型

任何探讨肺癌细胞起源与形成的理论和学说都需要明确地解释肺癌细胞的异质性。克隆增殖进化学说是解释癌细胞异质性并被广泛接受的一个模型。该模型是在 1976 年由 Nowell 描述的。该模型的核心内容是:体内细胞可以发生突变,突变后的细胞具有不同的生长能力;当突变的细胞具有生长优势时,该突变细胞就被优选出来,并扩增,形成癌;该类具有生长优势的细胞,具有相似的再次生长并形成癌的潜在能力。在癌的生长过程中,这一类细胞可以获得再次突变,改变细胞的性质,使癌细胞表现出不同的性质,形成有差异的癌细胞亚群。这些细胞经过进化选择,形成的细胞具有很强的增殖和生存能力,并具有浸润、转移和抵抗治疗的能力。肺癌的发生与形成被认为遵循克隆增殖进化模型,最终形成显性临床病变。

肺癌细胞经过选择和进化后,表现出大量具有不同基因型和表型的肺癌细胞;这些肺癌细胞均具有以下的癌细胞特征:具有自我生长能力、不受生长抑制信号限制的能力、不受细胞死亡程序控制的能力、具有侵袭和转移的能力、诱导形成血管和间质的能力。这些特质使肺癌细胞具有了逃脱机体免疫并形成肺癌组织的能力。

癌克隆增殖与进化模型的基础是源于癌细胞起源的单克隆或寡克隆性。越来越多的证据表明肿瘤细胞来源于单个细胞,是由单个细胞突变后形成的肿瘤细胞及其子代细胞构成的,即为单克隆增殖的细胞学说基本内容。在上皮性癌组织内,癌细胞的起源也被证明为单克隆起源。在许多较大癌组织和混合癌组织构成中,癌细胞的构成可能是多克隆的。经过检测相应肺癌的早期病灶,其细胞起源主要为单克隆性,而后肺癌的多克隆性可能是多个肺癌灶的融合形成的,也可能是由于肺癌细胞的进化形成的。在实体癌中,由病毒引起的癌症,也可表现为多克隆或单克隆性。在形成肺癌组织过程中,肺癌细胞均可获得新的突变而进化,获得更显性的生长能力,更具侵袭性和转移性,形成恶性程度更高的恶性肺癌。如在临床上经常见到化疗后复发的肺癌,其恶性程度明显高于原发肺癌,即说明肺癌为逃逸化疗作用,发生了突变而进化,形成恶性程度更高的肺癌组织。

在肺癌细胞形成过程中,细胞的突变源自于基因的突变。现在的证据表明,细胞内单个基因位点的突变是不能诱导形成癌细胞的。机体细胞变成癌症过程中,需要多个基因的突变或一个基因的多位点的突变。在机体中,这种突变过程是一个长期过程。当细胞内一个基因单突变后,细胞的生存会发生改变,可能诱导凋亡或受到机体保护性排除反应,使突变的细胞消失。只有逃脱了机体和细胞本体的死亡控制机制的细胞才能活下来,当其在获得了新的多次突变后,其具有了显性生长能力,这种细胞可以产生子代细胞,形成细胞团块,进而进化形成具有与机体组织生长不协调的癌组织。

在肺细胞的基因突变过程中,肺细胞内有三类基因的突变可导致癌。在正常的肺细胞变成癌细胞的过程中,这三类基因的突变和合作,使正常的肺细胞变成转化的肺癌细胞,继而形成肺癌。第一类细胞内的基因是癌基因。在大多数的肺癌细胞中,癌基因的突变,是指肺细胞内原癌基因的突变,如 *Ras*、*Myc*、*Src* 基因等。癌基因突变后,并不意味着肺细胞就会转化形成肺癌细胞,通常需要多个位点的突变或多个基因的突变才能转化肺的细胞。而细胞内原癌基因在正常的条件下,在细胞分化发育过程中起关键的作用。因此,原癌基因并不是有害的,只有在其突变后,并能逃脱了机体和细胞本身的保护反应后,方能使肺细胞转化

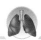

为肺癌细胞。

第二类基因是抑癌基因或称为抗癌基因。该基因缺失突变或工作不正常时,可导致肺细胞转化为肺癌细胞。最常见的肺细胞内的抑癌基因是 *p53* 和 *RB* 基因。*RB* 基因突变体是在视网膜母细胞瘤病人中发现而鉴定出来的。RB 蛋白是细胞周期的抑制蛋白,控制细胞的生长。*RB* 突变后导致 *RB* 基因产物的功能失活,不能使细胞的生长受到抑制,而导致细胞的不受控制的生长。而 p53 蛋白是诱导细胞凋亡的蛋白,当其突变后,不能诱导细胞凋亡,而使突变细胞存活下去,进而形成转化细胞,形成癌症。

第三类影响肺癌细胞形成的基因是调节因子。该类基因在正常肺细胞向肺癌细胞转化过程中,并不能起作用。但其在肺癌的发展过程中起重要的作用,包括能逃脱免疫反应的基因突变,能诱导出新生血管形成的基因突变等。在肺癌细胞的形成过程中,这三类基因的突变是肺癌细胞形成与进化的基础。

肺癌细胞的进化,不仅仅指单个肺癌细胞内获得突变后,优选出具有显性生长的特点,进而转化的肺癌细胞;在这一过程中,癌性细胞群体中的不同转化程度的癌细胞之间,癌性转化细胞与周围正常细胞之间的相互作用,也是癌细胞进化的关键因素。在肺癌形成中,没有完全转化细胞之间,获得了不同突变基因的细胞之间,可形成互补产物,使没有完全转化的细胞,形成肺癌细胞。癌性转化后的细胞,要与间质细胞相互作用,促使血管的形成和支持间质的形成,方能进化形成癌症组织。不同癌性进化程度的细胞之间相互作用,形成癌症组织,而这些不同进化程度的细胞就构成了肺癌细胞的不同的亚群,并形成不同的结构,构成了肺癌异质性。

癌细胞克隆增殖进化模型的核心是机体单个细胞或几个细胞,经过不断的基因突变,最终使正常的细胞癌性转化。转化细胞间,转化细胞与正常细胞间的相互作用,形成癌组织。在癌组织内,由于细胞的突变进化的不同,可形成不同癌细胞亚群与结构,从而使癌组织表现出异质性。

四、肺癌形成的分子事件

参与肺癌细胞发生与形成的三类基因突变产物均参与了对细胞内基因表达过程的调控。基因表达过程包括了细胞表面的受体、胞膜下与胞质内的信息通道、胞核内的基因转录过程、RNA 的修饰与成熟过程、胞质内的蛋白翻译以及蛋白修饰过程。真核细胞的基因表达过程的核心是位于染色质内 DNA 转录合成 RNA,RNA 再编码形成蛋白质,最后行使功能的过程。在基因表达过程中,基因转录是核心并受多种调控机制调控,包括了信号通路的调控、表观遗传调控、DNA 甲基化调控、小 RNA 调控、特异转录因子调控等。这些转录调控的机制发生障碍与紊乱时,会改变细胞的生长状态,导致正常细胞转变为癌细胞,引起癌症的发生。

肺癌细胞的三方面基因的改变,促使癌细胞持久且长期增殖。正常的肺组织细胞能够精确地控制促细胞生长信号的生成和释放,调控细胞的增殖与分化,从而维持肺组织细胞数量的平衡,保证正常组织的结构和功能。癌细胞内基因的改变干扰了这些信号的调控作用,改变了细胞对生长信息的控制,使细胞自我无限制的生长,进而成为癌细胞。细胞生长信息的启动主要源于细胞表面受体与生长因子结合而被激活,通过细胞膜内酪氨酸激酶域的活化,将信息传递入细胞内。细胞膜内酪氨酸激酶域通过激活下游多条信号路径,持续地传递信号,激活细胞增殖周期和细胞生长(细胞体积增大);这些细胞生长信号的传递过程,通常调控细胞的其他生物功能,包括细胞的生存和能量代谢。

肺癌细胞获得持续增殖信号可以通过细胞表面受体的表达或突变启动,进而引起细胞的增殖。肺癌细胞表面表达水平增高和突变的受体蛋白包括了上皮生长因子受体(EGFR)、HER2/neu、c-Kit、和 c-MET 等。这些受体的成分可以独立在非小细胞肺癌和小细胞肺癌的不同类型中表达,导致受体信号的失调,从而使肺癌细胞对于数量有限的配体生长信号产生高反应性。

EGFR 调控上皮细胞的生长与分化。EGFR 与其配体上皮生长因子(EGF)和转化生长因子 -alpha(TGF-α)在许多非小细胞肺癌,特别是在肺鳞癌中高表达。在高比例的非小细胞肺癌中,检测出 EGFR 的突变体,这些突变体,不依赖于与配体结合而被激活,使肺癌细胞长期处于生长激活状态,细胞呈现无限制的生长,这些 EGFR 与配体的高表达和激活型 EGFR 突变体是肺癌 EGFR 抑制剂的治疗靶向基础。除 EGFR 的外,在肺癌细胞中也检测到 HER2/neu、c-Kit 和 c-MET 等受体的高表达与激活型的突变,这些受体可以作为新的肺癌治疗靶点。

细胞膜表面受体激活后,通过信号通路组成蛋白的激活,开启胞内的下游信号通路,激活基因表达与蛋白合成与修饰。这些下游通路组成蛋白高表达,可以放大来自上游受体的信息,促使细胞高水平增殖和生长;这些下游蛋白也可以突变,形成不依赖上游信号而处于激活状态的蛋白,并激活自己的下游蛋白。这种激活方式,规避了配体刺激介导的受体通路,使细胞不受调控地生长和增殖。在肺癌细胞中,胞膜下的信号通路组分 Ras 蛋白家族介导了肺癌细胞的生长与增殖。Ras 蛋白家族包括了 *H-*、*N-* 和 *K-ras* 基因。在肺癌中,约有 10%~30% 的肺腺癌病人携带有 *K-ras* 基因突变,特别是第 12 编码子的突变。野生型的 *K-ras2* 基因在 *K-ras* 基因突变致癌的过程中,可能有抑制作用。这些结果需要更多的临床数据,明确 *ras* 基因家族在肺癌发生中的作用。Ras 蛋白激活后,活化下游一系列的信号通路,在肺癌中目前证实主要是两个 Ras 调控的信号通路。一个是 RAS-RAF-MEK-MAPK 通路,这一通路是许多肺癌细胞生长的中心通路之一;另一通路是 PI3K-AKT-mTOR。我们的研究结果证实,这一通路在肺癌形成中,主要的核心蛋白是 AKT;进一步的研究中,我们证实 AKT1 在肺癌中不起关键作用,何种 AKT 蛋白家族成员在肺癌中起关键作用,正在探索中;同时我们证实,mTOR 蛋白在肺癌中的作用不明显,AKT 蛋白可能直接活化其下游的蛋白包括 P70S6K 等,P70S6K 在肺癌中具有重要的作用,可能成为新的肺癌治疗靶点。

信号通路传导的信息的一个重要的和永久性改变细胞特性的作用是激活基因转录。信号通道信息激活转录因子,转录因子进入到细胞核内,调控基因转录。转录因子包括了活化子蛋白(activator)和抑制子蛋白(repressor)及协同共活化蛋白(coactivators)等。在肺癌细胞中,研究最多的转录因子是 *MYC* 基因家族,包括了 *MYCC*、*MYCN* 与 *MYCL*。在肺癌中 *MYC* 基因具有高水平表达和突变的现象,参与小细胞肺癌和非小细胞肺癌的发生与形成。其他的转录因子包括 c-Jun,catenin、NF-κB、ZEB1、WSTF 等也参与肺癌的发生与形成。

基因表达调控的一个重要的领域是表观遗传调控。表观遗传(epigenetics)的定义一直随着研究者针对基因表达调控相关分子机制的研究深入而演变,目前较通用的定义是"在有丝分裂及减数分离过程中不依赖于 DNA 序列信息的基因功能可继承性的改变"。表观遗传调控模式包括:染色质结构调整,DNA 甲基化,基因组印记。这三种机制相互作用,调节关键基因的活化或沉默,协调生物发育过程中所需的基因组时空特异表达谱,参与细胞分化、凋亡、周期调控和 DNA 损伤修复等重要生命事件。尽管关于肺癌细胞形成的传统观点认为基因突变后连续的细胞演进性改变和复杂的异质性特征导致了肺癌形成,但是仍有许多肺癌细胞的侵袭能力、迁移和药物抵抗等特征不能归因于某个基因突变事件,而近年来对表观遗传现象的研究表明,当表观遗传调控机制出现异常改变时,极易导致肿瘤细胞形成,这些改变甚至先于基因突变。

染色质以核小体为基础结构,被修饰或未修饰的核小体结构在空间上能以更复杂的调控模式,组成动态变化且规模更大的不同染色质结构。染色质一般根据早期研究者对 DNA 染色时观察到的两种现象分为常染色质和异染色质两种类型。常染色质是结构松散的染色质,既可以是转录活化的区域,也可以是非转录活化的区域,但在结构上处于易接近状态。异染色质通常被认为是高度致密和长期沉默的染色质区域,分为两种形式:组成性异染色质,即永久沉默的染色质,在细胞生命周期中几乎不表达有意义产物;兼性异染色质,在某些细胞或某些特殊时间阶段中表达其产物,这些有差异的染色质结构的形成和维持是染色质结构调整的核心内容。目前有许多文献表明染色质实质上是具有高度动态变化的结构模式,其中,组蛋白尾部的修饰发挥了关键作用。目前,研究最多和结果最明确的组蛋白尾部修饰模式主要是乙酰化和甲基化。组蛋白 H4-K16 和 H4-K20 的乙酰化现象被视为早期肺癌发生和演进事件的重要标志。

甲基化是肺癌研究中更引人注意的组蛋白修饰机制,了解较明确的组蛋白甲基化位点多集中在 H3 及 H4 尾部,H3 上是 K4、K9、K27、K36、K79,H4 上是 K20。组蛋白甲基化的平衡是正常细胞生长分化所必需的。而当 NSD1(一种甲基转移酶)突变时,可诱发小细胞肺癌等肿瘤。异染色质的功能包括保持基因组稳定与抑制染色质转座发生,当 Hsuv391 编码基因突变时,会引发基因组不稳定和易位高频率的发生,导致肺癌细胞内原癌基因和抑癌基因表达紊乱或缺失,与肺癌形成密切相关。此外,异染色质结构对于端粒至关重要,异染色质维持受损导致的端粒结构破坏是肺癌发生的重要条件。

哺乳动物 DNA 的甲基化几乎都发生在 CpG 二核苷酸中的胞嘧啶上,由 DNA 甲基转移酶(DNA-methyltransferases,DNMTs)催化。多种 DNA 结合蛋白通过进入 DNA 双螺旋的大沟识别结合位点,DNA 残基甲基化修饰掺入到这样的大沟结构中,通过排斥或募集结构调节因子或转录调节因子发挥作用。更重要的是,DNA 甲基化修饰可以遗传给复制后的子代 DNA 链,在细胞中传递,这需要从头甲基化和维持甲基化两种模式。从头甲基化发生在早期的受精卵细胞中,父本和母本 DNA 中的甲基化会很快被清除,然后重新在 DNA 双链 CpG 位点发生对称的新的甲基化,产生区别于父母的甲基化模式;而当体细胞有丝分裂时,DNA 复制后的新生链不含甲基化修饰,即一条甲基化的链与一条未甲基化的链相配对,然后通过 DNA 甲基转移酶以甲基化的链为模板催化新生链甲基化,维持了甲基化模式向下游细胞的遗传,这两种甲基化机制由各自不同的甲基化酶催化。尽管甲基化是相对稳定的修饰,然而个体一生中细胞内的甲基化修饰模式总是处于变化当中,这些变化是由特殊的生理应答机制或环境改变的刺激引发的,其中一些与肺癌相关。过去的研究表明,在肺癌细胞和正常细胞中 DNA 的 CpG 甲基化模式有显著区别:肺癌细胞具有基因组整体水平的低甲基化(尤其是原癌基因),抑癌基因启动子区域高密度甲基化,并且这些机制相互作用,更加促进了肺癌细胞演进性发展。

尽管 DNA 低甲基化是肺癌细胞的常见特征,但很多位点也会出现高甲基化改变。这种可继承的异常高度甲基化多见于启动子区域 CpG 序列或 CpG 岛,导致基因功能丧失,尤其是发生在抑癌基因启动子区域甲基化是目前了解到的和肺癌细胞形成相关的最为清楚并且

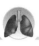

至关重要的机制之一。

经典的肺癌演化途径从一系列的基因改变引发早期恶变开始,经浸润性癌,最终发展到扩散性肺癌。同样,在肺癌细胞演进中,表观遗传模式的改变也同时发生:在早期即出现了大量 DNA 甲基的缺失,及许多重要基因启动子位点高度甲基化,而且甲基化的累积也和细胞老化及病理改变相关。因此,有理由相信表观遗传事件的失控与异常细胞形成相互作用并始终贯穿肺癌发生全过程。除了上述的表观遗传改变,肺癌的表观遗传还涉及了基因印记(imprinting)的决定,而基因印记的缺失(lost of imprinting,LOI),对于肺癌早期发生也极为重要。哺乳动物细胞中,来自双亲的有活性的和无活性的等位基因位于同一个核中,其转录环境相同,因此必须有印记这种机制来区分这种差异化表达,而且印记的基因通常与编码发育的基因有关,因此,这种机制的紊乱或错误都将导致严重的后果。因此,将基因印记丧失与肺癌发生的研究结合,将为理解肺癌发生的个体差异,特别是亲属间发生的差异,为个体精准化诊断与治疗提供遗传数据。

五、肺癌细胞的无限制增殖

在肺癌细胞内基因表达失去正常细胞内的调控方式后,其基因产物功能的主要表征是肺癌细胞的持久且长期的增殖能力。正常的肺部细胞能够精确地控制促生长信号的生成和释放,这些信号能够指导肺部细胞的增殖 - 分化周期的开始和进程,维持肺部细胞的平衡,保证肺组织结构和功能。在肺癌细胞内,自主控制细胞增殖的能力被改变,细胞无限制地增殖。肺癌细胞通过两类可能的方式获得持续增殖信号,一类是癌细胞自身产生生长因子受体,如 EGFR 等,可以通过同源受体的表达而得到应答,从而引起自体增殖刺激;另一方面在肺癌组织的间质中,癌细胞刺激正常的细胞产生各种生长因子,从而促使肺癌细胞的增殖。

正常的细胞生长除了受到生长促进信号的调控外,还受到生长抑制信号的负调控,许多肿瘤抑制基因发挥这样的负调控的作用。肺癌细胞的增殖需要避开抑制细胞增殖的负调节作用。目前在肺癌的研究中,有两种典型的肿瘤抑制基因,它们分别编码 RB 和 P53 蛋白,在两个关键的互补细胞调节通路中起着中央控制节点的作用,调控细胞的增殖。在肺癌细胞中这两个基因均被发现出现突变或表达减低,失去了它们应有的调控细胞增殖的能力,使细胞出现高增长活性,促使肺癌细胞的增殖。在肺癌细胞中其他细胞增殖的负调控基因如 p16,p21,p57 等也被发现出现了突变或表达减低,从而促进了肺癌细胞的增殖。

正常的细胞具有接触抑制效应。在肺癌细胞中,这种接触抑制效应消失,然而其具体分子调控机制还有待探讨。目前已知一个接触抑制效应蛋白为 LKB1,在细胞中,当 Myc 癌基因上调后,在上皮细胞结构稳定时,LKB1 拮抗 Myc 癌基因的促有丝分裂效应;相反,当 LKB1 的表达处于抑制状态时,表皮完整性变得不稳定,对 Myc 诱导的转化将会变得敏感。肺癌细胞中接触抑制效应出现改变的频率仍需进一步的探讨,接触抑制效应障碍的机制有待进一步的发现。

六、肺癌细胞的死亡调控异常

在肺癌形成中,癌细胞可通过抑制细胞的凋亡,使癌细胞数量增加。细胞凋亡是一种细胞主动的程序性细胞死亡,在正常的细胞内,当受到不能调控的刺激和压力,如不能修复的 DNA 断裂时,细胞会激活凋亡程序,主动发生凋亡而死亡。肺癌细胞在形成肿瘤和面对抗癌治疗过程中承受着各种刺激与压力,但是由于细胞的凋亡途径突变,不能被激活,细胞将不会出现死亡而无限制的增殖。凋亡机制是由上游调节子和下游效应子构成的。肺癌细胞中,凋亡程序中抗凋亡的 Bcl-2 家族成员调节蛋白表达增加,进而抑制肺癌细胞的凋亡。Bcl-2 与家族成员(Bcl-xL、Bcl-w、Mcl-1、A1)等凋亡抑制子在肺癌细胞中被发现高表达,从而抑制肺癌细胞的凋亡。在凋亡途径中,凋亡蛋白直接诱导凋亡的发生,其中最为重要的凋亡蛋白是 P53,在肺癌中检测到 P53 发生无活性或活性减低的突变以及表达减低,该类突变使 P53 的功能降低,失去诱导肺癌细胞凋亡的功能。除此之外,其他的凋亡介导因子包括 Bax、Bim、Puma、Fax、TRAIL 等均被检测到在肺癌中发生无活性或活性减低的突变以及表达减低,使细胞凋亡的诱导能力减低或消失,使得肺癌细胞获得限制或回避凋亡的能力。在肺癌细胞中,抗凋亡机制具有多样性,并可能是肺癌细胞逃逸治疗的机制之一。

细胞的自噬与凋亡一样,是细胞自我调控的一种方式,细胞内和细胞外的环境不利于正常细胞生长时,细胞出现自噬,降解细胞的细胞器如核糖体和线粒体,减低细胞的能量需求,保护细胞生存,当不利于细胞生存的细胞内外环境因素继续存在时,自噬会促使细胞发生死亡,从而使细胞消亡。在肺癌细胞中,由于自噬调控发生改变,当癌细胞发生自噬后,不能诱导细胞死亡,而是发生自噬后,细胞器分解,产生的低分子量的代谢产物,支持肺癌细胞在环境的压力和营养缺乏的环境中生存,促使肺癌的生长。AKT/mTOR 通路和 KRAS 蛋白等改变,参与了肺癌细胞中的自噬改变,在这一过程中,自噬调控蛋白 ATG5 介导 KRAS 调控信息,抑制自噬导致的细胞死亡,使肺癌细胞在不利条件下,特别是在化疗和放射治疗中,保护肺癌细胞不被自噬诱导死亡,从而促使肺癌细胞逃逸不利的细胞内外环境因素,得以存活生长。

七、肺癌细胞的环境

肺癌组织的复杂程度接近或超过正常的肺部组织。肺癌组织与正常的肺组织一样,需要摄取营养物质和氧为其提供能量,同时排泄肺癌细胞的代谢产物如二氧化碳,肺癌组织内的血管是满足这些需求的结构基础。肺癌组织内的血管生成包括了血管的新生和改建、形成血管网络、与肺部组织的血管相通,从而提供肺癌细胞所需的各种营养物质和氧,同时排出肺癌细胞产生的各种代谢产物包括废物和二氧化碳。在肺癌的发展过程中,血管生成处于激活状态,致使邻近肺癌部位的正常肺部组织和肺癌组织内部的血管萌发出新的血管,以支持不断扩大的肺癌组织的生长。在肺癌组织血管形成过程中,血管生成的因子包括血管内皮生长因子 A(VEGF-A)和凝血酶敏感蛋白 1(TSP-1)。这两类因子在肺癌组织内高表达,持续诱导血管的形成,构建血管网络,促进肺癌细胞生长。

总体来说,在肺癌组织的发展过程中,血管生成之初出现持续新血管生成,然后由一个复杂的血管生成调控机制控制。这些血管生成机制的调控路径是可变的,但是最终诱导一个通用的诱导因子如 VEGF,诱导肺癌组织内血管网络的形成。在肺癌细胞中 *Ras* 和 *Myc* 基因的高表达,可上调血管生成因子的表达,直接诱导血管的生成。

现在已经证明,造血发生形成的全部细胞类型在肺癌组织内血管生成中都有着重要作用。这些细胞包括巨噬细胞、中性粒细胞、肥大细胞和骨髓祖细胞等可以进入肺癌组织内,促进肺癌组织的形成。这些细胞也在肺癌组织病变的边缘聚集,触发以前静止的组织内血管生成,参与维持肺癌组织内的血管形成。另外,某些肺癌组织中有一些来自骨髓的细胞如血管祖细胞等,形成周细胞或者内皮细胞掺入到新生血管系统中,促进肺癌组织血管的形成。这些血管的形成、维持与改建,参与构成了肺癌的微环境,支持肺癌的形成与发展。

八、肺癌细胞逃避免疫攻击

临床观察显示人类具有抗癌的免疫反应。在杀伤性淋巴细胞缺陷的病人中,移植杀伤性 T 细胞和自然杀伤细胞可以改善某些癌症的预后。在癌症病人中,进行器官移植后,已经观察到供体组织中不产生癌细胞与形成癌组织,显示供体的免疫系统可能抑制癌细胞的生长与癌组织的形成。确实,在肺癌病人体内,如用于清除癌细胞的免疫细胞失活或功能减低,可使肺癌细胞逃避免疫系统的清除。肺癌细胞通过释放 TGF-β 或者其他免疫抑制因子,可抑制癌组织内杀伤 T 细胞和自然杀伤细胞的功能,促使肺癌细胞逃逸免疫清除;肺癌细胞可促使具有免疫抑制作用的细胞包括有调控作用的 T 细胞和骨髓衍生抑制细胞增殖,从而抑制细胞毒淋巴细胞的功能,使肺癌细胞逃逸免疫系统的清除而增殖与演进。因此,目前认为在肺癌组织中和其周围,有识别和攻击癌细胞的免疫细胞,诱导清除早期癌细胞的免疫反应,并限制晚期肺癌的生长和消除肺癌转移的形成。免疫细胞能够持续地监测肺癌细胞的产生,识别和清除大量的初发的肺癌细胞。当肺癌细胞能够以某种方式成功逃逸了免疫系统的识别与清除,或限制免疫系统对肺癌细胞杀伤作用后,肺癌细胞就会生长与扩展形成癌组织。因此免疫逃逸作用也是肺癌发生的关键因素。

九、肺癌的肿瘤干细胞模型

癌细胞起源的克隆增殖进化模型能够解释癌组织内的异质性。克隆增殖进化模型显示,所有的或者说大部分的癌细胞均可以形成癌组织。但是,在肿瘤研究中证明不管是在动物体内或体外培养中,仅有少部分的癌细胞能够生存,而大部分的癌细胞在动物体内不能够形成癌组织或在体外不能够形成细胞系。另外在人体癌组织中,癌细胞有向来源组织分化的趋势,癌组织的结构趋向来源组织的结构特征,克隆增殖进化模型难以解释这两个癌的特征。因此,对癌细胞的起源和进化需要新的模型来解释。

随着发育生物学领域内的研究进展,特别是关于干细胞的研究进展,描述癌细胞起源的模型越来越趋向于癌干细胞。癌干细胞模型在理论上可以理解为:癌细胞起源于一种细胞,该细胞在积累了足够的突变,获得了具有自我更新的能力,能够保存自己,并产生具有高增殖能力的子代细胞,具有高增殖能力的子代细胞进一步增殖,最终形成癌组织。正常组织内的细胞突变后,首先获得自我更新的能力和产生下一代细胞的能力,但这一类细胞保持了原组织中细胞的分化能力,向来源组织细胞分化。由于进一步突变的原因,该类细胞发生分化障碍,构筑组织结构的能力减弱或丧失,不能构筑形成来源组织的结构,同时该类细胞可能获得了向其他组织细胞分化的能力,产生其他组织的细胞和结构特点。因此,当一个细胞突变形成具有干细胞特性的细胞后,由于其分化能力发生障碍和不受控制,其子代细胞表现为各种不同分化阶段的细胞,组成的组织团块结构紊乱,与正常的组织结构不相一致,不受正常组织的调控,而形成癌组织。在理论上,癌干细胞模型能很好地解释癌的特征。由于癌干细胞是由于细胞突变形成的,其子代细胞携带了突变信息,在生长过程中,可以获得新的突变,形成具有自我更新能力和产生具有高增殖的子代细胞能力的细胞,就变成了新的癌干细胞。因此,在癌组织内,如果致瘤因素存在,可以形成新的癌干细胞。

在理论上,癌干细胞模型是一个完美的解释癌细胞起源的模型。癌干细胞与成体干细胞相似,具有自我复制和分化的能力。与成体干细胞的自我复制和分化不同,癌干细胞的自我复制能力不受限制,癌干细胞不能分化形成成熟的功能细胞,不能排列形成具有功能的组织器官。这两种特性,使癌干细胞形成癌组织。但是目前对癌干细胞的认识处于初始阶段,精确定义癌干细胞目前还有困难。目前仅有研究工作上的定义而无理论上的真正的癌干细胞的定义。目前缺少癌干细胞是癌组织起源的证据,仅仅停留在假设阶段。在研究中,具有以下几方面的特性的肿瘤细胞就可被认定为癌干细胞:①在癌组织内有很少量的细胞,该种细胞具有致瘤性。②具有致瘤性的细胞表面标志与不具有致瘤性的癌细胞有显著差异。③致瘤细胞形成的癌组织内的癌细胞的组成成分与结构与原癌组织的成分和结构相同或相似。除这三方面的特性外,癌干细胞还具有自我更新的能力,正是这一特点保证了癌干细胞的近乎无限生长的能力。因此癌干细胞目前仅为一种工作概念,而非理论上的癌起源的干细胞概念。不管怎样,在癌组织内存在一群具有成体干细胞特性的细胞,即癌干细胞。目前也证明在肺癌组织内存在有肺癌干细胞。

癌干细胞的细胞表面标志与相应的成体干细胞没有明显的区别。在肺组织中,位于细支气管与肺泡交界处的干细胞,分化形成细支气管的上皮细胞和肺泡的上皮细胞。而这群细胞标记也是肺腺癌来源的肿瘤干细胞的标记,如 CD133、CD44、CD90、CD166、SCA-1 细胞表面标记等。

在实际研究工作中,认为在癌组织中分离出的一群在动物模型中能够形成与来源癌组织高度一致的肿瘤的细胞是癌干细胞;癌组织中其他的细胞不能在动物模型中建立肿瘤模型。利用这种动物模型,能够确定肿瘤细胞中,有一群具有干细胞特性的细胞,而其他癌细胞是该群细胞的子代细胞。因为癌干细胞鉴定技术本身的限制,导致了目前对癌干细胞模型有很大的争论。癌是在人体内形成的,除了癌细胞本身的生长特性外,其生长部位的局部环境、新生血管网的建立、机体的免疫活性均对癌的形成产生作用,只有这些条件均适应癌细胞的生长条件时,癌细胞才能增殖,形成癌组织。而在癌干细胞鉴定中,通常是分离出一群细胞,接种到小鼠体内,观察肿瘤的形成。这样不能排除其他也能形成癌组织的细胞。这群能够在动物体内形成癌的细胞,可能仅仅是由于其本身能够适应小鼠的体内环境,能够诱导接种部位新生血管的形成,能够逃逸小鼠的免疫作用等,而不能认为其是形成癌组织的干细胞。而其他不能在小鼠体内形成癌组织的原因,可能仅仅是小鼠体内的环境不适应癌细胞的生长,或不能诱导新生血管的形成,或不能逃逸小鼠免疫反应而不能形成癌组织,并不是癌细胞本身的特性而不能形成癌组织。目前为了获得更可靠的癌干细胞的证据,应用尽可能低免疫反应的小鼠来鉴定癌干细胞,获得了更进一步的结果,证明在癌组织内存在一群细胞,能够形成癌组织。利用转基因小鼠和基因敲除小鼠,在小鼠体内也证明了癌干细胞的存在。不过,人体内癌组织是否是由癌干细胞形成的争论,不仅没有阻碍肿瘤干细胞模型的研究,反而促使该模型的完善和发展。

随着对癌干细胞的不断深入探讨,证明在不同的肺癌组织中,肿瘤干细胞的特性和数量有明显的差异。有的肺癌组织内,能在动物模型中形成肺癌组织的干细胞数量低于1%,而在另一些肺癌中,肿瘤干细胞的数量可能高于10%。由于目前肺癌干细胞缺少明确的特异标志,肺癌干细胞数量是依赖于连续稀释法在动物体内建立肿瘤模型来确定的。在正常的组织干细胞研究中,已经证明一个组织干细胞就能重建相应组织。推测在测定肺癌干细胞时,理论上一个肺癌干细胞也可建立肺癌组织。因此,目前在肺癌组织内存在的肿瘤干细胞的数量应该低于确定的干细胞数量。目前已确定了肺组织内存在多种组织干细胞,这些组织干细胞在正常的情况下,分化形成肺组织细胞,以修复肺部组织内正常的耗损。因此,可以认为在这些肺组织干细胞分化为成熟的肺组织细胞过程中的细胞都有可能突变,获得自我更新能力和产生子代细胞形成组织团块的能力,从而成为肺癌干细胞。由于这些细胞处于不同的分化阶段,形成的肺癌干细胞的特性有明确的区别。在同一的肺癌组织内,如肺癌干细胞的子代细胞再次获得了自我更新的能力后,可形成新的肺癌干细胞,因此在肺癌组织内,有可能含有多种肺癌干细胞成分。这些肺癌干细胞的特性构成了肺癌干细胞的复杂性和多样性。

癌干细胞模型的提出,改变了有关癌细胞浸润和转移的观点。克隆增殖进化模型认为,在癌组织中,癌细胞均具有浸润和转移的能力,其通过组织间隙浸润到癌灶周围的组织中,当癌细胞进入血液后,转移到远离癌灶的组织器官中形成新的癌灶。而肿瘤干细胞模型认为,癌组织的浸润和转移是肿瘤干细胞的行为,当肿瘤干细胞迁移到邻近组织后,产生新的癌细胞而形成浸润,当肿瘤干细胞进入血液后,随血流迁移到远离癌灶的部位,形成新的癌病灶。肿瘤干细胞的提出,将肿瘤的浸润和转移的细胞局限到肿瘤干细胞,为治疗和防治癌症的浸润和转移提供了新的思路。在组织干细胞分化过程中的细胞均可能形成癌干细胞,因此,肿瘤干细胞的来源可能比较原始,也可能比较成熟,比较原始的癌干细胞,其行为接近胚胎的早期未分化的细胞,具有高度的运动能力和迁移的能力,容易浸润和转移,而在组织干细胞分化过程中,接近成熟的细胞突变形成的癌干细胞,分化程度较高,其运动能力较低,浸润和迁移的能力较低,较少浸润和转移。肺上皮细胞形成的癌干细胞,突变后,具有低分化细胞的特性,向上皮间质化方向发展,获得运动的能力,从而拥有浸润和迁移的特性,形成浸润和转移肿瘤病灶。这些理论上的推测,与人体肺癌组织的真实情况相合。在人体肺癌中,低分化或未分化的肺癌的浸润转移能力高,而高分化的肺癌,浸润转移的能力弱。

肺癌干细胞模型的出现,可能改变肺癌治疗的思路。目前,肺癌的治疗基于肺癌细胞不受限制的高增殖特性和肺癌细胞生存的环境来进行。包括4种治疗手段即:手术切除、化学药物治疗、放射线治疗、生物治疗。由于很难区分正常细胞与肺癌细胞的增殖活性和生存环境,在进行放化疗和生物治疗时,都会对正常的细胞和组织产生损伤,造成严重的副作用。而手术治疗会造成大面积的机体创伤。目前,针对突变肺癌细胞的靶向药物、定向放射治疗和微创手术的发展,在肺癌治疗中减轻副作用上进行努力,以改善肺癌病人的生活质量。但现有手段不能从根本上达到控制肺癌的目的。肺癌干细胞模型的提出,为肺癌的治疗带来了新的希望。肺癌细胞具有生活周期,在生存一段时间后,肺癌细胞发生凋亡。肺癌细胞群的扩展和增殖补充是通过肺癌干细胞不断地产生癌细胞进行的。因此,杀死肺癌干细胞或控制肺癌干细胞的增殖后,肺癌组织得不到补充,肺癌组织就会变小和消失,联合控制癌细胞增殖和癌细胞生存环境的治疗手段,就可能完全控制肺癌,达到根治肺癌的目的。发展控制肺癌干细胞的药物,为肺癌的治疗带来希望,其实也是建立癌干细胞是癌症起源细胞的根本证据。只有在人体内通过控制肺癌干细胞的活性,进而达到控制肺癌组织的目的,才能证明肺癌是由癌干细胞发展而来,完全的建立肺癌乃至癌症起源的癌干细胞模型。

形式上,克隆增殖进化模型和癌干细胞模型是互相排斥的,但在深层次上,两者是互为补充的。克隆增殖模型理论认为,癌组织起源于一个或几个突变的细胞,实际上这种起源的突变细胞,可以认为是癌干细胞。而癌干细胞模型理论认为,癌症起源于癌干细胞,但是癌干细胞的子代细胞可能在生长过程中,获得新的突变,而形成新的癌干细胞,这实际上就是癌症的进化过程。癌细胞在生存的压力下,只有选择具有生长优势的癌干细胞及其子代细胞才能更好地生存下去。

癌干细胞与正常的组织干细胞相似。正常的组织干细胞实际上是一群生长不活跃的细

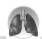

胞,通常处于静止状态,对生长控制的反应不敏感等。癌干细胞也具有类似的特征,因此,目前控制细胞生长的手段,就不能控制肺癌干细胞。现阶段的研究已经证明了癌干细胞具有抵抗放化疗的能力,因此,在临床上,许多治疗手段,可以使肺癌消退,但是治疗一段时间后,肺癌很快恢复生长,这种治疗后的肺癌生长,可能是肺癌干细胞逃逸治疗后,形成新子代细胞所引起的。肺癌干细胞模型,结合克隆增殖进化模型,可以解释肺癌的发生发展过程。但是由于癌干细胞的确定是由动物模型完成的,要完全的建立肿瘤发生的癌干细胞模型需要明确的人体证据,最直接的证据即为,利用治疗手段控制肺癌干细胞后,能够使肺癌消退,这样就达到了建立肺癌干细胞模型的目的。

(莫显明)

参 考 文 献

1. Chen Z CM, Fillmore PS, Hammerman, et al. Non-small-cell lung cancers:a heterogeneous set of diseases. Nat Rev Cancer,2004,14(8):535-546.

2. Elza C de Bruin N. McGranahan R. Mitter,et al. Spatial and temporal diversity in genomic instability processes defines lung cancer evolution. Science,2014,346(6206):251-256.

3. Govindan R. Cancer. Attack of the clones. Science,2014,346(6206):169-170.

4. Hiley CT,J Le Quesne G,Santis,et al. Challenges in molecular testing in non-small-cell lung cancer patients with advanced disease. Lancet,2016,388(10048):1002-1011.

5. Liu D,Huang Y,Chen B,et al. Activation of mammalian target of rapamycin pathway confers adverse outcome in nonsmall cell lung carcinoma. Cancer,2011,117(16):3763-3773.

6. MacDonagh L,SG Gray,E Breen,et al. Lung cancer stem cells:The root of resistance. Cancer Lett,2016,372(2):147-156.

7. Marusyk A and K Polyak. Cancer. Cancer cell phenotypes,in fifty shades of grey. Science,2013,339(6119):528-529.

8. McGranahan N and C Swanton. Clonal Heterogeneity and Tumor Evolution:Past,Present,and the Future. Cell,2017,168(4):613-628.

9. Nowell PC. The clonal evolution of tumor cell populations. Science,1976,194(4260):23-28.

10. Rabbitts TH. Commonality but diversity in cancer gene fusions. Cell,2009,137(3):391-395.

11. Roche J,RM Gemmill and HA Drabkin. Epigenetic Regulation of the Epithelial to Mesenchymal Transition in Lung Cancer. Cancers(Basel),2017,9(7):72-86.

12. Singhal S,PS Bhojnagarwala,S O'Brien,et al. Origin and Role of a Subset of Tumor-Associated Neutrophils with Antigen-Presenting Cell Features in Early-Stage Human Lung Cancer. Cancer Cell,2016,30(1):120-135.

13. Templeton AK,S Miyamoto,A Babu,et al. Cancer stem cells:progress and challenges in lung cancer. Stem Cell Investig,2014,1(9):9-27.

第二节 肺癌癌前病变病理学

一、腺上皮癌前病变

目前认为大多数肺腺癌是通过肺泡上皮不典型腺瘤样增生(atypical adenomatous hyperplasia,AAH)发展至肺原位腺癌,而后发展成为微浸润腺癌,最终进展为浸润性腺癌,当然有少数肺腺癌可能不经过这一过程,而是在发生的早期阶段就直接发展成侵袭能力极强的浸润性腺癌。根据 2004 年 WHO 分类,AAH 可能进展为局部非黏液性支气管肺泡癌(localized non-mucinous bronchioloalveolar carcinoma,LNMBAC)。但有人将 LNMBAC 重新归类为原位腺癌（adenocarcinoma *in situ*，AIS）。2015 版 WHO 将 AAH 与 AIS 一起归为腺上皮浸润前病变。

（一）AAH 诊断及鉴别诊断

1999 年 WHO 分类中，AAH 被认为小于 5mm，一些作者提出将超过 5mm 的病变视为支气管肺泡癌（bronchioloalveolar carcinoma，BAC）。然而，2004 年的分类中，认为虽然 65%~75% 的 AAH 病变小于 3mm，但 10%~20% 的病变超过 5mm；也发现存在超过 10mm 的病变。2015 年 WHO 分类将 AAH 定义为"局限性增殖的轻度至中度非典型 Ⅱ 型肺泡上皮细胞和 / 或 Clara 细胞，有时累及肺泡壁和呼吸性细支气管，通常直径小于 5mm"。浸润前病变中，AAH 与鳞状上皮不典型增生相对应。

AAH 最常见于胸膜附近和上肺叶，通常无症状，常在进行肺组织病理学检查时偶然发现。在肺原位腺癌和浸润性腺癌周边常能发现 AAH。经常表现为多发灶，在 6.7% 的肺癌切除标本和 2% 的肺转移灶中发现多灶性 AAH。AAH 通常小于 5mm，有时可高达 10mm，可见局限性、Ⅱ 型肺泡细胞和 / 或 Clara 细胞增生性病变（图 2-1）。增生的细胞沿肺泡壁生长（图 2-2）、细胞呈圆形、立方形、低柱状或靴钉样，细胞间常有间隙，有轻~中度异型性，核圆形或椭圆形，具有规则轮廓，染色质均匀（图 2-3、图 2-4），大的圆形细胞中常见双核，核分

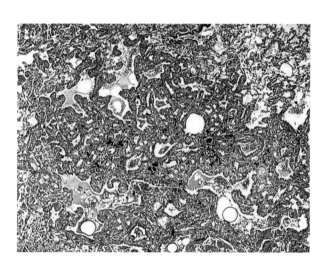

图 2-1　不典型腺瘤性增生
低倍镜下可见肺泡壁及肺泡上皮细胞轻微增厚

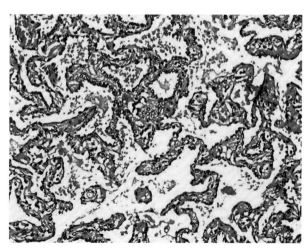

图 2-2　不典型腺瘤性增生
中倍镜，增生细胞沿增厚的肺泡壁生长，可以突出到肺泡腔，但没有形成真正的乳头

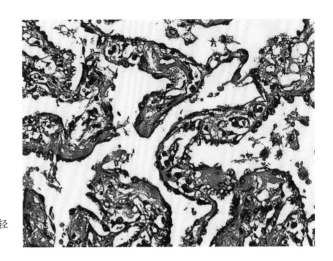

图 2-3　不典型腺瘤性增生
中倍镜,增生的细胞呈圆形、立方状,显示轻
中度异型性,细胞间常见间隙

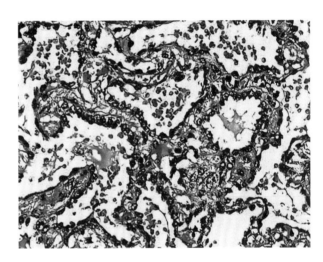

图 2-4　不典型腺瘤性增生
中倍镜,增生的细胞拥挤,但仍呈单层排列

裂罕见,常见核内包涵体。有时累及呼吸性细支气管壁。偶尔细胞簇可以突出到肺泡腔,但
没有形成真正的乳头。AAH 中不见纤毛或黏液细胞。由于间质纤维化和偶尔成纤维细胞
增加,肺泡壁稍增厚。淋巴细胞也可能增多,有时形成淋巴滤泡。某些情况下,肺泡腔扩张,
部分可出现囊性变,许多病变显示肺泡腔内可见较多巨噬细胞。

　　应该强调的是,在 WHO 分类中,目前并不建议对 AAH 中非典型性进行分级,因为迄今
为止尚无临床意义。

　　AAH 鉴别诊断:

　　(1) 非肿瘤性各类肺泡上皮细胞增生:包括反应性肺泡上皮增生、肺泡上皮细支气管上
皮化生等。反应性肺泡上皮增生常常可出现在肺部的炎性病变和纤维化中,上述病变往往
有一个明显的与损伤相关的病史,例如肺炎或急性肺损伤,而 AAH 一般不出现在炎性病变
或纤维化疾病中。反应性肺泡上皮一般不形成类似 AAH 的一致性病变,而是分布较弥漫,
细胞一般无不典型性。单个的大的奇异细胞出现在炎性病变背景中,往往提示炎性病变而
非肿瘤。细支气管上皮化生是非特异性的对细支气管或细支气管周围损伤的反应。低倍镜
下,类似 AAH 表现为一致性病变,但高倍镜观察会发现,细支气管周围气道相邻的肺泡间隔
内衬细胞为有纤毛的支气管型上皮。

（2）原位腺癌：AAH 的最大径通常小于 5mm，很少超过 8mm；AAH 的细胞在肺泡壁上是不连续排列，而原位腺癌的瘤细胞是在肺泡壁上连续排列的；原位腺癌肿瘤性肺泡形态与周围正常肺泡转变更加突然，而在 AAH 两者可见逐渐改变的过程。AAH 与原位腺癌往往是一个连续进程，在同一病灶常可同时存在，遇到这样情形时如果病灶大于 5mm，诊断原位腺癌更稳妥。从临床角度来讲，尽管原位腺癌与 AAH 的鉴别有一定临床价值，但两者均属于浸润前病变，临床治疗方式相同。

（二）AAH 免疫组化及分子生物学

越来越多的证据表明，AAH 表现出与细胞恶性转化相关的多种蛋白表达及信号通路异常改变。但是到目前为止，对 AAH 病变的研究相对较少，研究结果是否具有临床意义目前尚不明确。

1. 细胞增殖　在 AAH 中，细胞增殖指数 Ki-67 明显高于周围正常肺泡上皮，但是低于腺癌。表 2-1 显示了细胞周期活性在肺腺癌和癌前病变的一些数据。

表 2-1　AAH 和腺癌中的细胞周期活性（增殖指数）

低级别 AAH	高级别 AAH	AIS	腺癌	文献
0.59%	2.05%	6.08%	15.6%	5
0.73%	1.53%	3.7%	12.1%	6
1.8%		3.5%		7
1.4%	3.5%			8
2.2%		5%	12%	9
0.87%	2.56%	11.5%	49.5%~65.5%	10

2. 癌胚抗原（carcino-embryonic antigen，CEA）　Carey 等发现，AAH 中 CEA 常呈阳性表达，但也有人认为 CEA 很少表达。Kitamura 等证实非典型增生时 CEA 染色增强，这使得 25% 的低级别 AAH、35% 的高级别 AAH、67% 的 AIS 和 77% 的腺癌呈 CEA 阳性表达，之后的一些研究也显示出类似的趋势。

3. P53 和相关蛋白　在 AAH 病变中已经证明了 P53 蛋白的异常表达，但 p53 突变似乎非常罕见。最早的一篇文献报道显示，在 AAH 中发现 28% 的病例 p53 呈细胞核强阳性表达，有 5%~70% 的细胞表达 P53 蛋白。随后进行的一些研究 p53 显示了不同程度的表达。这些变异可能反映了"阳性染色"的不同定义，使用不同的抗 P53 抗体以及免疫组化过程中的变化导致蛋白质检测灵敏度的差异。更高水平的 p53 表达在高级别 AAH 病变中已有报道。

P53 上调 P21（waf1/cip1）蛋白表达，通过促进 G_1 期停滞来抑制细胞周期进程。在 AAH 中关于 P21 蛋白的唯一研究中发现 P53 和 P21 之间没有关系。然而，与反应性肺泡上皮增生相反，AAH 病变表达 P21 蛋白。

P63 是 P53 同源蛋白，它可能对 P53 有调控作用。P63 表达于基底细胞，包括支气管上皮细胞，并且可能维持干细胞样特征和增殖能力。有文献报道 P63 在 40% 的 AAH 病变中呈阳性表达。Wu 等发现 P63 在他们研究的所有 8 例 AAH 病变中均为阳性，而仅有 2/9 的 AIS 阳性表达，腺癌中无表达。

P53 有正向调节促凋亡蛋白的作用，如 BAX，Fas 和 DR5 等，同时，负向调节抗凋亡蛋白 Bcl-2。低级别 AAH 中未发现 Bcl-2 蛋白，但在 28% 高级别 AAH 和 48% AIS 中 Bcl-2 呈阳性表达。Survivin 是凋亡抑制因子家族的成员,该蛋白在 9% 的低级别 AAH,89% 的高级别 AAH 和所有 AIS 中表达。

4. 肺泡上皮标志物、细胞黏附分子和其他相关因子　鉴于 AAH 和 AIS 可能为相似的组织起源,所以 AAH 病变同样表达肺泡表面活性蛋白 A(SPA- Ⅱ 型肺泡上皮标志物),研究还表明,在 AIS 和腺癌中,SP-A 的染色较少。TTF1 在 AAH 和 AIS 中均呈阳性表达。

CD44v6 和 E-Cadherin 是最常见的细胞黏附分子。CD44v6 表达于正常肺泡上皮中。研究发现 CD44v6 在 64% 的 AAH 病变和 56% 的 AIS 中表达;在浸润性腺癌(24%)中表达较少。而 E-cadherin 在 AAH、AIS 和浸润性腺癌中的表达情况尚不明确。

其他肿瘤标志物如血型抗原 A,B 和 H 从低级别到高级别 AAH,表达逐渐减少。在从 AAH 向 AIS、浸润性腺癌的转变过程中,MUC1 表达下降,而 MUC2、MUC5AC、MUC6 和去极化 MUC1 表达逐渐增强。

5. 酪氨酸激酶(tyrosine kinase,TK)信号通路　尽管非典型腺瘤样增生已被证实为克隆性/肿瘤性病变,但仍与反应性肺泡上皮增生很难区分。近年来,一些通路尤其是 EGFR 驱动的信号通路在肺腺癌中的研究比较火热。厄洛替尼和吉非替尼作为治疗非小细胞肺癌的小分子酪氨酸激酶抑制剂,已经得到了人们的关注。这些药物对伏壁状/乳头状组织亚型、女性、东亚人群、从不吸烟病人有更好的敏感性。

已有报道非典型腺瘤样增生携带驱动突变,如 *KRAS*、*EGFR*,此观点支持非典型腺瘤样增生是肺腺癌的前期病变,但此突变率同原位腺癌和浸润性腺癌稍有不同。研究结果表明,大多数 AAH 突变为 19 外显子缺失和 21 外显子 *L858R* 突变,而未经 TKI 治疗的 20 外显子 *T790M* 突变(与 TKI 耐药有关)罕见。在 *EGFR* 突变的肺腺癌病人中,部分病例(43%)在形态正常的支气管和细支气管上皮也出现了 *EGFR* 突变,且突变类型与肿瘤的突变类型相同。*EGFR* 18~21 外显子的敏感突变病人有更好的 TKI 治疗效果。

尽管 *KRAS* 突变不是 SD/CIS 和支气管鳞状细胞癌发展中的重要因素,但在肺腺癌发生过程中比较重要。已证实 17%~50% 的非典型腺瘤样增生病例存在 *KRAS* 12 外显子突变,提示非典型腺瘤样增生为腺癌发展过程的早期病变。多达 40% 的肺腺癌存在 12、13 或 61 密码子的点突变,其中 12 密码子突变最常见。G-T 易位在腺癌中最常见,可能与吸烟有关。最早的关于 AAH 中 *KRAS* 突变的研究中,几乎没有或仅检测到少量几例 *KRAS* 突变。而在多灶性 AAH 中,不同病变之间突变情况不同,且在腺癌和 AAH 共存的情况下亦可出现突变情况的不一致。在针对腺癌和 AAH 病人基因多态性的研究中,携带 *KRAS-1* 和 *KRAS-6* 基因多态性的病人多为多灶性 AAH。

此外,在肺腺癌中 *HER2/Neu* 基因可过表达。免疫组化已证实在 7% 的 AAH 病变中存在 HER2 蛋白(C-erbB-2)高表达,且均为高级别病变。Mori 等还发现在 AIS 中 HER2 蛋白的表达高于 AAH。HER2 突变较少见,仅占肺腺癌的 4% 左右。

二、鳞状上皮癌前病变

鳞状上皮癌前病变常发生在气管、支气管,而在细支气管和肺泡上皮则较少见到。大多数支气管源性鳞状细胞癌、小细胞肺癌和发生在中央气道的其他肿瘤类型,均可能起源于气道上皮细胞的病变。因此,本部分除了详细阐述鳞状上皮不典型增生(squamous dysplasia,SD)之外,也涉及在 SD 之前支气管上皮发生的变化。上皮增生可能是最早的支气管上皮可识别的非侵袭性改变。

（一）基底细胞增生（basal cell hyperplasia，BCH）

基底细胞增生（BCH）也称为储备细胞增生，正常呼吸道上皮细胞有三层或更多层基底细胞（图 2-5）。有时基底细胞几乎完全取代柱状细胞，必须注意不要将其与不典型增生或原位癌相混淆。如果呼吸道上皮被斜切，可能会形成基底细胞增生的假象，应注意鉴别。

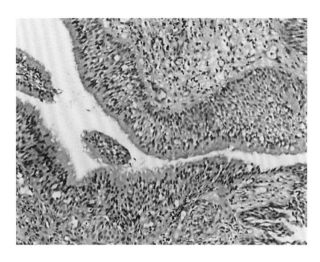

图 2-5　基底细胞增生

中倍镜下，增生的基底细胞层次增加，大于 3 层细胞

支气管上皮基底细胞可表达 P63 蛋白和 CK5/6。严格意义上讲，BCH 通常不显示角化或形成细胞间桥，并缺乏细胞不典型性。偶尔，增生的基底层可显示细胞间桥，而表面保留分化良好的柱状上皮细胞。此时也称为不成熟的鳞状化生（图 2-6），尽管在 WHO 分类中没纳入，但也详细描述了此病变。并且，这种不成熟的鳞状细胞化生有发展为不典型增生的可能性。

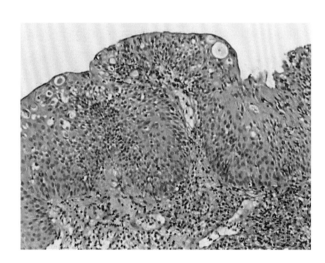

图 2-6　不成熟鳞状化生

中倍镜显示化生的鳞状细胞表面仍可见残存分化的黏液上皮

（二）黏液细胞（杯状细胞）增生 [mucous cell（goblet cell）hyperplasia]

在慢性支气管炎和慢性支气管哮喘病人的气道中经常出现黏液分泌型杯状细胞增生。杯状细胞与纤毛细胞混合存在或仅存在杯状细胞（图 2-7），有时具有微乳头状或簇状的外观。这些细胞缺乏非典型性，普遍认为它们的增生是对慢性刺激（例如：烟草烟雾）的反应性改变，

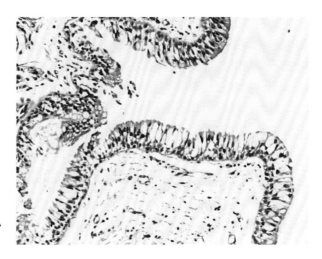

图 2-7 杯状细胞增生
中倍镜下,杯状细胞增生,混合有纤毛细胞或仅存在杯状细胞

与癌症发展的关系尚不确定。虽然大多数人认为杯状细胞增生是与 SD 和原位癌(carcinoma in situ,CIS)具有共同病因的反应性变化,但这是否为一种可能进展为恶性肿瘤的潜在的侵袭性病变,或者更可能是一种无侵袭潜能的反应性改变,仍然存在争议。

(三) 鳞状上皮化生(squamous metaplasia)

鳞状上皮化生即假复层纤毛柱状上皮完全被鳞状细胞所取代(图 2-8)。这些鳞状细胞底层为基底细胞区,上方由细胞成熟的中间细胞区及扁平的角化层组成,角化层下方可见细胞间桥。细胞没有非典型性。鳞状上皮化生是支气管黏膜长期慢性刺激的结果,其中吸烟是重要原因。其他因素包括大气污染、吸毒、维生素 A 缺乏症、辐射和支气管受累的慢性肺部疾病,如支气管扩张、结核病和肺尘埃沉着病。鳞状上皮化生是被覆黏膜的缓慢生长的病变,如类癌或支气管内错构瘤、慢性肺空洞性病变的腔黏膜、慢性肺脓肿的气道排出部位、外伤(气管切开术、延长支气管内插管留置、吸入异物)时的呼吸道黏膜,经常可以见到鳞状上皮化生。鳞状上皮化生也可能发生在亚急性肺炎时,其中可能看到 BCH 和呼吸道分化细胞消失。

鳞状上皮化生是一种适应现象,能更好地处理气道的上皮细胞微环境。虽然鳞状上皮

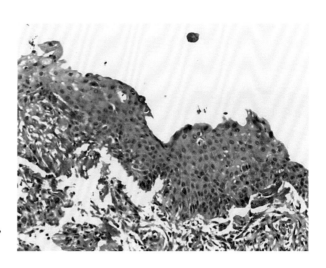

图 2-8 鳞状上皮化生
中倍镜,呼吸道上皮完全被鳞状细胞群取代,表面可见薄层扁平角化

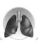

化生是 SD/CIS 的前期病变,但这可能只是部分因素。因为烟草或环境损伤可能是鳞状上皮化生和 SD/CIS 共同的病因。鳞状上皮化生不是 SD/CIS 发展的必需中间阶段,也不一定发展成不典型增生和侵袭性疾病。

（四）鳞状上皮不典型增生（squamous dysplasia,SD）

目前肺鳞状上皮不典型增生的诊断和分级标准描述较少,WHO 公布的肺鳞状上皮不典型增生分类分为轻度、中度和重度不典型增生（表 2-2）。

表 2-2 支气管鳞状上皮不典型增生的组织学特征

	轻度不典型增生	中度不典型增生	重度不典型增生
上皮厚度	轻度增加	中度增加	显著增加
细胞体积	轻度增加	中度增加	显著增加
	异型性和多形性最小	中度异型性和多形性	异型性和多形性明显
细胞成熟性和极性	从基底部到腔面的连续成熟过程	从基底部到腔面的部分成熟过程	从基底部到腔面几乎没有成熟过程
	基底区扩大,下 1/3 细胞较拥挤	基底区扩大,下 2/3 细胞拥挤	基底区扩大,拥挤细胞延伸至上 1/3
	可见明显的中央区（棘区）	中间区局限于上皮的上 1/3	中间区明显缩减
	上皮细胞表层扁平	上皮细胞表层扁平	上皮细胞表层扁平
细胞核特征	核质比轻度改变	核质比中度改变	核质比较高且多变
	染色质细颗粒状	染色质细颗粒状	染色质粗糙不均匀
	轻微成角	成角,核沟和出现分叶	核沟和皱褶突出
	未见核仁或不明显	未见核仁或不明显	核仁突出明显
	下 1/3 细胞核呈垂直方向	下 2/3 细胞核呈垂直方向	下 2/3 细胞核呈垂直方向
	核分裂无或罕见	核分裂出现在下 1/3	核分裂出现在下 2/3

诊断轻度不典型增生的关键特征是细胞的基底区域延伸到上皮的下 1/3（图 2-9）。异型性和多形性不明显,增生的细胞具有垂直方向的细胞核,无核分裂或非常罕见。

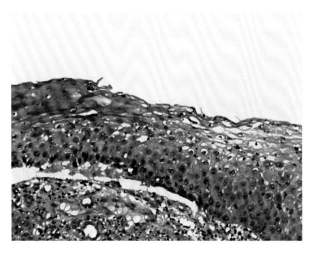

图 2-9　鳞状上皮轻度不典型增生
中倍镜观察其特征在于仅有下 1/3 层的细胞呈轻度非典型性

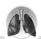

在中度不典型增生中，有垂直方向细胞核的基底细胞延伸不超过鳞状上皮的下 2/3（图 2-10）。上皮厚度增加，细胞大小增加不明显，细胞核可不规则，可见核分裂。

重度不典型增生的特征在于细胞大小、多形性和核异型性显著增加，可见核仁。增生的基底细胞延伸至上皮的上 1/3，下 2/3 可见核分裂和核垂直排列。表面上皮细胞仍为扁平细胞（图 2-11）。

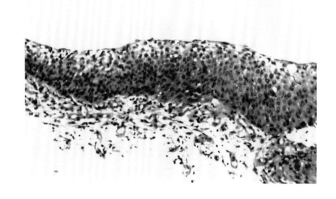

图 2-10 鳞状上皮中度不典型增生
中倍镜下，核分裂出现在下 1/3 区域

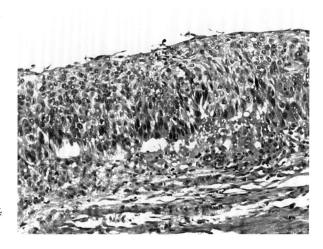

图 2-11 鳞状上皮重度不典型增生
中倍镜下，增大的非典型细胞，几乎没有成熟过程，核分裂位于上皮的下 2/3

（五）免疫组化

鳞状上皮不典型增生伴随一系列的免疫组织化学改变，包括 *EGFR*、*HER2/neu*、*TP53*、*MCM2*、*Ki-67*、*CK5/6*、*Bcl-2*、*VEGF* 的表达增强，MUC1 分布异常以及包括 FHIT、叶酸结合蛋白和 P16 在内的几种蛋白质的丢失。增殖活性标记 Ki-67 的免疫组化染色估计增殖活性的程度与肿瘤前病变的程度和分级是相关的。

在鳞状上皮浸润前病变中已有研究可表达细胞外基质、基质金属蛋白酶（matrix metalloproteinase，MMPs）和基质金属蛋白酶组织抑制剂（tissue inhibitors of metalloproteinase，TIMPs）。Bolon 等采用冰冻切片免疫组化结果发现，基质降解酶 1（MMP-1）在 31% 的浸润前病变中表达不一致，而基质降解酶 3（MMP-3）和尿激酶型纤溶酶原激酶在这类病变中几乎

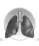

都为阳性。Galateau 等证实了在鳞状上皮癌前病变的上皮细胞中表达 MMP 和 TIMP，并且两者的表达存在一定程度的差异。

一系列研究表明一些分子生物标志物可以预测不典型增生的预后，有数据表明 P53，p16INKA，BAX，Bcl-2，Fhit 和细胞周期蛋白 D1 和 E 的异常表达以及一些遗传异常可能具有预测作用，但迄今为止，这些都不能用于可靠地预测病人的预后。

（六）分子病理

分子生物学研究表明，肺癌的发生是一个多步骤、多基因参与的过程，包括上皮细胞的遗传学改变和细胞外基质的变化。

肺鳞状上皮癌前病变早期的遗传学改变包括染色体 3p、9p21 位点的基因改变和杂合性丢失，包括：3p12，3p14.2（*FHIT* 基因），3p14.1-21.3，3p21，3p22-24，3p25。Wistuba 等研究发现，在有吸烟史病人的正常支气管黏膜中也可以存在这些变化。在晚期阶段，可出现染色体其他位点的基因改变和杂合性丢失，包括 17p13（*p53* 基因）、13q（*RB* 基因）、5q（APC-MCC 区域）和 *KRAS* 突变。Brambilla 等证实了在鳞状上皮癌前病变中存在 P53 转录通路的改变（Bcl-2，Bax，waf-1）和 RB 通路的激活（RB，P16，cyclin D1）。免疫组化染色显示，*p53* 在不典型增生、原位癌和浸润癌中的表达强度逐渐增加。*Bcl-2* 属于抗凋亡基因，其表达的 Bcl-2 蛋白可抑制机体的凋亡进程，即程序性细胞死亡，因此它的过表达使得细胞群体过度生长。在肺鳞状上皮癌前病变的晚期阶段，即鳞状上皮中 - 重度不典型增生，*Bcl-2* 的表达水平显著增高，而在鳞状上皮化生和轻度不典型增生阶段表达水平较低。Nishisaka 等发现 P53 蛋白的表达出现在 31% 的鳞状上皮轻度不典型增生、50% 的鳞状上皮中度不典型增生、67% 的鳞状上皮重度不典型增生中，而 *p53* 基因突变只出现在 2 例不典型增生病例中。Koty 等发现 Bcl-2 阴性的病例比 Bcl-2 阳性的病例凋亡水平高，野生型 *p53* 和突变型 *p53* 的表达与 *Bcl-2* 的表达无明显的相关性。

FHIT 肿瘤抑制基因是肿瘤候选抑制基因，其位于 3p14.2 位点上，跨越 FRA3B 脆性部位，它在很多人类常见的肿瘤中出现频繁的基因丢失，当然这也包括肺癌。FHIT 具有促进细胞凋亡、抑制细胞增殖的作用，但其确切的功能目前尚不清楚。Sozzi 等发现 FHIT 蛋白缺失出现在 93% 的肺鳞状上皮癌前病变和 73% 的非小细胞肺癌中。肺癌非吸烟病人 *FHIT* 表达缺失率（39%）明显低于肺癌吸烟病人（75%）。同时证实了肺鳞状上皮癌前病变 FHIT 蛋白缺失与 *p53* 过表达无明显相关性。

在鳞状上皮不典型增生中还发现了包括端粒酶、非整倍体、增殖细胞核抗原在内的一些遗传学改变。基因表达失常和基因突变是正常细胞转变为癌细胞的根本原因，早期发现参与恶性转化的相关基因的改变，将有助于癌前病变的早期发现及诊断。

三、弥漫性特发性肺神经内分泌细胞增生

弥漫性特发性肺神经内分泌细胞增生（diffuse idiopathic pulmonary neuroendocrine cell hyperplasia，DIPNECH）是一种散在的肺神经内分泌细胞（pulmonary neuroendocrine cells，PNCs）沿支气管及细支气管黏膜增生所形成的小结节状或线状病灶。其特征是气道上皮中肺神经内分泌细胞（PNCs）的弥漫性扩散性增生。DIPNECH 被认为是肺类癌的癌前病变，临床起病隐匿，尚未充分认识，国内外均罕有报道，全世界文献报道总数不足 100 例。

DIPNECH 为气道黏膜内 PNCs 增生所形成的巢状结构，是肺类癌的癌前病变，病变直径 >5mm 时可诊断为类癌。DIPNECH 属阻塞性肺病变，可发生于任何年龄段，好发于中老

年女性,病人通常无吸烟史,可无症状,或有常年阻塞性通气功能障碍等慢性呼吸道症状。可能存在多个相关的肿瘤或类癌结节,Stenzinger 等报道了一位 69 岁女性病人,临床有不能解释的慢性哮喘症状,死于败血症,尸检证实患有 DIPNECH。DIPNECH 常延误诊断或漏诊,而呼吸道症状会被误诊为其他肺疾病。

大体表现肺组织可见白色或灰白色的结节,界限清楚,质地偏硬。切面均匀颗粒状,弥漫性或多灶性分布,可见于一侧或双侧肺叶。镜下,肺神经内分泌细胞增生一般表现为单个细胞、小团细胞和气道上皮的基底 PNCs 线性增生。病变进展过程中,结节可突破呼吸道上皮和柱状上皮基底膜伸入且阻碍小气道。突入管腔的 PNCs 结节可导致气道扭曲,伴随一系列腔内或腔外纤维化的改变可能是导致阻塞性病变的原因,气道阻塞可导致远端支气管扩张。神经内分泌细胞增生通常局限在气管或者支气管上皮内,也可突破气道壁基底膜,导致纤维化形成直径达 5mm 的小结节。如果 PNCs 形成的结节大小超过 5mm,则定义为类癌。PNCs 增生可能被诊断为肺部炎性病变,特别是支气管扩张,也可描述为支气管肺发育不良、肺囊性纤维化、弥漫性细支气管炎、朗格汉斯细胞组织细胞增生症。因此,确诊 DIPNECH 需要除外以上病变。

免疫组织化学可有助于该病变的诊断。一般采用一些神经内分泌标记如突触素和 CD56,在这种情况下,最准确、有效的是 CgA。除了证实结节性病变的神经内分泌表达,免疫组化也有助于气管或者支气管上皮内 PNCs 的诊断。

(刘月平　步　宏)

参 考 文 献

1. Kerr KM, Fraire AE, Pugatch B. Atypical adenomatous hyperplasia. In: Travis WD, Brambilla E, MüllerHemelink HK, et al. World Health Organization Classification of tumours pathology and genetics of tumours of the Lung, Pleura, Thymus and Heart. Lyon: IARC, 2004: 73-75.

2. William DT, Elisabeth B, Allen PB, et al. World health organization classification of tumours of the lung, pleura, thymus and heart. Lyon: IARC, 2015: 46-50.

3. Colby TV, Noguchi M, Henschke C. Adenocarcinoma//Travis WD, Brambilla E, Müller-Hermelink HK. World Health Organization of Classification of tumours pathology and genetics of tumours of the lung, pleura, thymus and heart. Lyon: IARC, 2004: 35-44.

4. Kitaguchi S, Takeshima Y, Nishisaka T, et al. Proliferative activity, p53 expression and loss of heterozygosity on 3p, 9p and 17p in atypical adenomatous hyperplasia of the lung. Hiroshima J Med Sci, 1998, 47 (1): 17-25.

5. Kitamura H, Kameda Y, Nakamura N, et al. Proliferative potential and p53 overexpression in precursor and early stage lesions of bronchioloalveolar lung carcinoma. Am J Pathol, 1995, 146 (4): 876-887.

6. Kurasono Y, Ito T, Kameda Y, et al. Expression of cyclin D1, retinoblastoma gene protein, and p16 MTS1 protein in atypical adenomatous hyperplasia and adenocarcinoma of the lung. An immunohistochemical analysis. Virchows Arch, 1998, 432 (3): 207-215.

7. Mori M, Kaji M, Tezuka F, et al. Comparative ultrastructural study of atypical adenomatous hyperplasia and adenocarcinoma of the human lung. Ultrastruct Pathol, 1998, 22 (6): 459-466.

8. Koga T, Hashimoto S, Sugio K, et al. Lung adenocarcinoma with bronchioloalveolar carcinoma component is frequently associated with foci of high-grade atypical adenomatous hyperplasia. Am J Clin Pathol, 2002, 117 (3): 464-470.

9. Yamasaki M, Takeshima Y, Fujii S, et al. Correlation between genetic alterations and histopathological subtypes in bronchiolo-alveolar carcinoma and atypical adenomatous hyperplasia of the lung. Pathol Int, 2000, 50 (10): 778-785.

10. Kerr KM, Fyfe N, Chapman AD. Cell cycle marker MCM2 in peripheral lung adenocarcinoma and its precursors.

Lung Cancer,2003,41(3):S15.

11. Carey FA,Wallace WAH,Fergusson RJ,et al. Alveolar atypical hyperplasia in association with primary pulmonary adenocarcinoma:a clinicopathological study of 10 cases. Thorax,1992,47(12):1041-1043.

12. Kitamura H,Kameda Y,Nakamura N,et al. Atypical adenomatous hyperplasia and bronchoalveolar lung carcinoma. Analysis by morphometry and the expressions of p53 and carcinoembryonic antigen. Am J Surg Pathol,1996,20(5):553-562.

13. Kerr KM,Carey FA,King G,et al. Atypical alveolar hyperplasia:relationship with pulmonary adenocarcinoma, p53,and c-erbB-2 expression. J Pathol,1994,174(4):249-256.

14. Hayashi H,Miyamoto H,Ito T,et al. Analysis of p21Waf1/Cip1 expression in normal,premalignant,and malignant cells during the development of human lung adenocarcinoma. Am J Pathol,1997,151(2):461-470.

15. Sheikh HA,Fuhrer K,Cieply K,et al. p63 expression in assessment of bronchioloalveolar proliferations of the lung. Mod Pathol,2004,17(9):1134-1140.

16. Wu M,Orta L,Gil J,et al. Immunohistochemical detection of XIAP and p63 in adenomatous hyperplasia, atypical adenomatous hyperplasia,bronchioloalveolar carcinoma and well-differentiated adenocarcinoma. Mod Pathol,2008,21(5):553- 558.

17. Kitamura H,Kameda Y,Ito T,et al. Cytodifferentiation of atypical adenomatous hyperplasia and bronchioloalveolar lung carcinoma:immunohistochemical and ultrastructural studies. Virchows Arch,1997,431 (6):415-424.

18. Stenhouse G,Fyfe N,King G,et al. Thyroid transcription factor 1 in pulmonary adenocarcinoma. J Clin Pathol, 2004,57(4):383-387.

19. Kerr KM,MacKenzie SJ,Ramasami S,et al. Expression of Fhit,cell adhesion molecules and matrix metalloproteinases in atypical adenomatous hyperplasia and pulmonary adenocarcinoma. J Pathol,2004,203(2): 638-644.

20. Nakanishi K. Alveolar epithelial hyperplasia and adenocarcinoma of the lung. Arch Pathol Lab Med,1990,114 (4):363-368.

21. Awaya H,Takeshima Y,Yamasaki M,et al. Expression of MUC1,MUC2,MUC5AC,and MUC6 in atypical adenomatous hyperplasia,bronchioloalveolar carcinoma,adenocarcinoma with mixed subtypes,and mucinous bronchioloalveolar carcinoma of the lung. Am J Clin Pathol,2004,121(5):644-653.

22. Soh J,Toyooka S,Ichihara S,et al. Sequential molecular changes during multistage pathogenesis of small peripheral adenocarcinomas of the lung. J Thorac Oncol,2008,3(4):340-347.

23. Kozuki T,Hisamoto A,Tabata M,et al. Mutation of the epidermal growth factor receptor gene in the development of adenocarcinoma of the lung. Lung Cancer,2007,58(1):30-35.

24. Westra WH,Baas IO,Hruban RH,et al. K-ras oncogene activation in atypical alveolar hyperplasias of the human lung. Cancer Res,1996,56(9):2224-2228.

25. Sagawa M,Saito Y,Fujimura S,et al. K-ras point mutation occurs in the early stage of carcinogenesis in lung cancer. Br J Cancer,1998,77(5):720-723.

26. Kohno T,Kunitoh H,Suzuki K,et al. Association of KRAS polymorphisms with risk for lung adenocarcinoma accompanied by atypical adenomatous hyperplasias. Carcinogenesis,2008,29(5):957-963.

27. Kerr KM,Carey FA,King G,et al. Atypical alveolar hyperplasia:relationship with pulmonary adenocarcinoma, p53,and c-erbB-2 expression. J Pathol,1994,174(4):249-256.

28. Mori M,Kaji M,Tezuka F,et al. Comparative ultrastructural study of atypical adenomatous hyperplasia and adenocarcinoma of the human lung. Ultrastruct Pathol,1998,22(6):459-466.

29. Travis WD. Lung//Henson DE,Albores-Saavedra J. Pathology of Incipient Neoplasia. New York:Oxford University Press,2001,295-316.

30. Trump BF,McDowell EM,Glavin F,et al. The respiratory epithelium. Ⅲ Histogenesis of epidermoid metaplasia and carcinoma in situ in the human. J Natl Cancer Inst,1978,61(2):563-575.

31. Peters EJ,Morice R,Benner SE,et al. Squamous metaplasia of the bronchial mucosa and its relationship to smoking. Chest,1993,103(5):1429-1432.

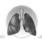

32. Calderon-Garciduenas L,Rodriguez-Alcaraz A,Villarreal-Calderon A,et al. Nasal epithelium as a sentinel for airborne environmental pollution. Toxicol Sci,1998,46(2):352-364.

33. Gong H Jr,Fligiel S,Tashkin DP,et al. Tracheobronchial changes in habitual,heavy smokers of marijuana with and without tobacco. Am Rev Respir Dis,1987,136(1):142-149.

34. Franklin WA. Immunophenotypic changes associated with neaplastic transformation of human respiratory tract epithelium. Lung cancer,1994,10(5-6):353-354.

35. Franklin WA,Veve R,Hirsch FR,et al. Epidemal growth factor receptor family in lung cancer and premaligancy. Semin Oncol,2002,29(1):3-14.

36. Brambilla E,Gazzeri S,Lantuejoul S,et al. p53 mutant immunophenotype and deregulation of p53 transcription pathway(Bcl2,Bax,and Waf1) in precursor bronchial lesions of lung cancer. Clin Cancer Res,1998,4(7):1609-1618.

37. Tan DF,Huberman JA,Hyland A,et al. MCM2--a promising marker for premalignant lesions of the lung:a cohort study. BMC Cancer,2001,1(1):1-7.

38. Anderson M,Sladon S,Michels R,et al. Examinations of p53 alterations and cytokeratin expression in sputa collected from patients prior to histological diagnosis of squamous cell carcinoma. J. Cell Biochem,1996,64(Supplement 25):185-190.

39. Brambilla E,Gazzeri S,Lantuejoul S,et al. p53 mutant immunophenotype and deregulation of p53 transcription pathway(Bcl2,Bax,and Waf1) in precursor bronchial lesions of lung cancer. Clinical Cancer Research An Official Journal of the American Association for Cancer Research,1998,4(7):1609-1618.

40. Fontanini G,Calcinai A,Boldrini L,et al. Modulation of neoangiogenesis in bronchial preneoplastic lesions. Oncology Reports,1999,6(4):813.

41. Sozzi G,Pastorino U,Moiraghi L,et al. Loss of FHIT function in lung cancer and preinvasive bronchial lesions. Cancer Research,1998,58(22):5032-5037.

42. Lantuejoul S,Constantin B,Drabkin H,et al. Expression of VEGF,semaphorin SEMA3F,and their common receptors neuropilins NP1 and NP2 in preinvasive bronchial lesions,lung tumours,and cell lines. Journal of Pathology,2003,200(3):336-347.

43. Franklin W A,Waintrub M,Edwards D,et al. New anti-lung-cancer antibody cluster 12 reacts with human folate receptors present on adenocarcinoma. International Journal of Cancer,1994,57(Supplement S8):89-95.

44. Bolon I,Brambilla E,Vandenbunder B,et al. Changes in the expression of matrix proteases and of the transcription factor c-Ets-1 during progression of precancerous bronchial lesions. Lab Invest,1996,75(1):1-13.

45. Galateau-Salle FB,Luna RE,Horiba K,et al. Matrix metalloproteinases(MMPs) and tissue inhibitors of metalloproteinases(TIMPs) in bronchial squamous preneoplastic lesions. Mod Pathol,1998,11:175A(abstract).

46. Wistuba Ⅱ,Behrens C,Milchgrub S,et al. Sequential molecular abnormalities are involved in the multistage development of squamous cell lung carcinoma. Oncogene,1999,18(3):643-650.

47. Wistuba Ⅱ,Lam S,Behrens C,et al. Molecular damage in the bronchial epithelium of current and former smokers. J Natl Cancer Inst,1997,89(18):1366-1373.

48. Chung GT,Sundaresan V,Hasleton P,et al. Sequential molecular genetic changes in lung cancer development. Oncogene,1995,11(12):2591-2598.

49. Brambilla E,Gazzeri S,Lantuejoul S,et al. p53 mutant immunophenotype and deregulation of p53 transcription pathway(Bcl2,Bax,and Waf1) in precursor bronchial lesions of lung cancer. Clin Cancer Res,1998,4(7):1609-1618.

50. Brambilla E,Gazzeri S,Moro D,et al. Alterations of Rb pathway(Rb-p16INK4-cyclin D1) in preinvasive bronchial lesions. Clin Cancer Res,1999,5(2):243-250.

51. Nishisaka T,Takesnima Y,Inai K. Evaluation of p53 gene mutation and loss of heterozygosity of 3p,9p and 17p in precancerous lesions of 29 lung cancer patients. Hirosnima J Med Sci,2000,49(2):109-116.

52. Koty PP,Zhang H,Franklin WA,et al. In vivo expression of p53 and Bcl-2 and their role in programmed cell death in premalignant and malignant lung lessions. Lung Cancer,2002,35(2):155-163.

53. Sozzi G,Pastorino U,Moiraghi L,et al. Loss of FHIT function in lung cancer and preinvasive bronchial lesions.

Cancer Res,1998,58(22):5032-5037.

54. Carr LL,Chung JH,achcar RD,et al. The clinical course of diffuse idiopathic pulmonary neuroendocrine cell hyperplasia. Chest,2015,147(2):415-422.

55. Stenzinger A,Weichert W,Hensel M,et al. Incidental post mortem diagnosis of DIPNECH in a patient with previously unexplained asthma bronchiale. Pathol Res Pract,2010,206(11):785-787.

56. Aguayo SM,Miller YE,Waldron JA,et al. Idiopathic diffuse hyperplasia of pulmonary neuroendocrine cells and airway disease. N Engl J Med,1992,327(18):1285-1288.

57. Churg A,Warnock ML. Pulmonary tumourlet. A form of peripheral carcinoid. Cancer,1976,37(3):1469-1477.

58. Gosney JR,Travis WD. Diffuse Idiopathic Pulmonary Neuroendocrine Cell Hyperplasia//Travis WD,Brambilla E,Muller-Hermelink HK,et al. World Health Organization Classification of Tumours. Pathology and Genetics of Tumours of the Lung,Pleura,Thymus and Heart. Lyon:IARC Press,2004:76-77.

第三节　早期肺癌病理学

近年来肺癌诊治领域研究突飞猛进,肺癌组织学分类、临床病理联系、影像技术、分子病理、治疗手段包括分子靶向治疗等方面有了较大的变化,其中病理类型和肿瘤分期是肺癌治疗决策选择的关键因素。目前外科手术切除仍是早期肺癌首选的治疗方法。早期肺癌无区域淋巴结转移,根据原发肿瘤最大直径大小不同而分期不同,其中ⅠA1:原发肿瘤(T)最大径≤1cm,局限于肺和脏胸膜内,未累及主支气管;或局限于管壁的肿瘤,不论大小。ⅠA2:1cm<T≤2cm,局限于肺和脏胸膜内,未累及主支气管;或局限于管壁的肿瘤,不论大小。ⅠA3:2cm<T≤3cm。ⅠB:3cm<T≤4cm,或具有任一以下情况:累及主支气管但未及隆突;累及脏胸膜;伴有部分或全肺肺炎肺不张。临床研究表明,原位癌治愈率接近100%,ⅠA期肺癌病人的5年生存率达60%~90%,而ⅢB和Ⅳ病人的5年生存率仅5%~20%。大多数的小细胞癌(small cell lung cancer,SCLC)在发现时已是晚期,只适合于化疗和放疗。早期诊断是改善肺癌预后的关键,但由于缺乏理想的早期诊断方法,肺癌的早期诊断率仅14%左右。

目前肿瘤医师越来越需要更明确和详细的肺癌组织病理诊断,以往简单的"非小细胞肺癌"的诊断已不能满足临床需求。通过特殊染色标记、免疫组化或分子技术明确细胞类型(如鳞癌和腺癌等)对病人的治疗有重大的意义,且分子靶向治疗和病理类型有着密切的关系。因此,如何提高肺癌早期诊断水平已成为肺癌防治工作者面临的紧迫任务。未来的早期肺癌诊断和治疗是联合外科、肿瘤内科、放射治疗学科及影像学科等多学科的治疗模式,是临床与分子生物学技术结合的个体化治疗模式。这些新治疗策略的临床应用,为提高早期肺癌疗效及改善病人生存质量奠定了坚实基础。

一、腺癌

肺腺癌的定义为具有腺体结构和/或能够产生黏液或表达肺泡细胞标记的癌。肿瘤细胞形成腺样、乳头样、微乳头、贴壁样或实性生长。近年来肺腺癌已经成为最常见的肺癌组织学类型。2015年WHO肺腺癌分类基本上采用了2011年国际肺癌研究协会(IASLC)、美国胸科学会(ATS)和欧洲呼吸学会(ERS)提出的肺腺癌多学科分类内容。肺腺癌在临床、影像学、病理学以及分子生物学上均具有较大的异质性,导致对肺腺癌的治疗和预后预测有较大的影响。大多数肺腺癌为周围型,部分也可为中央型,而大多数周围型肺癌为腺癌。目前病理学范畴内的早期肺腺癌主要是指肺原位腺癌、微浸润腺癌、部分贴壁生长型腺癌和TNM Ⅰ期的NSCLCs。目前认为大多数肺腺癌是通过AAH发展AIS后再发展成为浸润性腺癌(minimally invasive adenocarcinoma，MIA)，最终发展成浸润性腺癌。少数肺腺癌可能不经过这一过程，而是在发生的早期阶段就直接发展为侵袭能力极强的浸润性腺癌。肺原位腺癌是腺癌发展过程中的重要起点，正确诊断原位腺癌和微浸润腺癌具有非常重要的临床价值。

（一）原位腺癌（adenocarcinoma in situ，AIS）

1960年Averil Liebow首次报道了细支气管肺泡癌(bronchioloalveolar carcinomas，BACs)，认为BAC起源于周围肺上皮细胞，肿瘤细胞类似Clara细胞、杯状细胞，或Ⅱ型肺泡上皮细胞，其组织学特征为肿瘤细胞沿完整的肺泡间隔表面生长，即所谓钉突样生长。1999年之前，将单纯性"钉突样"生长的腺癌和BAC成分为主伴有浸润的两种类型腺癌均诊断为BAC。1999年BAC定义被WHO肿瘤分类接纳。2011年多学科肺腺癌组织学分类对肺腺癌癌前病变概念做了进一步延伸与调整，建议废弃BAC的名称，将病灶≤3cm、肿瘤细胞局限于正常肺泡结构内(贴壁式生长)，并且缺乏间质、脉管或肺膜浸润的病变定义为AIS。

2015年WHO肺腺癌分类中定义AIS为病变直径≤3cm，肿瘤细胞完全沿原有肺泡壁生长，肺泡腔内无瘤细胞形成乳头，无间质、脉管或胸膜浸润的小腺癌。原位腺癌相当于TNM分期中的Tis。胸部CT检查(最好是薄层CT)时AIS一般表现为毛玻璃样结节，有时部分实变，偶为实性结节。原位腺癌生长缓慢，完全切除后预后极好，5年无瘤生存率(disease-free survival，DFS)和无复发生存率(recurrence-free survival，RFS)达100%。对5~10mm的病变，新分类中建议每年复查胸部CT，如发现病变增大或密度增加提示病变进展或有浸润的可能。

1. AIS细胞病理特征　非黏液性原位腺癌的典型特征包括低级别核，染色质细腻，核仁不明显，有核沟和核包涵体，呈小扁平状单层有序排列，通常与肺泡巨噬细胞混合生长。原位腺癌与反应性肺泡细胞增生和间皮增生的区分较为困难。黏液性原位腺癌非常罕见，但与浸润性黏液腺癌有多个共同特征。

2. AIS组织病理特征　AIS多位于周围肺组织胸膜下。AIS的诊断需结合组织结构、细胞学形态等多个因素进行综合分析判断。AIS常为非实性，切面呈灰褐或灰白色，质地较软(图2-12)。

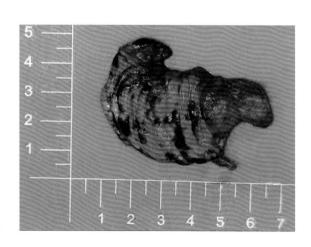

图2-12　原位腺癌
大体呈非实性，切面灰褐灰白质软

AIS 肿瘤细胞完全沿原有肺泡壁呈贴壁样生长(图 2-13),无间质、脉管或胸膜浸润。AIS 不形成乳头或微乳头结构,肿瘤内或肿瘤周围的肺泡腔内无肿瘤细胞播散。几乎所有的 AIS 均为非黏液性,黏液性 AIS 罕见。非黏液型 AIS 肿瘤细胞形态类似 Ⅱ 型肺泡上皮或 Clara 细胞,细胞呈立方形或柱状。缺乏细胞核非典型性或呈现低级别异型性(图 2-14)。

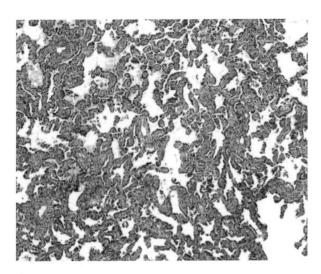

图 2-13　原位腺癌 - 非黏液型
低倍镜下,肿瘤细胞呈伏壁状生长方式

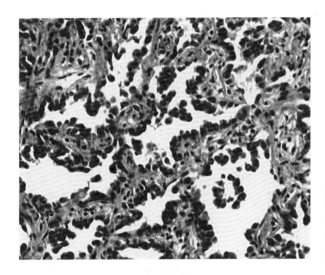

图 2-14　原位腺癌 - 非黏液型
高倍镜下,原位腺癌肿瘤细胞不形成乳头或微乳头结构,无间质浸润,肿瘤细胞呈立方形,低级别异型性

2015 版 WHO 分类提出对 >3cm 的肿瘤,如形态完全符合 AIS 的诊断标准,可做出"贴壁生长为主的腺癌,倾向(或疑为)原位腺癌"的诊断。

仅依靠冷冻切片区别 AIS、MIA 和腺泡型腺癌有一定困难,冷冻切片一般不宜直接诊断 AIS,主要是因为 AIS 组织结构变化多样,仅凭冷冻切片常难以分辨肿瘤是否侵犯间质和胸膜等,冷冻取材也并非代表肿瘤组织全貌。诊断困难时可做出描述性诊断,如"肺泡上皮细胞异性增生,有无肺间质侵犯待石蜡切片进一步明确";或"贴壁样生长方式腺癌有无肺间质侵犯待石蜡切片明确"。冷冻切片时一定要注意纤维化区域周围的肺泡上皮细胞增生状态,特别是发生时间较长的原位腺癌,如发生微小浸润病灶,则常发生在纤维瘢痕区的内或外周区域,要结合 CT 影像学资料综合分析,必要时应再取材以明确病灶性质。

3. AIS 免疫组化特征　非黏液型 AIS 免疫组化特征类似于常见的浸润性肺腺癌,与高分化腺癌相似,TTF-1、napsin A 阳性,而 CK20 阴性。

4. 鉴别诊断

(1) AIS 与反应性 Ⅱ 型肺泡上皮增生的鉴别:反应性 Ⅱ 型肺泡上皮增生可见于一系列疾病和状态,包括急性肺损伤、机化性肺损伤和肺纤维化。AIS 的肿瘤细胞是单克隆性的,不典型增生的程度相对一致,而反应性增生的肺泡上皮细胞形态多样。在 AIS 中纤维性增厚的肺泡间隔局限在不典型增生细胞区域,而纤维化、机化性或急性肺损伤中,纤维性增厚的肺泡间隔范围往往更加广泛,超出反应性病变区域范围。

(2) 非黏液型 AIS 与 MIA 的鉴别:①AIS 肿瘤细胞沿原有肺泡壁生长,保留原有肺泡壁结构,而 MIA 可出现肺泡组织结构的破坏。②AIS 肿瘤细胞多为单层、密度适中,极少出现肿瘤细胞拥挤重叠,而 MIA 可见肿瘤细胞拥挤重叠并成簇或成堆向腔内生长。③经典的 AIS 肿瘤细胞形态类似 Ⅱ 型肺泡上皮或 Clara 细胞,细胞呈立方形,细胞核中等大小,核染色质细腻,细胞无明显异型。MIA 肿瘤细胞核相对较大,染色质淡染致使核呈空泡状,并可见核仁,或细胞染色质粗糙、呈凝块状,瘤细胞高度明显增加(大于细支气管正常柱状上皮的高度)并排列拥挤重叠。④AIS 肿瘤细胞无间质浸润,而 MIA 常可见腺体呈锐角侵入间质并可见局灶性间质促结缔组织增生。

(二) 微浸润性腺癌(minimally invasive adenocarcinoma,MIA)

MIA 是指单发肿物,肿瘤最大径≤3cm,肿瘤细胞完全沿肺泡壁生长且伴有浸润灶最大径≤0.5cm 的小腺癌。MIA 通常发生于周边肺组织,影像学表现不一,非黏液性 MIA 通常表现为以磨玻璃样成分为主的部分实性结节,实性成分位于病变中央且最大直径≤0.5cm。MIA 在分期中通常为 T1a,完全切除后预后好,5 年无病生存率接近 100%。

1. MIA 组织病理学诊断　MIA 最大径≤3cm,贴壁样生长的区域组织结构和细胞形态特征类似于 AIS。MIA 的浸润灶可以是任意其他组织亚型(如腺泡型、乳头状、微乳头状和实性腺癌等)或肌成纤维细胞增生伴肿瘤细胞浸润,浸润灶最大径≤0.5cm。若同一肿瘤内有多处浸润性病灶,可采用浸润性病灶的百分比之和乘以肿瘤的最大径,如数值≤0.5cm 仍可诊断为 MIA。绝大多数 MIA 为非黏液型,黏液型罕见(图 2-15)。非黏液型 MIA 通常呈 Ⅱ

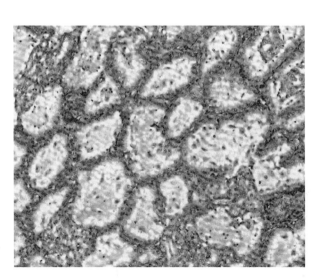

图 2-15　原位腺癌 - 黏液型
中倍镜下,肿瘤细胞富含黏液,细胞核异型性很小

型肺细胞和 Clara 细胞分化。黏液型 MIA 肿瘤细胞常为含有丰富黏液的柱状上皮细胞,细胞核较小、位于基底部,也可呈现杯状细胞形态。MIA 病灶的界限一定要干净,特别是黏液型 MIA,要注意邻近的肺实质内一定没有粟粒状播散结节。如果肿瘤内出现淋巴管、血管、气道或胸膜侵犯,含有肿瘤性坏死,或存在肿瘤细胞气道播散,均不能诊断为 MIA,应直接诊断为浸润性腺癌。

2. MIA 免疫组化特征　非黏液型 MIA 免疫组化特征类似于常见的浸润性肺腺癌,与高分化腺癌相似,TTF-1、napsin A 阳性,而 CK20 阴性。而黏液型 MIA 与浸润性黏液腺癌类似,TTF-1 和 napsin A 阴性,而 CK20 和 HNF4A 阳性。

（三）浸润性腺癌（invasive mucinous adenocarcinoma,IMA）

IMA 呈腺体状分化,能产生黏液或表达肺泡细胞标志物,呈腺泡状、乳头状、微乳头状、贴壁或实性生长模式。临床症状多为渐进性气促、咳嗽、胸痛、声音嘶哑或失声以及咯血,取决于疾病进程和部位。TNM 分期是评价病人预后的重要预测因素,但混合其他肺癌类型、肿瘤分级、分化程度也会影响病人的预后。

2015 版 WHO 肺腺癌分类采纳了 2011 年 IASLC/ATS/ERS 公布的肺腺癌的国际多学科分类。肺肿瘤分类中,肺腺癌包括几种主要亚型:贴壁状生长的腺癌、腺泡样腺癌、乳头样腺癌、实性腺癌、黏液腺癌、胶样腺癌、胎儿型腺癌、肠型腺癌等。大多数腺癌为多种亚型的混合,根据腺癌的主要组织学亚型进行分类,评估同一肿瘤内不同亚型成分的半定量百分比增量至少为 5%。

绝大多数 IMA 大体上呈灰白色结节样肿物,伴随中央瘢痕样纤维化、炭末沉着、胸膜皱缩。但是贴壁生长型 IMA 大体上往往难以识别。

1. 贴壁状生长型腺癌　贴壁状生长型腺癌的诊断仅适用于非黏液性腺癌。肿瘤细胞主要由异型不明显的 II 型肺泡上皮或 Clara 细胞沿原有肺泡壁结构贴壁生长,形态上类似 AIS 和 MIA,且至少有一处浸润灶最大直径 >0.5cm（图 2-16）。如在肿瘤中有多灶性浸润,可采用浸润性病灶的百分比之和乘以肿瘤的最大径,若 >0.5cm 则可诊断为贴壁生长型腺癌。

2. 腺泡型腺癌　腺泡型腺癌中肿瘤细胞构成大小形态不同的圆形或椭圆形腺管结构（图 2-17）。此类型腺癌的腺腔内和肿瘤细胞内可有黏液。目前将筛孔样结构腺癌也归为腺泡型腺癌,但有此类型组织结构的腺癌预后明显较差。腺泡型腺癌与原位腺癌的贴壁生长的肿瘤细胞塌陷于肺间质内时鉴别是比较困难的,鉴别要点是腺泡型腺癌肿瘤细胞周围

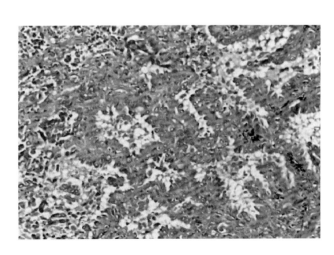

图 2-16　贴壁状生长型腺癌
中倍镜下,肿瘤细胞沿原有肺泡壁结构贴壁状生长,形态上与 AIS 或 MIS 相似,但浸润灶大于 0.5cm

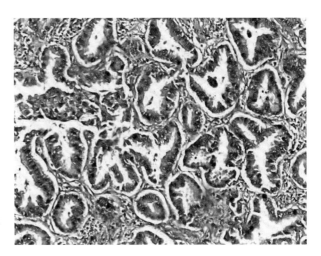

图 2-17　腺泡型腺癌
肿瘤细胞构成大小形态不同的圆形或椭圆形腺管结构

间质有肌纤维母细胞反应和肺泡原有结构消失。

3. 乳头状腺癌　乳头状腺癌是由恶性上皮构成的纤维血管轴心或乳头组成。乳头状腺癌具有二级乳头、三级乳头结构，侵袭破坏肺组织（图 2-18）。诊断标准是带有纤维轴心的乳头状结构，间质是否有肌纤维母细胞反应不作为标准，要注意与各类呈附壁生长的腺癌（非浸润性）因切面原因造成的假性乳头鉴别。

4. 实体型腺癌　由大而多形性的细胞构成，呈片状或巢状分布，缺乏可识别的腺泡状、乳头状、微乳头状或贴壁样生长的腺癌结构，癌细胞呈泡状核、核仁明显，胞质较为丰富、嗜酸性（图 2-19）。可通过黏蛋白胭脂红染色、过碘酸 - 希夫染色和阿辛蓝染色显示胞质内黏液成分。若肿瘤为 100% 实性结构，目前 WHO 推荐的诊断标准为黏液组织化染色可见 ≥5 个黏液细胞 /2 个 HPF。注意与鳞癌和大细胞癌鉴别，因两者均可有少量肿瘤细胞含有细胞内黏液。

5. 微乳头型腺癌　微乳头型腺癌是肺腺癌的一种特殊亚型，肿瘤细胞呈矮立方状，具有显著的细胞核异型性，形成微乳头结构而不伴纤维血管轴心（图 2-20）。常有血管、淋巴管和间质侵犯，并可见沙砾体，预后较差，应与乳头状腺癌相区别。

6. 浸润性黏液型腺癌　浸润性黏液型腺癌是肺腺癌的一种特殊亚型，肿瘤细胞是由柱

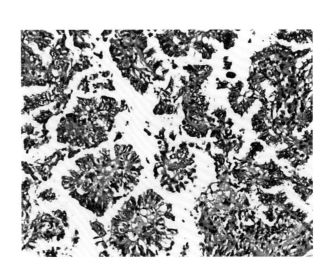

图 2-18　乳头型腺癌
肿瘤细胞围绕纤维血管轴心排列呈乳头状

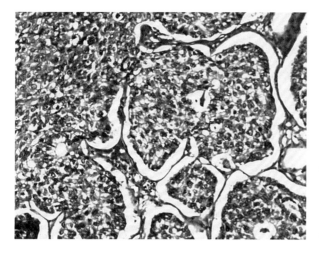

图 2-19 实性型腺癌
中倍镜下,肿瘤细胞呈实性片状生长方式,缺乏可识别的腺管、乳头状结构、微乳头状或贴壁样生长的腺癌结构

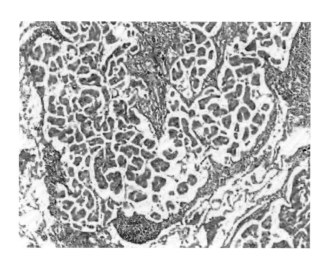

图 2-20 微乳头型腺癌
中倍镜下,肿瘤细胞呈矮立方状,具有显著的细胞核异型性,形成微乳头结构而不伴纤维血管轴心

状细胞和细胞质内含有大量黏液的杯状细胞组成,瘤细胞核位于基底部,几乎无核不典型性或有轻微核不典型性,肿瘤周围的肺泡内常充满黏液(图 2-21)。肿瘤细胞表达 CK7、CK20、HNF4α,常不表达 TTF-1、Napsin A。如果肿瘤中混有贴壁生长型、腺泡型、乳头型和微乳头型癌等非黏液腺癌成分,且非黏液腺癌成分≥10% 时,则诊断为混合性浸润性黏液型和非黏液型腺癌,并要注明非黏液腺癌成分的组织类型。要注意与转移性黏液腺癌鉴别(来自胰腺、卵巢、结肠等),胰腺黏液腺癌表达 CK20 和 MUC2;结肠黏液腺癌表达 CK20 和 CDX2,很少表达 CK7,但在极少情况下可表达 TTF-1。浸润性黏液型腺癌 KRAS 突变可达 90%;近期的研究还证实有 NRG1 融合基因突变。

7. 胶样腺癌　胶样腺癌是肺腺癌的一种特殊亚型,肿瘤组织内见大量细胞外黏液并形成黏液池,肺泡腔膨胀并破坏肺泡壁。肿瘤由杯状细胞和柱状细胞组成,细胞常无明显异型,可贴壁样生长,也可漂浮在黏液池中。有时细胞核呈假复层排列和明显的细胞异型性,但是通常核分裂活性较低且不见肿瘤性坏死。如有炎细胞浸润,可见组织细胞和巨细胞反应。肿瘤细胞表达 CK20、MUC2 和 CDX2,可弱表达或局灶表达 TTF-1、CK7 和 Napsin A。同样要注意与消化道、胰腺、卵巢和乳腺转移来的黏液腺癌区别。

8. 胎儿型腺癌　胎儿型腺癌是肺腺癌的一种特殊亚型,分为低级别和高级别两种亚

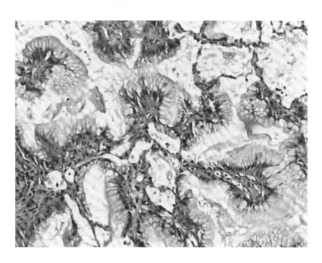

图 2-21　浸润性黏液腺癌
中倍镜下,肿瘤细胞是由柱状细胞和细胞质内含有大量黏液的杯状细胞组成,瘤细胞核位于基底部,几乎无核不典型性或有轻微核不典型性,肿瘤周围的肺泡内常充满黏液

型。低级别胎儿型腺癌为完全由复杂的腺样结构构成,分支状腺管结构并被覆假复层柱状上皮。肿瘤细胞富于糖原,胞质透亮或轻微嗜酸性,细胞核小、相对均匀一致,核可有轻度异型性。通常肿瘤性腺体被疏松的纤维黏液间质包绕,可见桑葚样结构,肿瘤细胞表达 TTF-1,90% 肿瘤表达 CgA 和 Syn,同时在低级别胎儿型腺癌肿瘤细胞可出现 β-Catenin 和 ERβ 异常的核质表达。高级别胎儿型腺癌必须有≥50% 的胎儿型腺癌成分,肿瘤细胞核呈明显异型性,可见坏死,缺少桑葚样结构,并常混合有其他类型的浸润性腺癌成分,肿瘤细胞可表达 AFP、glypican-3 和 SALL4,约 50% 肿瘤表达 CgA 和 Syn。

9. 肠型腺癌　肠型腺癌是肺腺癌的一种特殊亚型,组织学形态有结直肠腺癌的特征,如腺样、筛状、绒毛管状结构,细胞学上肿瘤细胞为高柱状、富含嗜酸性胞质、有刷状缘和杆状核(图 2-22A)。常见中央性的地图样坏死或点状坏死。因肺腺癌具有异质性,2015 版 WHO 肺癌分类提出必须有≥50% 的结直肠腺癌样成分才能诊断肠型腺癌。肠型腺癌可有结肠癌的免疫表型,例如表达 CK20、CK7、CDX2、Villin。部分肠型腺癌仅组织学形态有肠型腺癌的特征,无结肠癌的免疫表型(图 2-22B、C、D)。

二、鳞状细胞癌

鳞状细胞癌是指肿瘤细胞有角化或细胞间桥,或表达鳞状细胞标记的一组恶性肿瘤。2015 版 WHO 肺癌分类将肺鳞状细胞癌分为原位鳞状细胞癌(浸润前病变)、角化性鳞状细胞癌、非角化性鳞状细胞癌、基底细胞样鳞状细胞癌,不再沿用 2004 年肺鳞状细胞癌中的乳头状亚型、小细胞亚型及透明细胞亚型。

(一)鳞状细胞原位癌(carcinoma in situ,CIS)

鳞状细胞原位癌是指支气管黏膜上皮从基底到表面全层被不典型的鳞状细胞取代,细胞显著不典型增生,细胞不成熟性和细胞多形性,核分裂全层可见,但异型细胞没有突破上皮基底膜(图 2-23)。CIS 直径约为 2~17mm,平均 8~9mm。鳞状细胞原位癌的免疫组化特征:肿瘤细胞通常呈角蛋白阳性表达,包括 CK5/6、34βE12、EMA、P63、P40 阳性。而 TTF-1 阴性,同时 PAS 染色无黏液着色。

(二)浸润性鳞状细胞癌

角化性鳞状细胞癌的瘤细胞胞质丰富,染成红色,有折光性;核深染,未见核仁,显示角

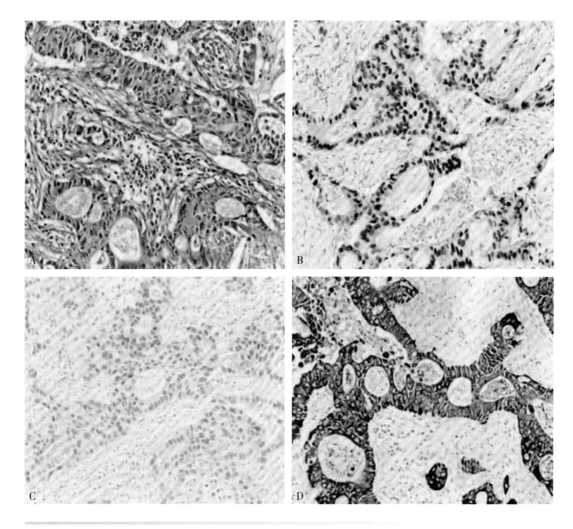

图 2-22　肠型腺癌(中倍镜下)

A. 类似结直肠腺癌,瘤细胞排列呈腺样或筛状;B. 瘤细胞 TTF-1 阳性表达;C. 瘤细胞 CDX2 阳性表达;D. 瘤细胞 CK7 弥漫阳性

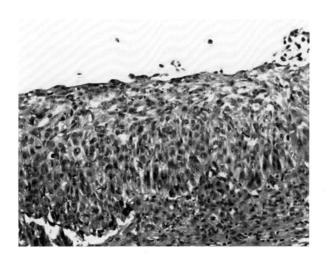

图 2-23　鳞状细胞原位癌(中倍镜下)

不典型增生的鳞状细胞取代支气管黏膜上皮全层,瘤细胞显著不典型性

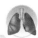

化、角化珠形成或细胞间桥(图 2-24)。肿瘤细胞呈 P40、P63、CK5/6 阳性,TTF-1 阴性或局灶弱阳性。

　　非角化型鳞状细胞癌缺乏角化、呈空泡状核,核仁明显,由于组织形态上与低分化腺癌细胞有重叠,常需要借助于免疫组织化学,前者 P40、P63、CK5、CK5/6 弥漫强阳性,而 TTF-1 阴性或局灶弱阳性(图 2-25)。

　　基底细胞样鳞状细胞癌的肿瘤细胞呈实性结节状或小梁状,外周细胞排列成栅栏状。肿瘤细胞小、胞质少但界限清楚,核深染、核质比高,核仁不明显、核分裂象易见(15~50 个核分裂象 /2mm^2),缺乏鳞状细胞分化,粉刺样坏死常见(图 2-26)。肿瘤细胞增生指数 Ki-67 约为 50%~80%。大多基底细胞样鳞状细胞癌有间质的透明变性或黏液样变性,肿瘤可包含角化性鳞状细胞癌或非角化性鳞状细胞癌成分,但基底样成分要大于 50%。基底细胞样鳞状细胞癌 P40、P63、CK5/6、CK1、CK10、CK14 弥漫强阳性,而 TTF-1 阴性。大细胞神经内分泌癌也可见肿瘤细胞栅栏样和菊形团样结构,但基底细胞样鳞状细胞癌细胞更小,缺乏核仁,且神经内分泌标志物如 CD56、CgA、突触素通常阴性(但小于 10% 的病例可有局灶阳性)。

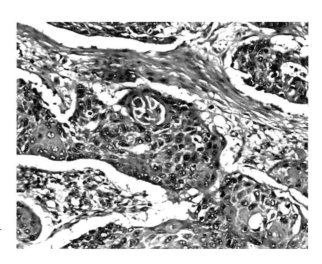

图 2-24　角化型鳞状细胞癌
中倍镜下,可见角化珠形成及细胞间桥

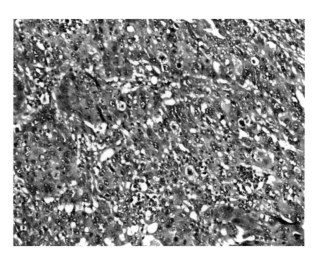

图 2-25　非角化型鳞状细胞癌
中倍镜下,瘤细胞异型明显,缺乏角化珠形成及细胞间桥

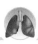

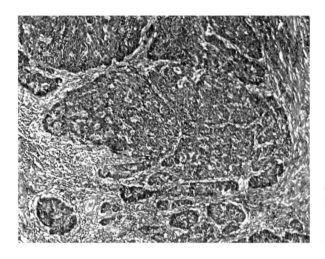

图 2-26 基底细胞样鳞状细胞癌
中倍镜下,瘤细胞呈实性结节状或小梁状,外周细胞排列成栅栏状

三、神经内分泌肿瘤

肺神经内分泌肿瘤包括一系列的肿瘤,肿瘤细胞具有神经内分泌的组织形态学特征,并且在免疫组化或超微结构(神经内分泌颗粒)上显示神经内分泌分化证据。2015 版 WHO 将小细胞癌(small cell lung carcinoma,SCLC)、复合性小细胞癌、大细胞神经内分泌癌(large cell neuroendocrine carcinoma,LCNEC)、复合性 LCNEC、不典型类癌(atypical carcinoid,AC)、类癌(typical carcinoid,TC)及弥漫性特发性的神经内分泌细胞增生(作为浸润前病变)集中归为神经内分泌肿瘤。

(一)典型类癌(typical carcinoid tumour,TC)

类癌占所有肺恶性肿瘤的 1%~2%,分为典型类癌和不典型类癌。TC 定义为核分裂 <2 个 /2mm^2,并且无坏死的类癌。把 TC 大小界定为 >5mm,这是目前将 TC 与肺微腺瘤型类癌相鉴别的唯一特征。TC 肿瘤细胞呈多边形,大小一致,核居中,染色质呈细颗粒状,细胞质较丰富,嗜酸性,核仁一般不明显,肿瘤细胞通常比较一致。肿瘤细胞最常见的生长方式为器官样和小梁状、乳头状、假腺样、滤泡样等,间质富于血管(图 2-27)。TC 细胞角蛋白如 AE1/AE3、CAM5.2 大多阳性,少数病例细胞角蛋白阴性。典型类癌 CK7、CK20 均阴性,极少

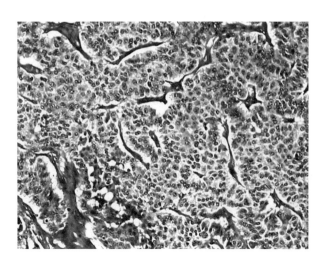

图 2-27 类癌
中倍镜下,瘤细胞排列呈梁状或腺样,间质富于血管,瘤细胞大小一致,核居中,染色质呈细颗粒状,细胞质较丰富,嗜酸性

部分 CK7 可阳性。神经内分泌标志如 Syn、CgA、CD56 通常强阳性。TTF-1 大部分阴性,大约 1/3 的病例可阳性,且常见于周围型类癌。

(二)不典型类癌(atypical carcinoid tumour,AC)

不典型类癌罕见,约占类癌的 11%~24%,WHO 肺肿瘤分类中将 AC 定义为核分裂为 2~10 个 /10 个高倍视野或伴有坏死的类癌。大部分 AC 核分裂数增多和坏死特征均存在。AC 的临床表现与 TC 相似,但是 AC 病人发病年龄小,约 60% 病人有吸烟史。与 TC 相比,AC 病人预后较差。5 年生存率约为 60%~70%。十年生存率为 35%~50%。30%~40% 的病人在诊断时已有淋巴结转移。

AC 肿瘤形态与 TC 相似,直径一般在 2~4cm,肿瘤可突入气管腔内,偶尔阻塞气管腔。AC 切面多呈灰褐色至黄红色,有些病例可见灶性出血,而 TC 一般不出现。与 TC 相似,AC 典型的组织学表现为肿瘤由大小相对一致的圆形或多角形细胞组成,染色质呈细颗粒状,胞质中等,核的多形性在 AC 中更为常见。大部分 AC 的生长方式呈器官样。坏死常位于器官样排列的癌巢中央,呈灶性或点状(图 2-28)。偶尔可看到大片的梗死样坏死。由于坏死仅呈灶性或点状,在穿刺活检或经支气管肺活检标本中常不易看到。因此,对小的活检标本进行诊断时应注明:"类癌,待切除标本进行分类"。和 TC 相似,AC 主要为手术治疗,对化疗不敏感。

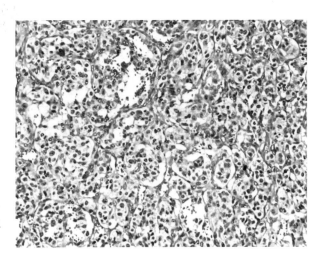

图 2-28 不典型类癌
中倍镜下,瘤细胞排列呈腺样,由大小相对一致的圆形或多角形细胞组成,染色质呈细颗粒状,胞质中等,核的多形性在 AC 中更为常见

AC 的免疫组化特征:和 TC 一样,AC 免疫组化染色显示细胞角蛋白和神经内分泌标志均阳性,AC 病人 TTF-1 阳性率 <50%。TC 和 AC 较其他两种高级别神经内分泌肿瘤增殖指数更低。

(三)小细胞癌(small cell carcinoma,SCC)

癌细胞呈巢片状、小梁状排列或弥漫分布,肿瘤细胞小,异型明显,胞质少,核呈圆形、卵圆形或短梭形,核深染或染色质细颗粒状,核仁不明显,核分裂象易见(图 2-29)。广谱 CK 在小细胞癌中的表达特点是在核旁呈逗点样或于胞质内弥漫表达;突触素和 CD56 一般为弥漫强阳性,而 CgA 往往呈灶性或弱阳性,其中 CD56 最敏感。>60% 的小细胞癌 CD117 阳性。此外,Ki-67 阳性指数也被引入,一般认为小细胞癌 Ki-67 阳性指数 >50%,平均≥80%。建议在小活检中增加 Ki-67 阳性指数的检测,以防止将伴有机械性损伤的类癌过诊断为小

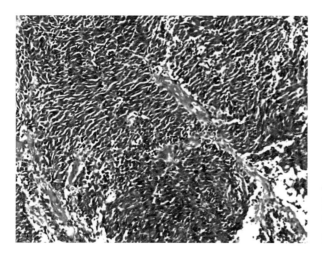

图 2-29　小细胞癌

中倍镜下,瘤细胞呈短梭形,几乎为裸核,染色质细腻,无核仁

细胞癌。

（四）大细胞神经内分泌癌（large cell neuroendocrine carcinoma,LCNEC）

LCNEC 瘤细胞较大,呈圆形、多边形或稍不规则形,胞质量中等,部分较稀薄以致透亮,核大、染色质粗,核仁大而明显,易见核分裂。瘤细胞分布弥漫,被纤维结缔组织分隔成大的巢团状,形成器官样结构,瘤组织内可见广泛的地图状坏死（图 2-30）,且表达神经内分泌指标（CD56、CgA、突触素中一个指标阳性即可,但需 >10% 的肿瘤细胞明确阳性）。CD56 的敏感性最高,但 CgA、突触素的特异性更强。LCNEC 常 P40 阴性,但 P63 可阳性。约 7% 的 LCNEC 表达 CD117。Ki-67 阳性指数一般为 40%~80%。如肿瘤形态像不典型类癌,但核分裂象 >10/2mm^2,仍需诊断 LCNEC。

四、EGFR 突变与早期肺癌

肺癌表皮生长因子受体（epidermal growth factor receptor,EGFR）是一种存在于细胞表面的跨膜糖蛋白受体,是酪氨酸激酶生长因子受体家族成员,参与组织细胞的增殖、生长与分化。EGFR 家族及配体与 NSCLC 的发生发展、恶性程度密切相关。EGFR 同型或异型二聚体与配体结合,激活酪氨酸激酶活性导致受体细胞胞质部分磷酸化,从而激活下游 MADK、

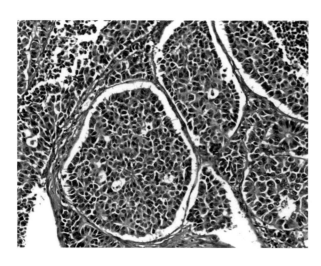

图 2-30　大细胞神经内分泌癌

中倍镜下,瘤细胞排列呈菊形团样,间质血管丰富

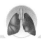

PI3K/AKT 及 JAK/STAT 等信号通路,导致肿瘤细胞增殖、抗凋亡、侵袭、远处转移及血管生成。NSCLC 中 *EGFR* 突变一般表现为外显子 19 位点缺失或 21 位点 *L858R* 发生替换、外显子 18 突变。EGFR 酪氨酸激酶抑制剂(tyrosine kinase inhibitors,TKIs)是重要的肺癌靶向治疗药物。EGFR TKIs 作用机制是通过竞争结合 EGFR 的 ATP 结合位点,抑制肿瘤细胞 EGFR 激活,阻断异常信号通路的传导,从而抑制肿瘤细胞的增殖生长,起抗肿瘤作用。*EGFR* 基因突变状态是决定 TKIs 治疗作用的重要预测因子。因此,*EGFR* 基因检测是肺癌病人选择个体化治疗的关键,在我国已经纳入肺癌的常规诊断体系。

研究表明,早期 NSCLC 肿瘤组织中存在 EGFR 高表达。Zhuo Y 等采用定量实时聚合酶链式反应技术(RT-PCR)检测结果表示 EGFR mRNA 在早期 NSCLC 病人肿瘤组织和淋巴组织中表达水平高于良性肺病对照组($P<0.05$),并且具有明显相关性($r=0.904$,$P<0.001$);Izar B 等研究发现 307 例 Ⅰ 期 NSCLC 病人中 *EGFR* 突变型与野生型相比具有较低肿瘤复发率(9.7% *vs* 21.6%,$P=0.03$)、较长中位无病生存期、较高 5 年生存率,是肺癌预后的独立预测因子;Passlick 等研究表示在 Ⅰ 期 NSCLC 病人中,约 20%~40% 手术前在骨髓中检测到癌细胞,并且此类病人术后预后较阴性者差,表明存在肿瘤微转移。所以 EGFR 检测用于判断早期 NSCLC 病人预后情况具有一定可行性。肺癌组织中 EGFR 表达水平、细胞核内 EGFR 表达水平、*EGFR* 基因拷贝数及 *EGFR* 基因突变与病人预后关系紧密,影响病人生存时间,因此,EGFR 不仅为肺癌早期诊断提供参考,也可作为判断病人预后情况的一项独立指标。早期 NSCLC 病人术前外周血 EGFR 水平是淋巴结转移的危险因素,对判断早期肿瘤细胞微转移具有一定价值。

EGFR 相关检测实际应用于早期肺癌临床诊治工作中仍然存在很多问题,实现精准医疗仍面临巨大挑战。例如,如何制订检验 EGFR 的实验室标准,如何选用生物标志物对肺癌病人预后情况进行量化,药物使用剂量,药物使用时间,基因检测费用问题等等,这为未来的早期肺癌诊治提供了思路与方向。综上所述,EGFR 检测对于早期 NSCLC 的诊断、评估疗效判断病人预后情况及早期治疗具有重要意义,有助于实现对早期 NSCLC 病人进行精准医疗,降低肺癌的高死亡率,是未来研究的热点。

(张 立 王进京 步 宏)

参 考 文 献

1. 张杰. 早期肺腺癌病理诊断若干问题. 中华病理学杂志,2016,45(9):593-597.
2. 杨清海、陈惠玲、郑智勇. 肺腺癌临床病理研究新进展. 临床与分子病理研究新进展,2014,30(1):53-55.
3. 张杰、邵晋晨、朱蕾. 2015 版 WHO 肺肿瘤分类解读. 中华病理学杂志,2015,44(9):619-624.
4. Travis WD,Brambilla E,Burke AP,et al. WHO classification of tumor of the lung,pleura,thymus and heart. 4th ed. Lyon:IARC,2015.
5. Travis WD,Brambilla E,Noguchi M,et al. International association for the study of lung cancer/american thoracic society/European respiratory society international multidisciplinary classification of lung adenocarcinoma. J Thorac Oncol,2011,6(2):244-285.
6. Russell PA,Barnett SA,Walkiewicz M,et al. Correlation of mutation status and survival with predominant histologic subtype according to the new IASLC/ATS/ERS lung adenocarcinoma classification in stage Ⅲ(N2) patients. J Thorac Oncol,2013,8(4):461-468.
7. Travis WD,Rekhtman N. Pathological diagnosis and classification of lung cancer in small biopsies and cytology: strategic management of tissue for molecular testing. Semin Respir Crit Care Med,2011,32(1):22-31.
8. Kadota K,Villena-Vargas J,Yoshizawa A,et al. Prognostic significance of adenocarcinoma in situ,minimally

invasive adenocarcinoma, and nonmucinous lepidic predominant invasive adenocarcinoma of the lung in patients with stage I disease. Am J Surg Pathol, 2014, 38(4): 448-460.

9. Travis WD, Brambilla E, Noguchi M, et al. Diagnosis of lung adenocarcinoma in resected specimens: implications of the 2011 International Association for the Study of Lung Cancer/American Thoracic Society/European Respiratory Society classification. Arch Pathol Lab Med, 2013, 137(5): 685-705.

10. Kadota K, Yeh YC, Sima CS, et al. The cribriform pattern identifies a subset of acinar predominant tumors with poor prognosis in patients with stage I lung adenocarcinoma: a conceptual proposal to classify cribriform predominant tumors as a distinct histologic subtype. Mod Pathol, 2014, 27(5): 690-700.

11. Kadota K, Nitadori J, Sarkaria IS, et al. Thyroid transcription factor-1 expression is an independent predictor of recurrence and correlates with the IASLC/ATS/ERS histologic classification in patients with stage I lung adenocarcinoma. Cancer, 2013, 119(5): 931-938.

12. Yatabe Y, Kosaka T, Takahashi T, et al. EGFR mutation is specific for terminal respiratory unit type adenocarcinoma. Am J Surg Pathol, 2005, 29(5): 633-639.

13. Nonaka D. A study of DeltaNp63 expression in lung non-small cell carcinomas. Am J Surg Pathol, 2012, 36(6): 895-899.

14. Bishop JA, Teruya-Feldstein J, Westra WH, et al. p40(DeltaNp63) is superior to p63 for the diagnosis of pulmonary squamous cell carcinoma. Mod Pathol, 2012, 25(3): 405-415.

15. Suzuki K, Yokose T, Yoshida J, et al. Prognostic significance of the size of central fibrosis in peripheral adenocarcinoma of the lung. Ann Thorac Surg, 2000, 69(3): 893-897.

16. Maeshima AM, Tochigi N, Yoshida A, et al. Histological scoring for small lung adenocarcinomas 2cm or less in diameter: a reliable prognostic indicator. J Thorac Oncol, 2010, 5(3): 333-339.

17. Sholl LM, Yeap BY, Iafrate AJ, et al. Lung adenocarcinoma with EGFR amplification has distinct clinicopathologic and molecular features in never-smokers. Cancer Res, 2009, 69(21): 8341-8348.

18. Yokose T, Ito Y, Ochiai A. High prevalence of atypical adenomatous hyperplasia of the lung in autopsy specimens from elderly patients with malignant neoplasms. Lung Cancer, 2000, 29(2): 125-30.

19. Nakanishi K, Kawai T, Kumaki F, et al. Expression of human telomerase RNA component and telomerase reverse transcriptase mRNA in atypical adenomatous hyperplasia of the lung. Hum Pathol, 2002, 33(7): 697-702.

20. Vazquez MF, Koizumi JH, Henschke CI, et al. Reliability of cytologic diagnosis of early lung cancer. Cancer, 2007, 111(4): 252-258.

21. Ohori NP, Santa Maria EL. Cytopathologic diagnosis of bronchioloalveola carcinoma: does it correlate with the 1999 World Health Organization definition? Am J Clin Pathol, 2004, 122(1): 44-50.

22. Goldstraw P, Crowley J, Chansky K, et al. The IASLC Lung Cancer Staging Project: proposals for the revision of the TNM stage groupings in the forthcoming(seventh) edition of the TNM Classification of malignant tumours. J Thorac Oncol, 2007, 2(8): 706-714.

23. Colby TV. Current histological diagnosis of lymphomatoid granulomatosis. Mod Pathol, 2012, 25 Suppl 1: S39-42.

24. Geurts TW, van Velthuysen ML, Broekman F, et al. Differential diagnosis of pulmonary carcinoma following head and neck cancer by genetic analysis. Clin Cancer Res, 2009, 15(3): 980-985.

25. Hammerman PS, Lawrence MS, Voet D, et al. Comprehensive genomic characterization of squamous cell lung cancers. Nature, 2012, 489(7417): 519-525

26. Hariri LP, Applegate MB, Mino-Kenudson M, et al. Volumetric optical frequency domain imaging of pulmonary pathology with precise correlation to histopathology. Chest, 2013, 143(1): 64-74.

27. Travis WD. Advances in neuroendocrine lung tumors. Ann Oncol, 2010, 21 Suppl 7: vii65-71.

28. Travis WD. Update on small cell carcinoma and its differentiation from squamous cell carcinoma and other non-small cell carcinomas. Mod Pathol, 2012, 25 Suppl 1: S18-30.

29. Gollard R, Jhatakia S, Elliott M, et al. Large cell/neuroendocrine carcinoma. Lung Cancer, 2010, 69(1): 13-18.

30. Meisinger QC, Klein JS, Butnor KJ, et al. CT features of peripheral pulmonary carcinoid tumors. AJR Am J

Roentgenol,2011,197(5):1073-1080.

31. Fernandez-Cuesta L,Peifer M,Lu X,et al. Cross-entity mutation analysis of lung neuroendocrine tumors sheds light into their molecular origin and identifies new therapeutic targets. Abstract nr 1531. Proceedings of the 105th Annual Meeting of the American Association for Cancer Research,2014,Apr 5-9;2014 San Diego,CA. Philadelphia(PA):AACR.

32. Zhuo Y,Guo Q,Song P,et al. Correlation study and significance of the EGFR expression in serum,lymph nodes and tumor tissue of NSCLC. Thorac Cancer,2014,5(1):31-37.

33. Passlick B,Kubuschok B,Izbicki JR,et al. Isolated tumor cells in bone marrow predict reduced survival in node-negative non-small cell lung cancer. Ann Thorac Surg,1999,68(6):2053-2058.

第四节 筛查病变的病理学

肺癌是目前世界范围内死亡率最高的恶性肿瘤。作为一种侵袭性疾病,肺癌在自然病程上出现症状的时间相对较晚,大多数肿瘤被发现时直径已超过3cm并发生了转移,尽管目前治疗手段日益丰富,其预后却始终不容乐观。肺癌的早期治疗对预后的巨大影响决定了肺癌早期筛查的重要性和必要性。肺癌从癌前病变、原位癌、浸润癌、转移直至病人的死亡,这一自然的病情进展过程一般需要20~30年,这给临床肺癌筛查提供了一个早期发现的契机。如果能早期发现肿瘤,病人就有很大的概率治愈,这是进行肺癌筛查的主要目的。

随着影像学的发展、纤维支气管镜技术的提高以及基于生物标志物检测方法的引入,我们已经可以检测到非常小(<1cm)的肺部病变,但对于其性质往往是不确定的。尤其是近年来提出了放射性隐匿性鳞形细胞癌(radiographically occult squamous cell carcinoma,ROSCC)的概念,顾名思义,ROSCC是缺乏典型特征性影像学表现的肺癌,这无疑会影响高风险肺癌人群的诊断治疗。目前对ROSCC的病理学研究描述较少,一项对20例ROSCC的术后病理结果证实,其中5例为原位癌,3例为微浸润性癌,12例为浸润性癌(有4例甚至存在淋巴结转移);68例被手术切除的ROSCC中,33%为原位癌,18%为微浸润性癌,31%侵及气道但不越过气道,18%存在气管外浸润。所以,尽管影像学的发展在肺癌的早期诊断中发挥着巨大的作用,但仍然存在其局限性。

因此,对早期肺癌进行准确的病理学诊断成为降低其死亡率的重要环节。当越来越多的浸润前病变(癌前病变)被发现后进行活检或切除,病理医师常常通过一个非常小的标本来做出诊断,这种情况下较易导致潜在错误。所以,充分了解肺癌各种病理学筛查手段、掌握浸润前病变的病理改变及诊断标准尤为重要。

一、常见的早期肺癌病理学筛查方法

病灶的部位(中央型、外周型)是病理筛查方法选择的重要依据,一般来说,痰细胞学检查、支气管液细胞学检查主要用于中央型病灶的筛查,而经皮肺部细针吸取检查主要用于外周型病灶的筛查。

(一) 痰液细胞学检查

痰细胞学检查是自1930年起沿用至今的一种肺癌早期筛查方法,具有极高的特异性,一般在98%以上。方法简便易行,病人无痛苦,适用于肺癌高危人群的普查,特别是X线可疑的肺癌病人必做的检查,也用于肺部非肿瘤疾病诊断的参考依据。痰液细胞学检查有一定的局限性,主要适用于中心型肺癌,对鳞癌和小细胞癌的检出率明显高于腺癌。采集痰液的基本要求:痰液必须新鲜;痰液必须是肺部咳出,如确系肺部咳出,涂片中则可见大量纤毛柱状细胞和尘细胞。

痰液细胞学检测肺癌的平均灵敏度为 65%(22%~98%)。中央型肺癌(相较于周围型肺癌)、组织学亚型为鳞形细胞癌(相较于腺癌)、较大或较晚期的肿瘤(相较于早期病变)痰细胞学检测的阳性率更高。而在肺癌的早期筛查中,由于病灶通常较小,细胞学检测率的阳性率往往较低。在最近的一项日本研究中,22% 的肺癌痰细胞学检查呈阳性,这些病例中有一半是细胞学阳性而 CT 阴性的,并且这些病例均为鳞形细胞癌。

痰液细胞学可以在 X 线异常之前 18~36 个月检测到病变。有研究以重度吸烟者、同时存在 COPD 病史伴随气道受阻症状的目标人群为研究队列,研究的痰细胞学筛查结果发现,有 2% 的筛查病例出现原位癌或浸润性癌,26% 存在中 / 重度不典型增生,48% 存在轻度不典型增生。另外,在一个胸部 X 线检测正常的肺癌高风险人群的研究队列中,痰细胞学检测却发现了 1.8% 的病例出现原位癌或浸润性癌,并且随着随访时间的延长,还出现了很多不典型增生的病例;所有进展为肺癌的病例中 14% 为原位癌,74% 为 I 期的浸润性癌;组织学类型上,86% 为鳞形细胞癌,仅 6% 为腺癌,这进一步说明痰液细胞学检查对于筛查早期鳞形细胞癌的意义重大。这些研究中痰液细胞学筛查的阳性率均较高,说明研究队列(筛查人群)的选择对筛查阳性率的影响重大。

(二) 支气管液细胞学检查

痰细胞学检查可以检测到早期癌症,但敏感性相对还是较差,并且不能准确地定位病灶。支气管液细胞学检查是指在纤维支气管镜下直接吸取支气管液作涂片;或对可疑部位刷取、冲洗及细针吸取标本。这是细胞病理学诊断在早期肺癌筛查诊断中的重要价值,尤其当临床无明显症状、影像学不能明确诊断以及无法获取病理组织时,其临床价值更加显著。

其中,自荧光支气管镜(autofluorescence bronchoscopy,AFB)可将病变的检出率从传统白光支气管镜(white light bronchoscopy,WLB)的 40% 提高到 80%。对 1000 例重度吸烟者或痰细胞学检查出现非典型细胞者进行自荧光支气管镜刷液的筛查,有 1.6% 的筛查病例诊断为原位癌,19% 存在中 ~ 重度不典型增生。

(三) 经皮肺部细针吸取检查

目前外周型肺癌的影像学检查主要依靠高分辨率 CT,CT 显示的毛玻璃影 / 毛玻璃结节(GGO/GGN)对早期外周型肺腺癌诊断的灵敏度较高,病理结果证明,小于 5mm 的 GGO 大多是非典型腺瘤样增生(AAH)、特发纤维炎症性损伤或细支气管化生,而大多数小于 5mm 的实性病变不太可能是恶性的。

痰液细胞学检查或支气管镜检查对中央型病变有较高的敏感性,但对周围型病变的诊断较为困难,经皮细针穿刺检查能克服该缺点。经皮肺部细针吸取检查是指在 X 线或 CT 引导下作穿刺获得标本。主要应用于经痰液、支气管液细胞学检查仍为阴性的病人、无痰液病人和肺转移病灶病人。

CT 引导下经皮肺穿刺活检术成为临床上广泛应用的一种微创获取病理标本的重要方法,定位准确,并发症少,与手术所获病理对肺癌诊断有较高符合率。CT 引导下肺穿刺取材标本病理组织相对较少,易受挤压破坏,加之肿瘤分化程度等因素均可影响肺癌分型的确定,可进一步行免疫组织化学检测行分子水平上的鉴定。免疫组织化学检测对确定细胞类型、协助恶性肿瘤的诊断与鉴别诊断、对肿瘤进行进一步病理分型提供依据并可为临床提供治疗方案的选择。因此,经皮肺穿刺同时应用细胞学和组织病理学诊断方法,两者相互补充,提高了诊断率,在肺癌的诊断中有广阔的应用前景。

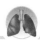

二、早期肺癌筛查中的细胞学及组织学特征

(一)鳞状细胞癌

最常见,主要发生于大支气管,即段以上的支气管黏膜鳞状化生上皮。痰的涂片中鳞癌细胞学特征如下(图2-31):①细胞形状和大小异常:癌细胞形状和大小变异很大,可为圆形、多角形、梭形及纤维形、蝌蚪形、蛇形癌细胞等,单个或三五成群,细胞呈单层,少有立体状结构或重叠,与腺癌细胞相区别。②核的异常:核形状多变、大小不一。圆形或卵圆形,还可出现不规则形状的畸形核。染色质深,核内结构不清,成团块状,或墨水滴样。③胞质的异常:胞质丰富,边界较清楚。未发生角化癌细胞胞质着蓝色(巴氏染色),角化癌细胞为橘黄色(巴氏染色),有时癌细胞完全角化,核溶解消失,转变为无核的影细胞,是角化性鳞癌的重要依据。

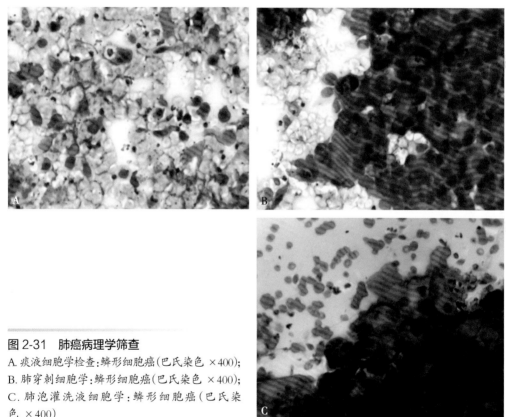

图2-31 肺癌病理学筛查

A.痰液细胞学检查:鳞形细胞癌(巴氏染色 ×400);

B.肺穿刺细胞学:鳞形细胞癌(巴氏染色 ×400);

C. 肺泡灌洗液细胞学:鳞形细胞癌(巴氏染色 ×400)

支气管刷片的鳞癌细胞与此有差异:胞质角化不明显;核固缩不明显;核内结构清晰;多成群出现;常见核仁;核边界可不清楚。

肺鳞癌的一个主要特点是癌组织各部分分化程度不一致,根据少数脱落细胞来诊断肿瘤分化程度很困难。所以在痰液细胞学检测肺癌的诊断时,不必过于强调癌细胞的分化程度。

组织形态依然是诊断鳞状上皮早期病变的金标准,免疫组织化学检测可作为辅助手段。

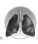

支气管镜检查钳取、经皮肺部穿刺检查活检获得组织时,以下病理形态学指标可用作黏膜病变的依据:①杯状细胞或基底细胞增生:杯状细胞增生的特征通常彼此紧邻,出现复层,细胞核位于基底,染色质浓染。基底细胞(储备细胞)增生的特征是支气管黏膜基底区扩大。细胞核呈小圆形、分层,杯状细胞和纤毛在腔面。②鳞状上皮化生:不成熟鳞状上皮化生与基底细胞增生相似,不同之处在于化生的上皮几乎占上皮全层。成熟鳞状上皮化生的特征是成熟鳞状上皮替代纤毛柱状上皮,可见细胞逐渐成熟的趋势性。③鳞状上皮不典型增生:传统上将鳞状上皮不典型增生分为轻、中、重度,特征是随着级别的升高,异型增生上皮厚度随之增加,一般轻度不典型增生占上皮的1/3,中度的2/3,重度近全层。同时细胞大小,细胞排列,异型性等都随级别的升高而发生改变。④鳞状上皮原位癌:原位癌可能不一定与上皮厚度增加相关,细胞通常显著增大,并显示明显的多形性和异型性。另外通过 P53 免疫组织化学染色结果显示,随着鳞状上皮不典型增生、原位癌、浸润性癌的进展过程,可发现 P53 着色的百分比显著增加。

（二）腺癌

细胞学上分化好的腺癌以成群脱落细胞为主,细胞群大,且细胞相互重叠呈立体结构;分化差的腺癌,单个癌细胞增多,细胞群较小而少,结构也松散。单个癌细胞一般为圆形或卵圆形,胞质常有许多小空泡,核圆形或卵圆形,核膜常折叠或锯齿状、明显且偏位,染色质呈颗粒状,常见双核或多核细胞。有一个或几个较明显的核仁(图 2-32)。

肺泡上皮不典型腺瘤样增生（AAH）有时可累及呼吸性细支气管,病灶大小一般≤5mm,大多位于肺的外周,经皮肺部细针吸取可见到异型的腺上皮细胞。穿刺检查活检组织学诊断标准如下:①病变边界清楚,一般病灶直径≤5mm;②AAH 为单层不典型上皮细胞,细胞紧

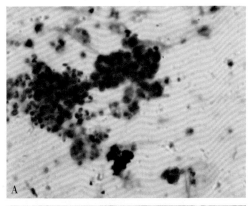
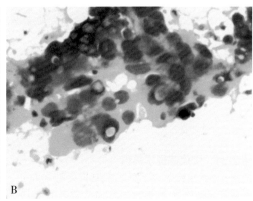
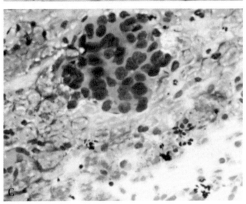

图 2-32　腺癌病理学筛查

A. 痰液细胞学检查:腺癌(HE 染色 ×400);B. 肺穿刺细胞学:腺癌(巴氏染色 ×400);C. 肺泡灌洗液细胞学:腺癌(巴氏染色 ×400)

贴肺泡壁,并且细胞之间有一定间隔;③细胞体积相对较大,胞质丰富,细胞呈圆形卵圆形;④AAH细胞呈轻到重度异型性不等,核相对较大,深染,核质比升高,但是核仁罕见;⑤肺泡壁可有一定的增厚,但很少发生纤维间质及炎症反应,当发生时与其他肺部病变很难鉴别。最重要的是与原位腺癌(AIS)的鉴别,越来越多的数据显示AAH可能是AIS和肺腺癌的癌前病变。免疫组织化学显示AAH的细胞增殖指数高于正常肺泡上皮,但低于AIS。有研究表明在AAH中细胞周期素D1(cyclin D1)表达上调,而在AIS及腺癌中几乎不表达。

（三）神经内分泌肿瘤

1.小细胞癌(small cell lung carcinoma,SCLC)　多为中央型,在痰液细胞学检测时可被发现。癌细胞可单个脱落,成群脱落时为结构松散细胞群。癌细胞体积小,比淋巴细胞稍大。胞质很少,略呈嗜碱性。细胞边界不明显。核质比明显增大,核外形不规则,染色很深,呈墨水滴样,无核仁。癌细胞排列方向不一,成镶嵌状,常随黏液丝排列(图2-33)。

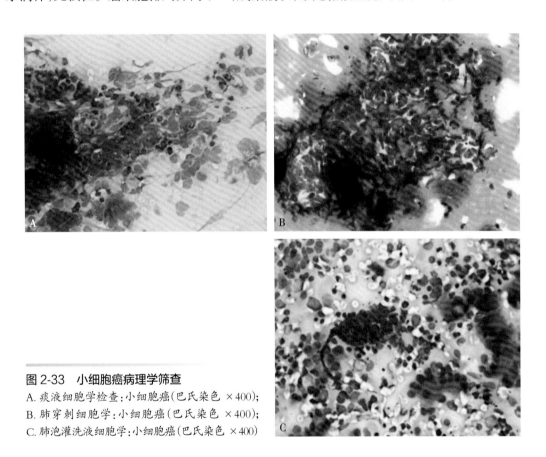

图2-33　小细胞癌病理学筛查
A.痰液细胞学检查:小细胞癌(巴氏染色 ×400);
B.肺穿刺细胞学:小细胞癌(巴氏染色 ×400);
C.肺泡灌洗液细胞学:小细胞癌(巴氏染色 ×400)

2.大细胞神经内分泌癌(large cell neuroendocrine carcinoma,LCNEC)

虽然相关的细胞学标准被提出,但在实践工作中,其细胞学特征常与其他神经内分泌肿瘤和腺癌重叠,使其诊断困难。肿瘤细胞和细胞核体积有时比较小,形态单一,提示恶性程度较低。但如果出现坏死,则提示肿瘤为高级别,常见凋亡碎片。细胞核呈圆形或卵圆形,核膜不规则。核染色质细,核深染提示小细胞癌。核仁在大多数细胞清楚可见,由于存在纤细的细胞尾部导致具有一些柱状细胞的形态,和腺癌相似。总的来说,LCNEC的细胞学特征类似于小细胞肺癌,但可见核仁和更丰富的细胞质表明非小细胞癌。

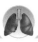

三、早期肺癌筛查中的分子遗传学特征

分子研究证明,肺癌发生是一种多步骤、多基因过程。肺鳞形细胞癌的早期基因改变包括染色体 3p(包括 3p12,3p14.2,3p14.1~21.3,3p21,3p22~24,3p25)和染色体 9p21 的杂合突变。Wistuba 等的研究显示,在正常吸烟者的支气管黏膜中也可以发现这些改变。而病变晚期可发现其他染色体区域,包括 17p13(*p53* 基因),13q(*RB* 基因)和 5q(APC-MCC 区)的杂合突变以及 *KRAS* 基因突变。Brambilla 等人证实 *p53* 转录途径(Bcl-2,Bax,waf-1)和 *RB* 途径(RB,P16,细胞周期蛋白 D1)在非浸润性鳞状上皮病变中的作用。通过 P53 免疫组织化学染色结果显示,随着鳞状上皮不典型增生、原位癌、浸润性癌的进展过程,可发现 P53 着色的百分比显著增加。

越来越多的数据显示 AAH 可能是 AIS 和肺腺癌的癌前病变。免疫组织化学显示 AAH 的细胞增殖指数高于正常肺泡上皮,但低于 AIS。生物学研究显示,AAH 常伴有 *KRAS* 基因和 *p53* 基因改变。各项研究表明,通过免疫组织化学法进行 *p53* 基因蛋白检测,AAH 中 P53 阳性表达范围变化比较大,阳性率 8%~58% 不等。有研究表明在 AAH 中细胞周期素 D1(cyclin D1)表达上调,而在 AIS 及腺癌中几乎不表达。

四、低剂量 CT 肺癌筛查与病理的联系

2011 年美国国家综合癌症网络(National Comprehensive Cancer Network,NCCN)率先发布了"肺癌筛查指南"(目前已更新至 2018 版),推荐在高危人群中采用低剂量 CT(low dose CT,LDCT)进行肺癌筛查,该指南根据结节的性质、大小、是否增大或消退,精确给出了随访及随访时间、活检及活检方式、手术及术后处理等各种标准,大大提高了肺癌筛查的科学性合理性,从而改善了肺癌病人的预后。

LDCT 的表现与最终病理组织形态的相关性对最终明确诊断意义重大。例如,对于穿刺形态呈贴壁型的病灶,若 LDCT 显示为纯磨玻璃结节,最终标本的病理确诊结果更可能是原位腺癌(AIS)或原位腺癌伴微小浸润(MIA),而不太可能是贴壁为主型的腺癌,而如果为混杂性磨玻璃结节(即 LDCT 显示磨玻璃影中有超过 5mm 的实性成分),最终标本的病理确诊结果一般为贴壁为主型的腺癌。Lim HJ 等的研究还认为,在直径 > 10mm 的纯磨玻璃结节中,出现支气管充气征、结节呈多发、>16.4mm 的结节、最终的病理诊断结果更倾向于是浸润性腺癌而非 AIS 或者 MIA。

在临床工作中,我们经常会发现 LDCT 显示的病灶大小与实际病理诊断中精确测量的病灶大小存在差异。有研究证明,术中新鲜标本的肉眼大体病灶大小与 LDCT 显示的病灶大小无显著差异,而冰冻切片时显微镜下测量的病灶大小、常规石蜡标本的病灶大小均显著小于 CT 显示的病灶大小。由于组织收缩、切片损耗等各种原因可导致显微镜下病灶减小,故病理诊断时应参考 CT 显示的大小结果。

需要强调的是,AIS 或 MIA 的最终诊断需要完整的手术切除标本,而不能在小活检标本中诊断(包括 CT 引导下的穿刺也不能),因为对于在 CT 上显示伴有实性成分的肿瘤,活检部位对最终的诊断影响重大,若在肿瘤的外周部分穿刺,活检结果往往仅显示贴壁型成分,而当在肿瘤中央活检时,镜下会看到更多贴壁以外的浸润性成分。LDCT 对病灶的定位与病理结果相匹配也很关键,如果在 CT 上看到可疑有浸润的实性区,则该处病变需要重点取材,以防因为取材部位不恰当而遗漏浸润最严重的区域。

LDCT 显示的磨玻璃结节(GGO)与基因突变(如 *EGFR*,*ALK* 和 *KRAS*)的相关性也值得探讨。有研究证明,LDCT 显示存在 GGO 的肿瘤中,60% 存在 *EGFR* 基因突变,仅 35% 为野生型,且 GGO 与 *EGFR* 存在显著的相关性。而 Sugano 等人的研究未发现两者的相关性,但却发现在男性病人中,LDCT 显示存在 GGO 的病人的 *EGFR* 突变率显著高于无 GGO 的病人;Ko 等人的研究认为,LDCT 显示有纯磨玻璃结节的病人出现 *EGFR*、*KRAS* 突变的概率更高,而罕见出现 *ALK* 突变。最近的一项研究还证明,LDCT 显示存在 GGO 的病变中,*EGFR*,*KRAS*,*ALK* 和 *HER2* 呈野生型与肿瘤无进展相关,而 *EGFR* 突变型的 GGO 病灶提示肿瘤的侵袭性和进展性。目前依然需要进行更多的前瞻性研究,以进一步验证 LDCT 显示的 GGO 与驱动突变的相关性。

在痰液细胞学检查或支气管液细胞学检查的同时进行免疫细胞化学或分子遗传学检测,将有助于肺癌的早期诊断。尽管影像学检查在肺早期病变的诊断中起着重要的作用,LDCT 用于对早期肺癌的筛查意义重大,LDCT 的诊断结果与病理确诊结果、基因突变结果互相印证、互相支持,可促进早期肺癌病人的精确诊断、合理治疗。不同的病理筛查方式针对不同的肺部病变区域,各有优点和局限性,在平时工作中,我们应当综合评价优缺点,妥善选择筛查方法。随着影像学发展和生物标志物检测方法被引入,病理学家将为肺癌的治疗提供更精确的诊断。

(张智弘 步 宏)

参 考 文 献

1. Siegel R L,Miller K D,Jemal A. Cancer statistics,2015. CA:A Cancer Journal for Clinicians,2015,65(1):5-29.

2. Mulshine JL,Smith RA. Screening and early diagnosis of lung cancer. Thorax,2002,57(12):1071-1078.

3. Tao LC,Chamberlain DW,Delarue NC,et al. Cytologic diagnosis of radiographically occult squamous cell carcinoma of the lung. Cancer,1982,50(8):1580-1586.

4. Woolner LB,Fontana RS,Cortese DA,et al. Roentgenographically occult lung cancer:pathologic findings and frequency of multicentricity during a 10-year period. Mayo Clin Proc,1984,59(7):453-466.

5. Schreiber G,Mccrory DC. Performance characteristics of different moralities for diagnosis of suspected lung cancer:summary of published evidence. Chest,2003,123(1 Suppl):115s-128s.

6. Thunnissen FBJM. Sputum examination for early detection of lung cancer. J Clin Pathol,2003,56(11):805-810.

7. Sobue T,Moriyama N,Kaneko M,et al. Screening for lung cancer with low-dose helical computed tomography:Anti-lung Cancer Association project. J Clin Oncol,2002,20(4):911-920.

8. Kennedy TC,Proudfoot SP,Franklin WA,et al. Cytopathological analysis of sputum in patients with airflow obstruction and significant smoking histories. Cancer Res,1996,56(20):4673.

9. Petty TL. The early identification of lung carcinoma by sputum cytology. Cancer,2000,89(11 Suppl):461-2464.

10. Lam S,Kennedy T,Unger M,et al. Localization of bronchial intraepithelial lesions by fluorescence bronchoscopy. Chest,1998,113(3):696-702.

11. Lam S,MacAulay C,LeRichie JC,et al. Detection and localization of early lung cancer by fluorescence bronchoscopy. Cancer,2000,89(11 Suppl):2468-2473.

12. Travis WD,Brambilla E,Müller-Hermelink HK,et al. Pathology and Genetics:Tumors of the Lung,Pleura,Thymus and Heart. Lyon,IARC,2004.

13. Wistuba II,Behrens C,Milchgrub S,et al. Sequential molecular abnormalities are involved in the multistage development of squamous cell lung carcinoma. Oncogene,1999,18(3):643-650.

14. Wistuba II,Lam S,Behrens C,et al. Molecular damage in the bronchial epithelium of current and former smokers. J Natl Cancer Inst,1997,89(18):1366-1373.

15. Lam S,MacAulay C,Hung J,et al. Detection of dysplasia and carcinoma in situ with a lung imaging fluorescence

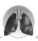
endoscopedevice. J Thorac Cardiovasc Surg, 1993, 105 (6): 1035-1040.

16. Travis WD, Colby TV, Corrin B, et al. in collaboration with LH Sobin and pathologists from 14 countries, Histological Typing of Lung and Pleural Tumors, Berlin, Springer, 1999.

17. Travis WD, Brambilla E, Müller-Hermelink HK, et al. Pathology and Genetics: Tumors of the Lung, Pleura, Thymus and Heart. Lyon, IARC, 2004.

18. Bennett WP, Colby TV, Travis WD, et al. p53 protein accumulates frequently in early bronchial neoplasia. Cancer Res, 1993, 53 (20): 4817-4822.

19. France EK, Glasgow RE, Marcus AC. Smoking Cessation Interventions among Hospitalized Patients: What Have We Learned? Preventive Medicine, 2001, 32 (4): 376-388.

20. Travis WD, Brambilla E, Burke AP, et al. WHO classification of tumours of the lung, pleura, thymus and heart, 4th ed. Lyon: International Agency for Research on Cancer, 2015: 78-79.

21. Westra WH, Baas IO, Hruban RH, et al. K-ras oncogene activation in atypical alveolar hyperplasias of the human lung. Cancer Res, 1996, 56 (9): 2224-2228.

22. Kitamura H, Kameda Y, Ito T, et al. Atypical adenomatous hyperplasia of the lung. Implications for the pathogenesis of peripheral lung adenocarcinoma. Am J Clin Pathol, 1999, 111 (5): 610-622.

23. Chung GT, Sundaresan V, Hasleton P, et al. Sequential molecular genetic changes in lung cancer development. Oncogene, 1995, 11 (12): 2591-2598.

24. Brambilla E, Gazzeri S, Lantuejoul S, et al. p53 mutant immunophenotype and deregulation of p53 transcription pathway (Bcl2, Bax, and Waf1) in precursor bronchial lesions of lung cancer. Clin Cancer Res, 1998, 4 (7): 1609-1618.

25. Bennett WP, Colby TV, Travis WD, et al. p53 protein accumulates frequently in early bronchial neoplasia. Cancer Res, 1993, 53 (20): 4817-4822.

26. Lee HY, Choi YL, Lee KS, et al. Pure ground-glass opacity neoplastic lung nodules: histopathology, imaging, and management. AJR Am J Roentgenol, 2014, 202 (3): W224-W233.

27. Lim HJ, Ahn S, Lee KS, et al. Persistent pure ground-glass opacity lung nodules >/= 10mm in diameter at CT scan: histopathologic comparisons and prognostic implications. Chest, 2013, 144 (4): 1291-1299.

28. Isaka T, Yokose T, Ito H, et al. Comparison between CT tumor size and pathological tumor size in frozen section examinations of lung adenocarcinoma. Lung Cancer, 2014, 85 (1): 40-46.

29. Rizzo S, Petrella F, Buscarino V, et al. CT radiogenomic characterization of EGFR, K-RAS, and ALK mutations in non-small cell lung cancer. Eur Radiol, 2016, 26 (1): 32-42.

30. Sugano M, Shimizu K, Nakano T, et al. Correlation between computed tomography findings and epidermal growth factor receptor and KRAS gene mutations in patients with pulmonary adenocarcinoma. Oncol Rep, 2011, 26 (5): 1205-1211.

31. Zhou JY, Zheng J, Yu ZF, et al. Comparative analysis of clinic oradiologic characteristics of lung adenocarcinomas with ALK rearrangements or EGFR mutations. Eur Radiol, 2015, 25 (5): 1257-1266.

32. Kobayashi Y, Mitsudomi T, Sakao Y, et al. Genetic features of pulmonary adenocarcinoma presenting with ground-glass nodules: the differences between nodules with and without growth. Ann Oncol, 2015, 26 (1): 156-161.

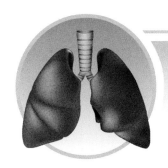

第三章

早期肺癌诊断评估流程

第一节　早期肺癌概念和诊治策略

世界卫生组织公布的资料显示肺癌是严重危害人类健康的疾病，男女肺癌死亡率均居全球癌症首位。肺癌对中国的危害也极其明显，最近中国肿瘤中心公布的中国肿瘤年发病人数为 429.16 万例（男 251.21 万例，女 177.95 万例），其中肺癌年发病人数为 73.33 万例（男 50.93 万例，女 22.40 万例），年病死人数为 61.02 万例（男 43.24 万例，女 17.78 万例），也均居中国肿瘤之首。全国肿瘤登记中心发布的《2012 中国肿瘤登记年报》显示，我国癌症发病呈现年轻化趋势，包括乳腺癌、肺癌、结肠癌、甲状腺癌等发病年龄均低于此前年龄。此外，我国肺癌 5 年存活率仅为 15.6%，其主要原因是由于诊断偏晚。要改善肺癌预后，急需要提高早期诊断水平，特别是提高早期肺癌诊治水平。

何为早期肺癌？从改变临床预后角度出发，可将原位癌和Ⅰa 期肺癌定义为早期肺癌，因为此时还没有明确转移，可以得到近乎根治的效果。为此，肺癌诊治的最佳策略为将目光从诊断肺癌前移至诊断肺结节阶段，尽早干预才能放大肺癌的治疗效果。肺结节指在影像学中表现为≤3cm 的孤立性或多发性肺磨玻璃影灶，半实性或实性病灶，不伴肺不张、肺门肿大和胸腔积液。为了便于分级诊疗，最近更新的《肺部结节诊治中国专家共识》将其中直径≤1cm 的定义为小结节，直径≤0.5cm 的定义为微小结节。在 CT 出现之后，肺结节小结节被发现的越来越多，使很多病人得到早期治疗，甚至终生治愈。

随着肺癌筛查的广泛推广，被发现的肺小结节越来越多，使很多病人得到早期治疗，甚至终生治愈。但是同时也产生相关问题，部分难以确诊的病人为其寝食不安，长期随访、医疗费用增加，以及辐射剂量诱发癌变的可能性等等。大多数肺结节病人需要接受 3 个月、6 个月或至少 3 年的随访检查，低剂量计算机断层扫描（low-dose computed tomography，LDCT）累计假阳性概率一次为 21%，二次为 33%，还有 32% 的粟粒 - 微结节癌被误诊或漏诊。另外肺癌筛查的特异度很低，肺结节中良性病变是肺癌病例的 10 倍左右。被发现肺结节的病人在等待检查结果期间可产生焦虑情绪,极可能接受不必要的后续检查,甚至接受外科手术而过度治疗,增加了手术风险和术后并发症。美国每年筛查 5000 万吸烟者中 50% 的人群就可能花费 1160 亿美元,占用了大量的公共卫生资源。如何解决这一矛盾,达到不偏不倚的惠众效果,需要切实可行的顶层设计,学术引领,同时研发相关的新技术,才能取得惠及众生的效果。

一、诊断早期肺癌的顶层设计

"顶层设计"是一个工程学术语,其本义是统筹考虑项目各层次和各要素,统揽全局寻求解决问题之道。这里借用该名词的目的也是为从高层次上统筹全局,寻求肺癌早诊的解决办法。

如何做好诊断早期肺癌的顶层设计? 美国国家癌症研究所为我们提供了很好的参考答案。他们曾进行过大规模的 LDCT 对比胸片筛查肺癌的随机对照研究,将 53 454 位肺癌高危人群随机分为低剂量 CT 组和胸片组,连续 3 年每年筛查一次。结果表明,LDCT 组诊断肺癌为 645 例 /10 万人,而胸片组仅为 572 例 /10 万人。LDCT 组肺癌死亡数为 247 例 /10 万人,而胸片组为 309 例 /10 万人。与胸片相比,LDCT 筛查可以降低 20% 的肺癌死亡率。基于这一激动人心的结果,NCCN 在 2012 年非小细胞指南中已经推荐对肺癌高危人群采用 LDCT 年度筛查 3 年。今后的 LDCT 肺癌筛查的临床试验,应注重于筛查方案的优化和阳性结果的随访流程,以及影像数据的智能分析,最大限度地提高 LDCT 的特异性和敏感性。

这一重要的研究结果提示,要想提高肺癌长期生存率,需要以肺结节为目标"端口前移,早期干预"。但是,要想在中国取得更好的效益,还需要"分级诊疗,重心下沉"。只有基层医师积极参与,一同参加肺结节管理,才能取得更好的广覆盖效果。三级医院医师之间围绕"端口前移,早期干预"这一核心理念和顶层目标形成关联、匹配与有机衔接。此外,还需要注意可行性,即制订简洁明确,简单便捷,切实易行的共识和指南,通过广泛推广适宜技术,才能取得早发现,早诊断和早治疗的惠及众生的效果。

二、学术引领

医学界所谓"学术"即是医学理论的依据,而医学理论又是临床医学的基础,所以"学术引领"的意义非常重要。通过学术交流可与其他医师分享自己的临床经验,通过深入讨论可将经验升华到理论层次,成为以后该方面的研究基础或临床依据;随后,通过发表论文可把理论进一步推广到整个医学界,产生社会和经济效益。而专家共识、指南和临床路径等属于技术规范或重要操作规范,会较前面所述的理论更直接地发挥重要的学术引领作用。近年来,中国肺癌防治联盟和中华医学会呼吸分会肺癌学组牵头制定《肺部结节诊治中国专家共识》,对中国肺癌早期诊断和治疗发挥了重要作用。

中国肺癌防治联盟和中华医学会呼吸分会肺癌学组根据中国实际情况,参考美国胸科医师学会(American College of Chest Physicians,ACCP)指南,达成中国专家肺结节评估和管理的共识。专家组更新现有的文献综述、综合证据,并参考《ACCP 肺癌诊疗指南(第 3 版)》中 "肺癌指南发展的方法学"和中华医学会呼吸病学分会肺癌学组和中国肺癌防治联盟专家组的《原发性肺癌早期诊断中国专家共识》制定适合中国的共识。在该共识内,将根据结节直径 >8mm 或 ≤8mm 和不同密度(实性结节与非实性结节)分别进行讨论。之所以将结节直径界限值定为 8mm,是因为 ≤8mm 者在短时间内发展为恶性肿瘤的可能性相对较小,或肿瘤倍增时间较长,目前较难用影像学技术进行精确评估,也很难进行非手术活检。根据共识,应对肺结节病人进行恶性肿瘤的概率估计、影像学检查(以充分体现肺结节的形态学和/或功能学特征),评估各种替代管理的相关风险,并征求病人的意愿进行评估和管理。此外,建议有条件的医院可以考虑应用物联网技术协助早期诊断。物联网医学技术具有其特有的联网、信息挖掘和拓展功能,不但适合肺结节筛查,方便信息采集和储存,而且还有利于联合云中专家进行多学科会诊和随访跟踪。

ACCP 关于肺结节评估的临床实践指南在亚洲国家的临床医师中采用率不高,因为亚洲病人的独特特征影响了肺结节的诊断性评估。为了解决这些问题,我国专家牵头制定了 *Evaluation of Pulmonary Nodules:Clinical Practice Consensus Guidelines for Asia*(《亚太肺结节评估指南》)。其目的是修订 ACCP 指南,以便为亚洲医师提供专家共识意见。方法为由亚洲的肺科和胸外科医师组成多学科专家组,采用修订的 ADAPTE 过程。在第一次的小组会上,专家组分析了所有 ACCP 推荐意见,达成部分共识,并确定在达成共识之前哪些方面需要进一步研究。修订好的建议被分发给小组成员反复审查和重新起草,形成最终指南。结果表明亚洲的肺结节评估指南在细节上普遍遵循 ACCP 指南。医师应该认识到室内和室外高浓度空气污染所带来的肺癌风险,以及非吸烟女性肺腺癌的高发病率。此外,在进行结节分析时应考虑到亚洲肉芽肿性疾病高发,以及由其他感染性因素引起的肺结节。因此,在非亚洲人群中开发出的诊断风险计算公式,在亚洲病人中可能并不完全适用。总体来说,应该考虑对肺结节进行长期监测,延长 ACCP 指南推荐的随访期限。结论指出,在亚洲肺结核的诊断倾向于更多地使用非手术活检而不是手术活检或随访,也较少依赖 PET 扫描。应该鼓励亚洲的临床医师使用修订后的专家共识指南,以形成对肺结节评估的一致性和可重复性。

三、研发创新性诊疗技术

科技创新是指在特定的环境中,以现有的知识和物质进行改进或创造新的事物,并产生更有益的效果,包括工作方法创新、科技创新等。虽然肺结节体积不大,但是针对其有创和无创筛查诊断技术已经进行了大量科技含量高的研究,例如自荧光纤维支气管镜,荧光共聚焦显微镜支气管镜和细胞内镜,电磁导航支气管镜,无创筛查手段和诊断机器人。

1. 自荧光纤维支气管镜(auto-fluorofiberoptic bronchoscope,AFB)　可应用组织自荧光的不同特性观察和分析气管、支气管黏膜病变,可发现白光纤支镜不能发现早期的黏膜和黏膜下病变,可增加恶变前小病灶(发育异常)或早期恶变(原位癌)的检出率。用其联合使用痰脱落细胞检查是检查早期中央型肺癌的有效发现手段,对长期大量吸烟的高危人群,存在反复痰血症状的病人有重要意义。

2. 荧光共聚焦显微镜支气管镜(fluorescent confocal microscope,FCFM)　为更敏感的技术,可探测深达支气管壁下 $50\mu m$,图像直径约为 $600\mu m$,可观察到支气管和细支气管壁上皮下网状板的清晰图像。选择性 FCFM 检查抗酸杆菌(acid fast bacilli,AFB)发现的可疑病变部位,即所谓的"光学活检",有利于发现发育不良和原位癌。联合使用 FCFM 和 AFB,可以在组织损伤最少的条件下,观察到与癌前期病变有关的支气管基底膜变化,甚至是原位癌。

3. 细胞内镜(endocytoscopy,EC)　是最新研发的实时体内镜技术,可放大视野 1400 倍观察细胞水平的黏膜结构变化,发现癌前期病变。与荧光共聚焦纤维支气管镜不同,EC 除能观察到黏膜表浅变化外,还可观察微血管形成,并能观察染色细胞形态,得到直接病理观察效果。

4. 电磁导航支气管镜　电磁导航支气管镜(electromagnetic navigation bronchoscopy, ENB)的工作原理是对 CT 获得的肺和支气管完整数字图像进行三维重建,创建支气管树的三维虚拟结构。检查时由计算机定位引导探头至 CT 确定的病灶部位进行活检。ENB 对周围型肺病灶的检查成功率可达 67%,检查时间为 16.3~45.0 分钟 ,平均导航误差为 9mm 左右,对右中叶病灶检查的成功率最高(88%)。针对普通支气管镜无法进行活检的病例,例如位于四级或四级以下的支气管的病灶,ENB 的组织获得率可以高达 77%,同时具有创面较小,并发症较低的优势。ENB 对周围型肺病灶和纵隔淋巴结活检阳性率更高,并且可以避免X 线透视对人体的伤害。

5. 呼出气凝聚物检查　为无创筛查手段,由于肺癌病人呼出气中含有体内的代谢产物和气道内壁的细胞和组织,可能作为早期诊断的依据。目前采用最多的呼出气检查方法为质谱分析法。Poli 等发现肺癌、慢性阻塞性肺病、无症状吸烟者和正常人群的 13 种呼出气中挥发性有机物 VOC 存在较大差别。另有一项研究采用质子转移反应质谱分析(proton transfer reaction mass spectrometry, PTR-MS)比较 220 例肺癌病人和 441 名正常人群呼出气的挥发性有机化合物(volatile organic compounds, VOC)的特点。发现呼出气中肺癌的可能标志物是酒精、乙醛、酮和碳氢化合物。采用这些指标诊断肺癌的敏感性和特异性最高为 80%和 100%。此外,相对于质谱分析法,呼出气化学感应元件更易使用。然而必须指出,这些感应元件难以标准化和比较其优劣,尚需大规模多中心临床研究证实其有效性。

6. 分子生物学方法　运用分子生物学方法检测肺癌早期的基因及分子改变,使得肺癌的分子早期诊断成为可能。常用的检测技术包括 PCR、逆转录 PCR 及基因芯片技术,已应用于痰液、支气管肺泡灌洗液、支气管刷检标本、组织活检标本、外周血和骨髓标本的研究。肺癌分子学检查包括多种分子标志物,例如血清 *KRAS* 和 *p53* 突变,*p16*(*INK4A*)、*RASSF1A* 和 *NORE1A* 超甲基化,端粒酶活性、不均一核糖核蛋白(heterogeneous nuclear ribonucleoprotein, hnRNP)、微卫星异常、Pentraxin-3 等。有研究提出,*p53* 突变和 *p16* 超甲基化以及痰液中的 microRNAs 可能是有希望的痰液筛查指标,而痰液细胞烟草相关的 *HYAL2* 和 *FHIT* 基因缺失也可能会成为早期肺癌的筛查指标。但将这些检查应用于临床,为时尚早。

7. 循环肿瘤 DNA(circulating tumor DNA, ctDNA)　血浆 DNA 在 DNA 水平上代表了整个肿瘤基因组的特征,对于癌症的检测可以覆盖常见的肿瘤。除了发现高危人群肿瘤,还可用于术后病人肿瘤基因突变的实时动态监控,评估耐药性、监测治疗反应等。近年来,利用 ctDNA 液体活检来早期诊断癌症的研究成果也越来越显著,特别是 ctDNA 液体活检与甲基化检测全新组合。

以往通过血液检测筛选死亡癌细胞释放的 ctDNA 来实现癌症检测的目的,然而它往往不会告诉你肿瘤的具体内容。 最近研发的新技术表明,可将肿瘤 ctDNA 液体活检与甲基化检测组合,以 DNA 中甲基化的 CpG 岛作为特定的检测标签。甲基化 CpG 岛是指将甲基基团添加到 DNA 分子中的 CG 序列;并且身体中的每个组织可以通过其独特的 CpG 甲基化标签来鉴定。

这项技术不仅可以检测癌症,还能确定肿瘤在体内的生长位置,这种方法为癌症早期诊断提供了新方向,并且无须进行侵入性手术,如组织活检等。肿瘤 ctDNA 液体活检与甲基化检测的全新组合,会重新修改我们对"肿瘤早筛"这一概念的认识。这项研究在血液中发现了一条新的线索,既可以检测肿瘤细胞,还可以识别肿瘤细胞的位置。当肿瘤开始在身体

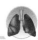

中生长时,它会与正常细胞竞争营养和空间,并在竞争过程杀死正常细胞。当正常细胞死亡时,它们会将 DNA 释放到血液中,这些 DNA 可用来识别受影响的组织。

最新的这篇 *Nature Genetics* 文章将血浆 DNA 液体活检与甲基化检测相结合,不仅能做到癌症的早期筛查,更能确定癌症的组织来源,更加支持了血浆 DNA 在癌症早筛领域中乐观的应用前景。

然而,ctDNA 应用于液体活检存在许多挑战,不同个体的 ctDNA 水平差异较大,对 ctDNA 的检测要求较高的灵敏度;检测标准、哪些 biomarker 可作为寻找的目标、罕见变异的临床意义等的界定还需大量临床信息的积累;测序的成本目前还较高;测序技术及结果解读上的一些细节也还在完善以避免误差的产生,这些都是 ctDNA 液体活检需要克服的难点。

ctDNA 癌症早期筛查的临床应用前景很明确。因其可以被定性、定量和追踪,并越来越被临床研究所支持,尤其对于一些不具有典型临床症状,诊断困难的肿瘤有着明显优势。另外,在个性化健康管理方面,人们可以根据自己的病史、家族史、生活工作习惯、居住地等情况在临床医师协助下制订肿瘤早筛体检方案。

8. 影像诊断机器人　很多研究证实可以应用支持向量机技术和深度学习软件进行肺癌影像学诊断,同时还可通过计算机辅助系统,协助术前判别病理类型的研究。在我们的研究中,回顾性入组了近 2 年在复旦大学附属中山医院因胸部 CT 提示肺结节接受胸外科手术治疗的病例 195 例,术后确诊的病理类型包括非典型腺瘤样增生(aypical adenomatous hyperplasia,AAH)、原位腺癌(adenocarcinoma *in situ*,AIS)、微浸润腺癌(minimally invasive adenocarcinoma,MIA)和浸润性腺癌(invasive adenocarcinoma,IAC)。我们提取了"肺结节影像特征"(图 3-1),通过从原始断层图像,到三维重建提取,再到密度分布的饼状图,以及向量特征的曲线图,可以发现不同早期肺腺癌的亚型之间,具有明显差异。研究结果表明在各个早期肺腺癌的亚型中,iPathology 系统诊断的准确性均超过了 85%,同时绘制的 ROC 曲线下面积都大于 0.95。然而后期我们还需要在更大规模的数据库和前瞻性的队列中来验证这套全新的系统。

将来还会有气管镜机器人协助肺结节的组织学诊断,将病理诊断提前到肺小结节阶段,加速推动早发现、早诊断和早治疗的二级预防工作。

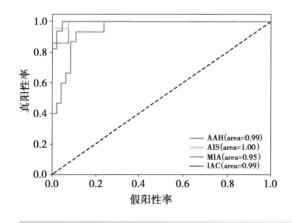
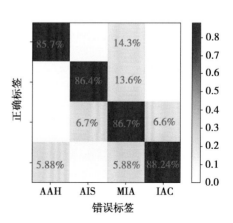

图 3-1　肺结节影像特征分析

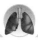

四、推广规范诊疗方案

有了顶层设计、行业指南和适宜的诊疗技术,还需要得以推广,才能真正惠众。为解决这一问题,中国肺癌防治联盟提出了"百千万工程"。即在全国范围内启动"百"家医院做中国肺癌防治联盟肺结节诊治分中心;在这百个分中心培养"千"名肺结节诊治名医;每年诊治十"万"例以上早期肺癌。每年可以使十万病人中 90% 生存 10 年以上,为病人和国家节省百亿医疗费用。

如何执行共识和指南和"百千万工程",特别是便于三级医院医师简便易行地执行? 这需要研发切实可行的技术平台。物联网医学技术具有感知、联网、信息挖掘和拓展功能,不但适合肺结节筛查、方便信息采集和储存,而且还有利于专家进行多学科会诊和随访跟踪诊治早期肺癌。物联网医学 5A 流程和智能影像诊断技术有利于"端口前移,早期干预"实施。该研究软件包为物联网智能诊断软件,可实施物联网肺结节精准医疗。融合在三级联动平台上,可缩小时间、空间、经验和资源四大差别,有利于解决肺结节诊断、鉴别诊断和肺癌早期诊断的问题。

目前在《中国肺结节诊治共识》中已经增加了物联网医学技术,建议有条件的医院可以考虑应用该技术协助早期诊断。此外,由中国肺癌防治联盟牵头的前瞻性、随机、对照多中心研究"物联网影像智能分析联合肿瘤标志物诊断早期肺癌的研究"已在年初正式启动。通过物联网技术辅助推广亚太指南和中国共识,产生了惠及众生的效果。

(白春学)

参 考 文 献

1. BW Stewart,P Kleihues. World Cancer Report 2003. Lyon:IARC Press,2003.
2. Chen W,Zheng R,Baade PD,et al. Cancer statistics in China,2015. CA Cancer J Clin,2016,66(2):115-132.
3. Bach PB,Mirkin JN,Oliver TK,et al. Benefits and harms of CT screening for lung cancer:a systematic review JAMA,2012,307(22):2418-2429.
4. Swensen SJ,Jett JR,Hartman TE,et al. CT screening for lung cancer:five-year prospective experience Radiology,2005,235(1):259-265.
5. Aberle DR,Adams AM,Berg CD,et al. Reduced lung-cancer mortality with low-dose computed tomographic screening. N Engl J Med,2011,365(5):395-409.
6. 中华医学会呼吸病学分会肺癌学组,中国肺癌防治联盟.原发性支气管肺癌早期诊断中国专家共识(草案).中华结核和呼吸杂志,2014,37(3):172-176.
7. 中华医学会呼吸病学分会肺癌学组,中国肺癌防治联盟专家组.肺部结节诊治中国专家共识.中华结核和呼吸杂志,2015,38(4):249-254.
8. Chunxue Bai,Chang-Min Choi,Chung Ming Chu,et al. Evaluation of pulmonary nodules:clinical practice consensus guidelines for Asia. Chest,2016,150(4):877-893.
9. Michael K Gould,Jessica Donington,William R Lynch,et al. Evaluation of Individuals With Pulmonary Nodules:When Is It Lung Cancer? Diagnosis and Management of Lung Cancer. 3rd ed. American College of Chest Physicians Evidence-Based Clinical Practice Guidelines. Chest,2013,143(5)(Suppl):e93S-e120S.
10. Haussinger K,Becker H,Stanzel F,et al. Autofluorescence bronchoscopy with white light bronchoscopy compared with white light bronchoscopy alone for the detection of precancerous lesions:a European randomised controlled multicentre trial. Thorax,2005,60(6):496-503.
11. Thiberville L,Moreno-Swirc S,Vercauteren T,et al. In vivo imaging of the bronchial wall microstructure using fibered confocal fluorescence microscopy. Am J Respir Crit Care Med,2007,175(1):22-31.
12. Neumann H,Fuchs FS,Vieth M,et al. Review article:in vivo imaging by endocytoscopy. Aliment Pharmacol

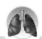

Ther,2011,33(11):1183-1193.

13. Shibuya K,Fujiwara T,Yasufuku K,et al. In vivo microscopic imaging of the bronchial mucosa using an endo-cytoscopy system. Lung Cancer,2011,72(2):184-190.

14. Anantham D,Feller-Kopman D,Shanmugham LN,et al. Electromagnetic navigation bronchoscopy-guided fiducial placement for robotic stereotactic radiosurgery of lung tumors:a feasibility study. Chest,2007,132(3):930-935.

15. Mahajan,AK,Patel S,Hogarth DK,et al. Electromagnetic navigational bronchoscopy:an effective and safe approach to diagnose peripheral lung lesions unreachable by conventional bronchoscopy in high-risk patients. J Bronchology Interv Pulmonol,2011,18(2):133-137.

16. Poli D,Carbognani P,Corradi M,et al. Exhaled volatile organic compounds in patients with non-small cell lung cancer:cross sectional and nested short-term follow-up study. Respir Res,2005,6(1):71-80.

17. Bajtarevic A,Ager C,Pienz M,et al. Noninvasive detection of lung cancer by analysis of exhaled breath. BMC Cancer,2009,9(1):348-363.

18. Diamandis EP,Goodglick L,Planque C,et al. Pentraxin-3 is a novel biomarker of lung carcinoma. Clin Cancer Res,2011,17(8):2395-2399.

19. Li R,Todd NW,Qiu Q,et al. Genetic deletions in sputum as diagnostic markers for early detection of stage I non-small cell lung cancer. Clin Cancer Res,2007,13(1):482-487.

20. S Guo,D Diep,N Plongthongkum,et al. Identification of methylation haplotype blocks aids in deconvolution of heterogeneous tissue samples and tumor tissue-of-origin mapping from plasma DNA. Nature Genetics,2017,49(4):635-644.

21. Yang DW,Zhu Y,Powell C,et al. Noninvasive CT-Based Image Biopsy System(iBiopsy)for Early Stage Lung Adenocarcinoma. Journal of Thoracic Oncology,2016,12(1):S290-S291.

22. 白春学.通过四个一,抓住中国肺结节诊治新契机.国际呼吸杂志,2016,36(8):561-562.

23. 物联网辅助肺结节评估中国专家组.物联网辅助肺结节评估中国专家共识.国际呼吸杂志,2017,37(8):561-568.

24. 周清华,范亚光,王颖,等.中国肺部结节分类、诊断与治疗指南(2016年版).中国肺癌杂志,2016,19(12):793-798.

第二节 中国肺结节诊断流程

早期发现、早期诊断和早期治疗是提高肺癌治疗有效率的唯一途径,而肺癌筛查是肺癌早期发现的重要方法。既往研究表明,肺癌低剂量CT(LDCT)筛查可较胸片筛查降低20%的肺癌死亡率,随着LDCT筛查的应用日益增多,临床也集聚了相当多的肺结节病人。筛查发现的结节如何分类和早期诊断,给病人什么样的建议和处理,关系到结节的正确定性及随后治疗的正确选择和预后。尽管各国的专业学会针对肺结节都有相应的评估指南,如美国胸科医师学会(ACCP)出版发表肺结节评估的临床实践指南在临床医师中有一定的认知度,但在我国临床实践中很少或很难践行。这是由于肺结节病人的许多特性与以下因素相关:种族、遗传特征、危险因素、良性疾病的患病率、恶性疾病的患病率、诊断技术的可及性和对于疾病的文化上认知差异。

为此,中华医学会呼吸病学分会肺癌学组及中国肺癌防治联盟专家组根据国内实际情况,并参考美国胸科医师学会肺癌指南(第3版)中"肺癌指南发展的方法学"和中华医学会呼吸病学分会肺癌学组和中国肺癌防治联盟专家组的《原发性支气管肺癌早期诊断中国专家共识》于2014年制定了《肺部结节诊治中国专家共识》,对提高我国肺癌筛查和早期诊断水平有着重要的推动作用。此外,国内其他专业学会亦从不同角度对肺结节的诊断与处理

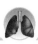

提出了推荐方案,如中国抗癌协会肺癌专业委员会 2009 年发表于《循证医学》的《孤立性肺结节的处理》;中华医学会放射学分会心胸学组在 2015 年发表于《中华放射学杂志》的《肺亚实性结节影像处理专家共识》以及周清华教授等发布于 2016 年《中国肺癌杂志》的《中国肺部结节分类、诊断与治疗指南(2016 年版)》。

对肺结节病人选择的首要诊断方法应达到尽可能明确诊断,又避免对一些不需治疗的良性疾病的病人进行侵入性检查这一目的。无论是良性还是恶性肺结节,在影像学(CT)上大致分类为实性和非实性结节。在实性结节中,判断恶性概率可根据以下因素:病人年龄、吸烟史、结节大小、边缘毛刺、咯血、有无钙化、恶性肿瘤病史、既往结核病史和其他良性肺部疾病史,正电子发射断层扫描(positron emission tomography,PET)中的摄取值。亚实性结节可进一步分为非实性(纯磨玻璃样)和部分实性(包含实性成分但磨玻璃成分大于 50%)两类。亚实性结节与炎症或多种类型的周围型肺腺癌相关,包括癌前的不典型腺瘤样增生、原位癌、多种腺癌亚型。亚实性结节尤其是纯磨玻璃影通常为惰性生长,一旦增大,需考虑恶性可能,并较少与吸烟史相关。根据“肺部结节诊治中国专家共识”,应对肺结节病人进行恶性肿瘤的概率评估、影像学检查、评估各种替代管理的相关风险,并征求病人的意愿进行评估和管理。

一、初始评估

推荐临床医师行肺结节诊断时首先按以下方法进行评估(表 3-1):

1. 临床信息　采集诊断和鉴别诊断相关信息,如病人年龄、职业、吸烟史、慢性肺部疾病史、个人和家族肿瘤史、治疗经过及转归,可为鉴别诊断提供重要参考意见。

2. 影像学方法　X 线胸片和/或胸部 CT 上见单个不明原因结节者,建议与病人的历史影像学资料对比。X 线胸片发现单个不明原因结节者,建议行胸部 CT 检查(结节处行薄层扫描),以便更好地描述结节特征。必须强调薄层高分辨率重建,甚至靶重建或靶扫描对可疑病灶的显示;随访时需要使用与前次扫描相似的成像条件。

3. 肿瘤标志物　目前尚无特异性肺癌标志物应用于临床诊断,但有条件者可酌情进行如下检查,作为肺结节鉴别诊断参考:

(1) 胃泌素释放肽前体(pro gastrin releasing peptide,Pro-GRP):可作为小细胞肺癌的诊断和鉴别诊断的首选标志物;

(2) 神经特异性烯醇化酶(neurone specific enolase,NSE):用于小细胞肺癌的诊断和治疗反应监测;

(3) 癌胚抗原(carcinoembryonic antigen,CEA):目前血清中 CEA 的检查主要用于判断肺癌预后以及对治疗过程的监测;

(4) 细胞角蛋白片段 19(cytokeratin fragment,CYFRA21-1):对非小细胞肺癌的诊断有一定参考意义;

(5) 鳞状细胞癌抗原(squarmous cell carcinoma antigen,SCC):对肺鳞状细胞癌疗效监测和预后判断有一定价值。

如果在随访阶段发现肿瘤标志物有进行性增高,需要排除早期肺癌。

4. 临床肺癌概率　尽管临床和影像学特征不能可靠地区分多数结节的良恶性,但在行影像学检查或活检之前评估临床恶性肿瘤的概率仍具有重要意义,有助于选择合适的后续检查方法和随访模式。

表 3-1　恶性肿瘤的概率评估

评估标准	恶性肿瘤的概率		
	低（<5%）	中等（5%~65%）	高（>65%）
临床特征 [a]	年轻、不吸烟、无恶性肿瘤史、结节小、边缘规则，和 / 或者非上叶	低概率和高概率特征的混合	年长、重度吸烟、有恶性肿瘤史、大结节、边缘不规则，和 / 或者位于上叶
FDG-PET 扫描结果	低至中度临床概率和低 FDG-PET 活性	弱或中度的 FDG-PET 扫描活性	SUV 值增高结节
非手术活检（支气管镜检或 TTNA）	明确良性病变	不能明确	可疑恶性肿瘤
CT 随访 [b]	完全或者趋向消散，结节进行性或持续缩小 [b]，或≥2 年无增长（实性结节），或≥3~5 年无增长（亚实性结节）	不适用	明确的增长证据

注：FDG：氟脱氧葡萄糖；TTNA：经胸针吸； [a] 恶性肿瘤的独立危险因素包括：高龄，现在或曾吸烟，发现肺结节 5 年前有胸外肿瘤史，结节直径较大，毛刺状边缘和位于上叶；老年，现在或曾吸烟，戒烟时间短，结节直径较大和血清 C 反应蛋白水平高，高血清癌胚抗原水平高，无钙化，毛刺征和 CT 扫描支气管征。光滑或分叶状边缘，形状不规则和固体衰减的组合情况下，阴性预测值为 86%； [b] 约 20% 肿瘤在随访期内的某些时间点体积会缩小

5. 其他　可酌情给予血 T-SPOT、G 试验（1,3-β-D 葡聚糖检测）、GM 试验（半乳糖甘露醇聚糖抗原检测）、隐球菌荚膜抗原检测等以帮助鉴别诊断。

二、随访与干预

完成初始评估后，临床医师可根据结节直径 >8mm、直径≤8mm 和不同密度结节（实性结节与非实性结节）给予不同的随访及干预措施。之所以将结节直径界限值定为 8mm，是因为≤8mm 者在短时间内发展为恶性肿瘤的可能性相对较小，或肿瘤倍增时间较长，目前较难用影像学技术进行精确评估，也很难进行非手术活检。

由于相当一部分结节不能定性，因此需通过随访观察才能确定或提出进一步的处理意见。关于随访时间，一些国外的学会针对肺实性结节及亚实性结节都给出了相应的随访意见。虽然其中随访时间是以循证医学为依据的，国际上证实这些随访时间有效、合理。但我国病人不易完全接受，主要是我国医疗环境特殊，病人紧张、焦虑现象普遍且严重。因此，在具体操作过程中可适当缩短随访周期，如果没有变化，再逐渐延长随访时间。

1. 评估直径 >8mm 实性结节（图 3-2、表 3-2）

2. 评估≤8mm 实性结节（图 3-3）

3. 评估非实性（纯磨玻璃）结节　非实性（纯磨玻璃）结节直径≤5mm 者：建议进一步适当评估。非实性（纯磨玻璃）结节直径 >5mm 者：建议每年行胸部 CT 检查，需注意的是：

（1）非实性结节的 CT 随访应对结节处采用薄层平扫技术。

（2）非实性结节增大或出现实性成分增加，通常预示为恶性转化，需要进一步评估和 / 或考虑切除。

（3）如果非实性结节直径 >10mm，病人不愿意接受或无法进行后续非手术活检和（或）

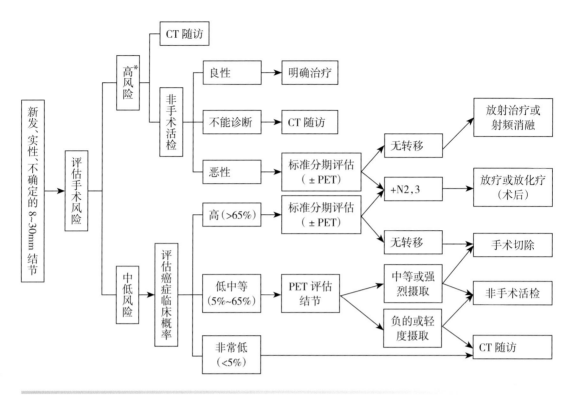

图 3-2　实性结节直径 8~30mm 病人的管理流程

流程中手术活检步骤如下：* 手术并发症风险高的人群中,推荐 CT 扫描随访(当临床恶性肿瘤的概率是低到中等)或非手术活检(当临床恶性肿瘤的概率是中到高度)

表 3-2　影响直径 >8~30mm 实性结节评估和处理的因素

影响因素	水平	CT 扫描随访	PET 影像	非手术活检	VATS 楔形切除
肺癌的临床概率	非常低(<5%)	++++	–	–	–
	低 ~ 中等	+	+++	++	+
	高(>65%)	–	±	++	++++
手术风险	低	++	++	++	+++
	高	++	+++	++	–
活检风险	低	–	++	+++	+++
	高	++	+++	–	+
高度疑似活动性感染或炎症		–	–	++++	++
价值观和意愿	欲望明确		+	+++	++++
	反对手术并发症风险	++++	+++	++	–
随访的依从性差		–	–	+++	++++

注:VATS:视频辅助胸腔镜手术;+:推荐倾向,+~++++ 为最低至最强;± 为采不采用均可;–:不推荐

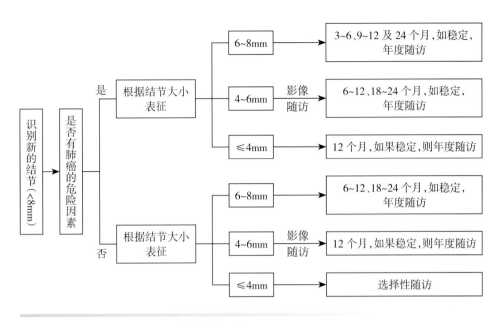

图 3-3 直径 <8mm 实性结节病人的管理流程

手术切除,则建议在其后 3 个月开始早期随访。

(4) 如果病人同时患有危及生命的合并症,而肺部结节考虑为低度恶性不会很快影响生存;或可能为惰性肺癌而无须即刻治疗者,则可以限定随访时间或减少随访频率。

4. 评估部分实性(>50% 磨玻璃)结节 单个部分实性结节直径≤8mm 者:建议在 3、12 和 24 个月进行 CT 监测,无变化者随后转为常规年度检查。监测中需要注意:

(1) 部分实性结节的 CT 随访检查应对结节处采用薄层平扫技术。

(2) 部分实性结节增大或实性成分增多,通常提示为恶性,需要进一步评估和 / 或考虑切除。

(3) 如果非实性结节直径 >10mm,且病人不愿意接受或无法进行后续非手术活检和 / 或手术切除,建议在 3 个月后开始早期随访。

(4) 如果病人同时患有危及生命的合并症,而肺部结节考虑为低度恶性不会很快影响生存,或可能为惰性肺癌而无须即刻治疗者,则可以限定随访时间或减少随访频率。

部分实性结节直径 >8mm 者:建议在 3 个月重复胸部 CT 检查,若结节持续存在,随后建议使用 PET、非手术活检和 / 或手术切除进一步评估。需注意的是:

(1) PET 不应该被用来描述实性成分≤8mm 的部分实性病灶。

(2) 非手术活检可用于确立诊断并结合放置定位线、植入放射性粒子或注射染料等技术帮助后续手术切除的定位。

(3) 非手术活检后仍不能明确诊断者,不能排除恶性肿瘤的可能性。

(4) 部分实性结节直径 >15mm 者可考虑进一步 PET 评估、非手术活检和 / 或手术切除。

5. 评估 1 个或多个额外的结节 结节评估中发现有 1 个占主导地位的结节和 / 或多个小结节者,建议单独评估每个结节,除非有组织病理学证实转移,否则不可否定根治性治疗。如何对具有 1 个以上肺部病灶的肺癌病人进行分类和采取最佳治疗是困难的,建议多学科讨论。

建议有条件的医院可以考虑应用物联网技术协助早期诊断。应用物联网医学三加二式肺结节鉴别诊断法发现以下参数发生变化时,需给予及时处理:

　　(1) 基线直径≤15mm 的结节,与基线相比直径增大 2mm。

　　(2) 基线直径 >15mm 的结节,与基线相比直径增大 15% 以上。

　　(3) 原纯磨玻璃影密度增加或其中出现实性成分,或原混杂密度结节中实性成分增多。

　　(4) 新出现肺部结节。

　　(5) 发现气管、支气管壁增厚、管腔狭窄,或管腔内结节者。肺结节病人参数发生上述变化时,可考虑支气管镜检查(含自荧光支气管镜检查、EBUS)或胸腔镜微创手术。

　　合理管理肺结节病人极具挑战性,唯有不断优化肺结节诊断流程让更多医务人员掌握肺结节的正确处理方案和程序,才能更好地提高早期肺癌预防、诊断、治疗水平。

(洪群英)

参 考 文 献

1. Michael K Gould, Jessica Donington, William R Lynch, et al. Evaluation of Individuals With Pulmonary Nodules: When Is It Lung Cancer? Diagnosis and Management of Lung Cancer. 3rd ed. American College of Chest Physicians Evidence-Based Clinical Practice Guidelines. Chest, 2013, 143 (5) (Suppl):e93S-e120S
2. 中华医学会呼吸病学分会肺癌学组,中国肺癌防治联盟.原发性支气管肺癌早期诊断中国专家共识(草案).中华结核和呼吸杂志,2014,37(3):172-176.
3. 中华医学会呼吸病学分会肺癌学组及中国肺癌防治联盟专家组.肺部结节诊治中国专家共识.中华结核和呼吸杂志,2015,38(4):249-254.
4. 中国抗癌协会肺癌专业委员会.孤立性肺结节的处理.循证医学,2009,9(4):243-246.
5. 中华医学会放射学分会心胸学组.肺亚实性结节影像处理专家共识.中华放射学杂志,2015,49(4):254-258.
6. 周清华,范亚光,王颖,等.中国肺部结节分类、诊断与治疗指南(2016 年版).中国肺癌杂志,2016,19(12):793-798.

第三节　亚洲肺结节诊断评估流程

一、为什么需要亚太指南

　　美国胸科医师学会(ACCP)肺结节评估的临床实践指南在亚洲国家的临床医师中有较高认知度,但很少实施。如果 ACCP 指南能根据当地的优势和挑战等背景,提出适合当地真实情景的推荐意见,使其本土化而确保指南的中肯和实施性,则意义更加重大。

　　亚洲人群肺癌的发病率增高,许多国家还在不断攀升,特别是在一些吸烟流行的国家发病率还在上升。此外,由于亚洲人群肺结核高发,提示我们即便是良性肺结节也需要一个明确的诊断,因为这涉及对公共卫生的影响。此外,虽然中国、韩国和日本均有本国指南,但是新加坡、印度和泰国还没有制定国家层面的临床指南。一项对亚洲地区临床医师的非正式调查表明,由于 ACCP 指南和亚洲医师临床实践存在诸多差异,急需要制定针对亚太地区的指南。

　　为此,亚洲呼吸科和胸外科医师组成多学科专家组,于 2014 年 8 月 23 日在中国香港召开了"亚太肺结节评估指南"修订会议。根据亚太实际情况,专家组综合亚洲和西方证据和经验,经过一年半修改,完善了适合亚太的肺结节评估指南,并于 2016 年 3 月在 *Chest* 杂志正式在线发表。指南根据结节类型分别进行讨论,包含对肺结节病人进行恶性肿瘤的概率估计、开展影像学检查、评估各种替代管理相关风险、征求病人的意愿以及应用远程医学技术进行评估和管理。

二、亚太肺结节评估流程解读

(一) 未定性结节

1. 定义 新发肺结节在确诊之前均被称之为未定性结节。

2. 评估流程与建议

(1) 胸部 X 线摄影中发现的孤立性未定性肺结节:需回顾分析既往的影像学检查。尽管专家小组注意到传统的 X 线胶片难以与现在的数字 X 线摄影技术相比,但也可以通过比较肺结节大小变化提供参考意见。

(2) 已稳定至少 2 年的未定性肺结节:是否需对其中有高危因素病人进行更长时间的年度低剂量 CT 随访,需个体化考虑。

尽管很少有证据支持对已明确稳定 2 年的实性肺结节病人进行更长时间的随访,然而对于肺癌高风险病人应根据本国指南和当地诊疗规范进行年度低剂量 CT 随访。

(3) 胸部 X 线摄影发现的孤立性未定性肺结节:需进行胸部低剂量 CT(LDCT),建议肺结节薄层扫描检查明确肺结节的特征并评估其恶性概率。

与 X 线相比,胸部 CT 扫描可以提供更多有关的肺结节位置、形状、边缘、密度等信息。专家组强调,薄层(≤1mm)的胸部 CT 可以更好地评价肺结节的形态特征。分析肿瘤体积可有助于检测肿瘤的生长(表 3-3)。

表 3-3 提示为恶性肿瘤的肺结节的 CT 影像学特征

指标	恶性结节的相关特征
生长速度	倍增时间 20~400 天(大部分的实性结节 <100 天);磨玻璃结节和亚实性结节生长速度可能较慢(>200 天);快速倍增提示感染性或炎性结节
位置	肺上叶是恶性肿瘤的常见部位,但由于亚洲肺结核高发,因此诊断意义下降
边缘	分叶和毛刺状边缘强烈提示恶性肿瘤;凹陷常见于有明显侵袭性的肺腺癌
空洞	恶性病变常表现为不规则空洞,厚壁 >15mm
大小	恶性肿瘤的概率随着结节大小而增加(结节 >2cm 更倾向于恶性,尽管较小结节不排除恶性可能)
钙化	点状的和偏心的(结节坏死的证据)钙化可能发生于恶性肿瘤上
其他特征	血管汇聚,扩张支气管进入结节

3. 评论 弥漫性、中央、分层和爆米花样钙化等影像学特征提示可能为良性。

(二) 孤立性直径 >8mm 的未定性实性结节(图 3-4)

1. 定义 孤立性直径 >8mm 的未定性实性结节指肺内圆形或类圆形密度增高影,病变密度足以掩盖其中走行的血管和气管影。

2. 评估流程与建议

(1) 直径 >8mm 的未定性孤立实性结节:病人应在有多学科团队的医学中心进行管理。该中心应需具备 PET/CT 扫描,良性疾病(如肺结核)的鉴别诊断检查技术,活检(外科手术

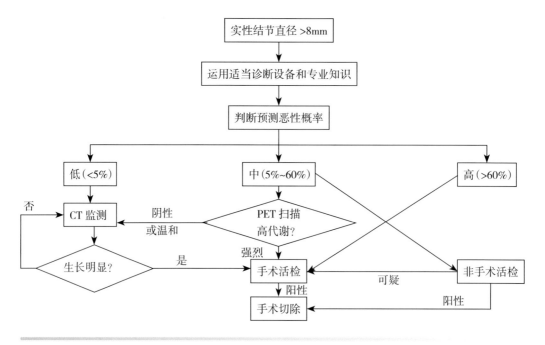

图3-4　孤立性直径 >8mm 的未定性实性结节

或微创)等诊断能力。

专家组提出这一新建议的目的是为适应多数亚洲国家在医疗条件、临床实践方面的巨大差异。此外,专家小组推荐由内科、放射科、外科和病理学专家组成的多学科团队制订个体化诊疗方案。

(2) 直径 >8mm 的未定性孤立实性结节:应该首先临床预测其恶性概率。如果可能,使用合适的区域验证模型进行定量评估。

在多数亚洲国家中,对恶性概率的初始评估通常是根据临床特征来判断的。在临床医师使用定量模型来评估恶性肿瘤的概率之前,需知晓这些模型尚未在亚洲人群中经过验证。为克服这些局限性,ACCP 指南推荐可以根据目标人群、易用性和适用范围来选择定量模型。专家小组建议,无论是基于临床判断或采用计算模型,临床医师必须给出建议,包括进一步的影像学研究、活检和 / 或手术切除的决策。

(3) 直径 >8mm 的未定性孤立实性结节:在下述情况时应进行系列低剂量 CT 随访:①临床恶性肿瘤的概率很低(<5%);②穿刺活检未确诊和 PET 显示为非高代谢病灶;③当充分告知病人存在疾病进展的潜在风险后,病人仍然倾向于选择非侵袭性的管理方法。

如何界定肺结节的"低概率"恶性度,取决于病人个体不同的地理和文化背景。亚洲人群的肺结节恶性概率通常高于西方人群。准确鉴别诊断一个看似良性的结节(即低恶性概率),有时可能比随访更有必要。其中需要注意的类似情况包括:①肺结核或其他需要特定治疗的感染;②使用大剂量免疫抑制剂(例如:移植)的病人可能需要更积极的诊断方法。

(4) 直径 >8mm 未定性孤立实性结节:对病人进行随访时,应在 3~6 个月,9~12 个月,18~24 个月进行薄层、非增强、低剂量 CT 扫描,此后是否每年随访,需根据临床判断和病人意愿决定。

在亚洲,考虑到高肺癌危险因素现状,以及多年稳定的肺结节发展为恶性肿瘤的有关报道,可根据临床判断和病人意愿延长(3年及以上)年度随访期限。但是,专家小组也承认这种方法缺乏证据并存在潜在的辐射风险。如结节逐步缩小或消失,则可停止随访。

(5)直径>8mm的未定性孤立实性结节:预测为中度(5%~60%)恶性概率者,可考虑功能显像,最好是PET/CT检查,以便在手术切除或持续的影像学随访前明确结节性质。

鉴于某些亚洲国家PET/CT的可及性和费用问题,对于临床恶性概率相对较低,而CT扫描的影像学特征又不能明确结节性质者(即临床预测概率和影像学特征之间不一致),应应用PET时需考虑成本-效益问题。PET扫描对于感染(如结核、真菌、寄生虫病)和缓慢生长的肿瘤(如原位腺癌)会出现假阳性和假阴性结果。因此,对于诊断其他病因导致的肺结节仍需活检。

(6)直径>8mm的未定性孤立实性结节:高度恶性概率(>60%)者,与明确结节性质相比,功能显像检查在术前预分期中具有更重要的地位。

当怀疑结节为高度恶性时,PET扫描具有术前疾病分期、排除转移的作用。

(7)直径>8mm的未定性孤立实性结节:专家小组建议以下情况行非手术活检:①临床预测恶性肿瘤概率为中度(5%~60%);②临床预测恶性肿瘤概率与影像学特征不一致;③疑诊为需特定治疗的良性疾病,如结核;④病人被充分告知后,仍希望在手术前明确恶性肿瘤的诊断,尤其是当手术的并发症风险高时。

亚洲国家中,基于当地专业水平,手术与非手术活检的方式有所不同。微创活检技术包括CT引导下经皮肺穿刺活检,经X线透视引导气管镜肺活检,经支气管内超声(带或不带引导鞘管)引导肺活检,电磁导航支气管镜(electromagnetic navigation bronchoscopy,ENB)和虚拟支气管镜导航。应根据影像学特征(大小、位置、与气道的关系)、发生并发症的潜在风险以及术者的熟练程度选择相应的活检方法。对于经支气管镜或经皮肺穿刺活检难以到达的中度恶性概率肺结节,如果非手术活检的阳性诊断率很低时,应考虑进行手术诊断。在结核病流行的地区,非手术活检有助于减少不必要的开胸手术。然而,专家组指出,初步诊断时如果只考虑感染或炎症性疾病,可能会导致误诊。因此,在治疗过程中需进行严密随访,如果病人治疗无效,应考虑进行二次诊断。

(8)直径>8mm的未定性孤立实性结节:中低手术风险病人,建议以下情况行手术诊断:①临床恶性肿瘤概率高(>60%);②有明确的系列影像学证据表明结节增长,提示为恶性肿瘤;③在PET/CT上显示结节为高代谢病灶;④非手术活检为可疑恶性肿瘤;⑤病人在被充分告知后,愿意接受手术以明确诊断。

手术活检不同于手术切除,后者目的为根治性切除所有恶性肿瘤(如解剖性肺叶切除)。手术切除和手术活检可同步进行,是评估和治疗肺结节的金标准。在术中需要冰冻切片,若病理证实为恶性肿瘤,随即行根治性切除术。在亚洲,良性肺结节如肺结核的发病率很高,在系列影像学检查中同样可以表现为进行性生长。但是,当怀疑有恶性可能时,手术切除仍然被认为是诊治肺结节的金标准。在手术建议前,临床医师需对病人的体力状况和手术适应性进行评估。首先推荐微创手术,如电视辅助胸腔镜手术以降低死亡率。

(9)直径>8mm的未定性孤立实性结节:若病人选择手术活检,专家组建议酌情考虑微创手术。

(10)直径>8mm的未定性孤立实性结节:在临床医师提出多个管理备选方案前,应表明倾向性建议,并酌情考虑病人及家属意见。

在很多亚洲国家,病人、家属和医师共同制订决策的模式与西方国家不同。考虑到国家或地区的文化背景区别,在决策过程中临床医师应该尊重病人本人意愿。此外,专家组指出,很多亚洲国家病人普遍期望临床医师可以提供多种选择,并按获益依次排序,从而协助病人作出决策。来自多学科团队的意见有助于形成和完善管理方案。

3. 评论　鉴于直径 >8mm 的未定性孤立实性结节有一部分是肺癌所致,此外可以获得病理诊断,建议推荐病人到有条件的医院找有经验的医师会诊,应用非手术活检技术或者手术活检尽早诊断,早治疗。

(三) 孤立性直径≤8mm 的实性结节(图 3-5)

1. 定义　孤立性直径≤8mm 的实性结节指肺内圆形或类圆形密度增高影,病变密度足以掩盖其中走行的血管和气管影。

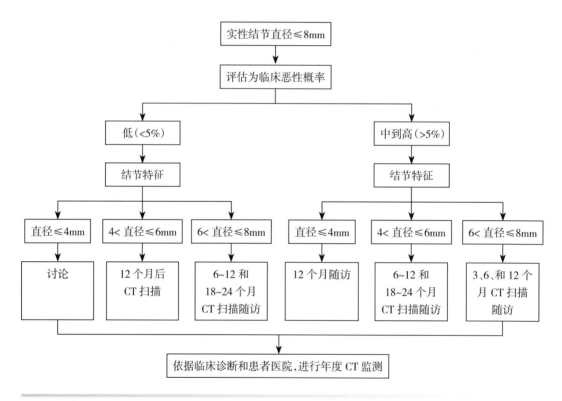

图 3-5　孤立性直径≤8mm 的实性结节

2. 评估流程与建议

(1) 孤立性实性结节直径≤8mm 且低肺癌危险因素者:可根据结节大小选择 LDCT 随访:①结节直径≤4mm,根据临床判断和病人意愿进行年度 CT 随访;②结节直径 >4mm,且≤6mm,每年 LDCT 重新评估,如果无变化,根据临床判断和病人意愿,进行年度常规随访;③结节直径 >6,且≤8mm,应分别在 6~12 个月和 18~24 个月进行 LDCT 重新评估,如果无变化,根据临床判断和病人意愿,进行年度常规随访。

我们应该重视直径≤8mm 的实性结节也有很低的恶性概率。此外,由于环境危险因素的不同,可能使 ACCP 指南中对高和低风险的划分在亚洲大部分地区中并不适用。因此,相对于 ACCP 指南的推荐而言,本专家组建议对亚洲国家肺小结节病人 CT 随访需要的时间更长(按临床判断和病人意愿,持续 3 年及以上),随访模式与 ACCP 指南中"高危"组类似,旨在检测结节有无变化,如有无增大或确认结节是否稳定。泰国有一项研究发现直径≤8mm 的结节中 TB 占很大比例,尤其表现为小结节(4.5~11mm),这强调了在亚洲地区要仔细考虑 非恶性病因。值得注意的是,由于直径≤8mm 的结节中代谢活跃的细胞数少,使 PET 扫描 在诊断该类结节中的应用价值受到很大限制。

(2) 存在中高危险因素的直径≤8mm 的孤立性实性结节:①建议根据结节大小进行 LDCT 随访;②结节直径≤4mm,在 12 个月时进行 LDCT 重新评估,此后根据临床判断和病 人意愿决定是否常规年度检查;③结节直径 >4mm,且≤6mm,在 6~12 个月随访,如果没有 变化,则在 18~24 个月再次随访,如果稳定,此后根据临床判断和病人意愿转为常规年度检 查;④结节直径 >6,且≤8mm,应分别在 3 个月,6 个月,12 个月进行低剂量 CT 重新评估,如 果稳定,此后根据临床判断和病人意愿转为常规年度检查。

与 ACCP 指南相比,本专家组建议对亚洲人群中具有高危因素的肺小结节病人进行长 期 CT 随访(3 年及以上)。尽管目前没有直接数据支持,但考虑到早期肺腺癌具有缓慢生长 的自然病程,故提出此建议。

3. 评论　直径≤5mm 的未定性孤立性实性结节可以在基层医院观察,直径 >5mm 的未定 性孤立性实性结节则应该到中国肺癌防治联盟建立的肺结节诊治分中心随访;直径按照上述 意见尽早诊断,早治疗。

(四) 孤立性非实性(纯磨玻璃)结节(图 3-6)

1. 定义　非实性(纯磨玻璃)结节为 CT 片上表现为局部密度增高影,该区域可见正常 实质组织,如血管影。

2. 评估流程与建议

(1) 直径≤5mm 的非实性(纯磨玻璃)结节:可根据临床判断和病人意愿进行年度 CT 随访。

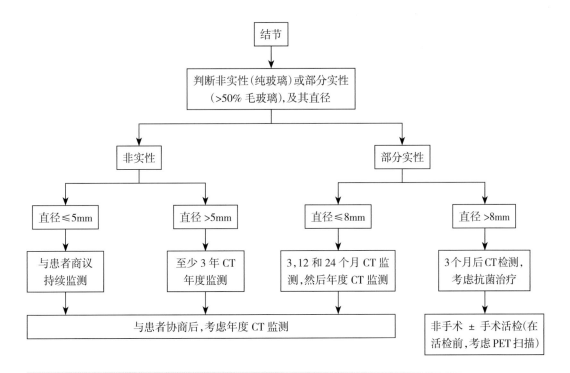

图 3-6　孤立性非实性(纯磨玻璃)结节

专家组指出,磨玻璃样结节仍然有癌前病变和恶变的可能,积极随访是必要的。良性磨玻璃样结节通常会随时间延长而逐步消失,再次证明随访是必要的。

(2)直径>5mm非实性(纯磨玻璃)结节:应每年CT随访至少持续3年,此后是否进行年度CT随访,可根据临床判断和病人意愿决定。

专家组普遍认同非实性结节在亚洲国家中的随访建议,但目前对长期随访仍没有充分证据。然而,基于早期腺癌惰性生长的特性,可考虑长期随访(即超过3年)。

3.评论　对于可取得活组织标本者,建议及早行非手术活检,以明确诊断。非典型腺瘤样增生是一种以磨玻璃样改变为特征的癌前病变,可在多年后才发生恶变。

(五)孤立性部分实性(混杂性)结节(图3-6)

1.定义　部分实性结节有实性成分,又有超过50%磨玻璃样表现。

2.评估流程与建议:

(1)直径≤8mm的孤立性部分实性结节:专家组建议在3、12和24个月进行LDCT随访,无变化者可根据临床判断和病人意愿进行其后的年度随访。如果在发现结节的同时,有症状或有细菌感染征象时,应考虑经验性抗菌治疗,但是应该注意经验性抗菌治疗有潜在的危害。

(2)直径>8mm孤立性部分实性结节:3个月时随访CT,适当考虑经验性抗菌治疗。如果结节持续存在,可考虑非手术活检和/或手术切除进一步评估,另选择PET扫描进行术前疾病分期。

专家组指出,在某些临床情况下,对>8mm的部分实性结节给予3个月后复查,有可能会延误诊断。对这部分病人,建议早期干预,可选择非手术活检或手术切除。但是需要根据各中心相关技术的可及性、是否适合手术和病人意愿而定。如果有条件,可选择PET扫描进行疾病分期。

3.评论　CT扫描图像中实性成分越多,提示侵袭性越强。在随访过程中,实性成分和血管越来越多,通常提示恶性度增加。

(六)一个或多个结节

1.定义　CT可以检测到病人有一个或多个结节。

2.评估流程与建议

(1)需分别评估每个结节的良、恶性。尽管PET较难鉴别直径≤8mm结节的性质,术前PET扫描仍有助于指导进一步评估。新技术,如ENB(电磁导航支气管镜),可以在一次检查操作中对多个较小的周边病灶进行活检和组织病理学评估。

(2)对有一个主导结节伴随一个或多个小结节,专家组建议进行单独评估,不轻易排除根治性治疗的可能,应酌情进行组织病理学检查以确认是否为转移灶。

3.评论　应首先排除转移性肺癌,其次考虑到多原发肺癌。

(七)远程医学在肺结节诊治中应用

除了运用多种诊断技术,远程医疗干预,包括视频、电话、卫生保健专业人员的网络链接,可推动肺结节的早期发现和及时干预。作为远程医疗中的一项特殊技术,远程放射和会诊有可能改善偏远地区的卫生保健服务并提升当地专业水平,当然必须以保护病人的个人数据、不损害病人的个人隐私为前提。

如有必要,具备网络医疗技术能力的医院应该考虑应用远程医疗协助早期诊断肺结节。远程医疗有自己的网络系统、信息挖掘和监控功能。这些功能不仅可以应用在对肺结节的管理和帮助信息的收集和存储,也可以协助多学科远程专家会诊和随访。

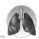

目前中国肺癌防治联盟正在通过百千万工程推广实施指南,并研究将电子医疗技术作为质量控制的工具,真正起到大医惠众生的效果。

三、亚太指南的不足

采用 *Evaluation of Pulmonary Nodules：Clinical Practice Consensus Guidelines for Asia*(《亚太肺结节评估指南》)修改《ACCP 肺结节评估指南》,使之适用于亚洲肺结节评价的临床实践,并回顾性总结了目前肺结节诊断技术(表 3-4)。鉴于 ACCP 指南中的大多数推荐意见适用于亚洲,所以需要修改的部分主要强调了本地区的肺癌高发病率,特别是非吸烟人群中的肺癌高发率,以及更高的肺部感染性疾病患病率。

表 3-4　回顾目前肺结节诊断技术

方法	描述	益处	风险 / 危害	诊断阳性率(敏感性)
影像学				
一系列的 CT 扫描(影像学随访)	通过重复的 CT 扫描随访来发现恶性增殖	非侵入性；	诊断阳性率差异较大； 辐射暴露； 诊断和治疗的耽搁	高变异性(病人之间和病人自身测量大小差异)
细胞学				
痰细胞学检查	检查痰液中是否有异常细胞或肿瘤标志物的存在	非侵入性； 花费低	诊断阳性率低,尤其是周围病灶	外周病变总体敏感性49%； 特异的肿瘤标志物(CEA、CA125、CA153)阳性率高
CT 引导下针吸细胞学检查	在 CT 引导下利用活检针以获取细胞学诊断所需的组织或细胞标本	相对较低的花费； 选择合适的病人有较高的阳性率	相对较高的并发症发生率,特别是气胸； 良性结果不排除恶性可能； 如果恶性,还需手术处理	灵敏度高(总体 >80%)； 较大的结节(>3cm)有更高的灵敏度和更精确的细胞学评估
非手术的活组织检查				
经胸针吸活检	在 CT 或荧光镜引导下,用自动化活检针获得组织学检查所需的组织	诊断阳性率高； 可提供分子检测	并发症发生率高,特别是气胸和出血； 良性结果不排除恶性可能； 如果恶性,还需手术处理	敏感性 >90%； 小结节(<1.5cm)诊断阳性率较低
常规支气管镜检查				
荧光镜指导下经支气管镜活检	可弯曲支气管镜	并发症发生率相对较低； 可以确定良性诊断	周围肺结节诊断率有限； 并发症； 如果恶性,还需手术处理	≤2cm 的肺结节敏感性 34%(>2cm 肺结节敏感性 63%)

续表

方法	描述	益处	风险／危害	诊断阳性率（敏感性）
先进支气管镜检查				
支气管内超声波检查法（EBUS）	用一次性导管可获得肺实质的360°超声图像,可进行活检和手术部位标记	与传统支气管镜相比可以提高肺结节靶向性;超声导航可以联合活检(TBB、TBNA、灌洗)提高诊断阳性率	花费和一次性物品(比如,导管)使用率相对较高;良性结果不排除恶性可能;如果恶性,还需手术处理	总体敏感性58.3~80(TBB);对于活检的<2cm肺结节敏感性54.5%(>2cm的肺结节敏感性66%)
电磁导航支气管镜(ENB)	利用磁场和传感器形成CT 3D图像用于定位;可以使用不同活检方法(TBB、TBNA)在同一个程序下活检一个或多个病灶	并发症发生率低		合并诊断阳性率65%~67%(涉及多种抽样方法的多个研究);肺结节≤2cm诊断率75.6%,>2cm诊断率89.6%(PET-CT和ROSE)
虚拟导航支气管镜(VNB)	从CT扫描中获取目标部位的计算机模拟图			合并诊断率72%不包括PPL(在大部分收录研究中经TBB活检法)
外科活检				
外科手术	胸腔镜下楔形切除术;开胸术和纵隔镜检查等手术	诊断率高;提供治疗肺结节的标准方法	并发症;短期肺功能恶化;良性结节接受不必要的手术	诊断率高(接近100%);对于肺结节较小位置较深,可能有问题;经无线电导航、亚甲蓝定位、经皮栓塞、超声、透视可提高诊断率

缩写:CA125:cancer antigen 125,癌抗原125;CA15-3:carbohydrate antigen 15-3,糖抗原15-3;CEA:carcinoembryonic antigen,癌胚抗原;CT:computed tomography,计算机断层扫描;EBUS:endobronchial ultrasound,支气管内超声波检查法;ENB:electromagnetic navigational bronchoscopy,电磁导航支气管镜;PET:positron emission tomography,正电子发射计算机断层扫描;PPL:peripheral pulmonary lesion,肺外周病灶;ROSE:rapid onsite cytopathologic evaluation,快速细胞病理学评估;TBB:transbronchial biopsy,气管活检;TBNA:transbronchial needle aspiration,经支气管针吸活检;TTNA:transthoracic needle aspiration,经胸穿刺;VAT:video-assisted thoracoscopy,电视辅助胸腔镜;VNB:virtual navigational bronchoscopy,虚拟导航支气管镜。

在执行《亚太肺结节评估指南》时,应该注意到几个关键不足之处。

（1）对 ACCP 指南做出的修改建议缺少发表的循证医学数据支持。专家组认同更新共识建议的重要性,但是更新共识需要以新证据和最终用户的反馈为基础。鉴于此,修改共识的过程中特别强调了现有证据之不足,并对未来研究领域提出了建议。

（2）不同国家和一个国家不同地区之间存在巨大差异,这使得提供可广泛应用于全亚洲的推荐意见存在困难。因此,强烈建议临床医师在把这些推荐意见应用于临床实践的同时,恰当地考虑到医疗资源的可及性、专业知识和其他客观条件。应该注意的是,当肺结节病人、亲友和初级保健医师都参与到肺结节决策小组中时,最终做出的决策可以完全不同。

(3)为便于执行本共识,专家组建议将今后所有的指南中需要分析的最小结节直径统一确定为4mm(而不是实性结节4mm和非实性结节5mm)。

(张晓菊　白春学)

<h2 style="text-align:center">参 考 文 献</h2>

1. 中华医学会呼吸病学分会肺癌学组,中国肺癌联盟专家组.原发性肺癌早期诊断中国专家共识(草案).中华结核呼吸杂志,2014,37(3):172-176.
2. 中华医学会呼吸病学分会肺癌学组 中国肺癌防治联盟.肺结节诊治中国专家共识.中华结核和呼吸杂志,2015,38(4):249-254.
3. 物联网辅助肺结节评估中国专家组.物联网辅助肺结节评估中国专家共识.国际呼吸杂志,2017,37(8):561-568.
4. Hong QY,Wu GM,Qian GS,et al. Prevention and management of Lung Cancer in China. Cancer,2015,121(Suppl17):3080-3088.
5. 白春学.通过四个一,抓住中国肺结节诊治新契机.国际呼吸杂志,2016,36(8):561-562.
6. Chunxue Bai,Chang-Min Choi,Chung Ming Chu,et al. Evaluation of pulmonary nodules:clinical practice consensus guidelines for Asia. Chest,2016,150(4):877-893.
7. Gould MK,Donington J,Lynch WR,et al. Evaluation of individuals with pulmonary nodules:when is it lung cancer? Diagnosis and Management of Lung Cancer. 3rd ed. American College of Chest Physicians Evidence-Based Clinical Practice Guidelines. Chest,2013,143(5 Suppl):e93S-e120S.
8. Naidich DP,Bankier AA,MacMahon H,et al. Recommendations for the management of subsolid pulmonary nodules detected at CT:a statement from the Fleischner Society. Radiology,2013,266(1):304-317.

第四节　中国肺结节诊治指南 2017 版解读及评论

为了与时俱进和适应分级诊疗的要求,中华医学会呼吸病学分会肺癌学组与中国肺癌防治联盟专家组在总结中国首个《肺部结节诊治中国专家共识》推行中遇到的问题和取得经验的基础上,参考多项国内外指南和《物联网辅助肺结节诊治中国专家共识》,修改原共识形成《肺结节诊治中国专家共识(2017 年版)》。笔者作为通讯作者和顶层设计者,深知其特色和限制,为此撰写"中国肺结节诊治指南 2017 版解读及评论",为推广执行和将来修改提供参考意见,以便在全国范围内更多地诊断早期肺癌(原位癌和ⅠA 期肺癌),达到早发现,早诊断,早治疗的二级预防的目的。

一、适合中国和发展中国家的创新内容

(一)肺结节定义和分类

1. **肺结节定义**　肺结节定义:影像学表现为直径≤3cm 的局灶性、类圆形、密度增高的实性或者亚实性阴影,可为孤立性或多发性,不伴肺不张、肺门肿大和胸腔积液。孤立性肺结节多无明显症状,为边界清楚、密度增高、直径≤3cm 且周围被含气肺组织包绕的软组织影。多发性肺结节则为优势肺结节伴有一个或多个小结节。

2. **分类**

(1)数量分类:单个病灶定为孤立性,2 个以及以上的病灶均定义为多发性。

（2）病灶大小分类：为便于分级诊疗，对肺结节病人进行精准管理，可根据结节直径将其分为微小结节（直径<5mm）、小结节（直径5~10mm）和肺结节（直径10~30mm）。微小结节可以在基层医院管理；小结节可以在有诊治经验的医院如中国肺癌防治联盟肺结节诊治分中心管理；≥10mm的肺结节则应该尽早诊断，及时治疗。

（3）密度分类：①实性肺结节（solid nodule）：肺内圆形或类圆形密度增高影，其密度足以掩盖其中走行的血管和气管影。②亚实性肺结节（subsolid nodule）：所有非实性肺结节均称为亚实性肺结节，其中磨玻璃病变指CT上边界清楚或不清楚的肺内密度增高影，但其密度不足以掩盖走行的血管和气管影。亚实性肺结节中包括纯磨玻璃结节（pure ground-class nodule，pGGN），纯磨玻璃密度和实性密度均有的混杂性结节（mixed ground-glass nodule，mGGN），也称部分实性结节（part solid nodule）。

（二）筛查人群和评估手段

1. 筛查人群　鉴于中国大气污染，吸烟和被动吸烟人群较多，以及肺癌发病年轻化现状，参考国内专家共识或指南，建议将我国肺癌高危人群定义为：①年龄≥40岁；②吸烟≥400年支（或20包年），或曾经吸烟，戒烟少于15年；③环境或高危职业暴露史（如石棉、铍、铀、氡等接触者）；④合并有慢性阻塞性肺病、弥漫性肺纤维化或既往有肺结核病史；⑤既往罹患恶性肿瘤或肺癌家族史。

2. 评估手段

（1）临床信息：采取病人年龄、职业、吸烟史、慢性肺部疾病史（如慢阻肺和肺结核、弥漫性肺纤维化）、个人和/或家族肿瘤史、治疗经过及转归，可为鉴别诊断提供重要参考意见。

（2）影像学方法：为提高鉴别诊断效果，建议设定CT检查参数和扫描范围为：①扫描参数：总辐射暴露剂量≤5mSv；kVp为120，mAs≤60；机架旋转速度≤0.5；探测器准直径≤1.5mm；扫描层厚1mm；扫描间距≤层厚（3D成像应用时需有50%重叠）；②扫描范围：从肺尖到肋膈角（包括全部肺），扫描采样时间≤10秒，呼吸时相为深吸气末，CT扫描探测器≥16排，不需要造影剂。

（3）肿瘤标志物：目前尚无特异性肺癌标志物，但为鉴别诊断目的，有条件者可酌情进行如下检查：①胃泌素释放肽前体（pro gastrin releasing peptide，Pro-GRP）：可作为小细胞肺癌的诊断和鉴别诊断的首选标志物；②神经特异性烯醇化酶（neurone specific enolase，NSE）：用于小细胞肺癌的诊断和治疗反应监测；③癌胚抗原（carcino-embryonic antigen，CEA）：目前血清中CEA的检查主要用于判断肺癌预后以及对治疗过程的监测；④细胞角蛋白片段19（cytokeratin fragment，CYFRA21-1）：对肺鳞癌诊断的敏感性、特异性有一定参考意义；⑤鳞状细胞癌抗原（squamous cell carcinoma antigen，SCC）：对肺鳞癌疗效监测和预后判断有一定价值。如果在随访阶段发现肿瘤标志物进行性增高，需要排除早期肺癌。

（4）功能显像：对于未定性直径>8mm的实性肺结节建议采用PET-CT区分良恶性。但对于pGGN及实性成分≤8mm肺结节的鉴别诊断意义有限。PET/CT原理是肿瘤细胞具有较高的葡萄糖摄取与代谢。在病人体内注射18氟标记的脱氧葡萄糖（^{18}F-fluorodeoxyglucose，^{18}F-FDG）后，再测量被结节摄取的^{18}F-FDG，恶性结节^{18}F-FDG摄取较多。近年来多项研究显示PET-CT区分恶性肺结节的敏感性在72%~94%之间。此外PET-CT还可为选择穿刺活检部位提供重要参考意见。动态增强CT扫描在良恶性肺结节的判断方面也有一定作用。在一项评估5~40mm非钙化肺肺结节良恶性的研究中，动态增强CT扫描显示增强>15HU，区分肺部良恶性病变的敏感度和特异性分别是98%和58%。

（5）非手术活检：

1）气管镜检查：①常规气管镜检查：包括气管镜直视下刷检、活检、或透视下经气管镜肺活检以及支气管灌洗获取细胞学和组织学诊断。②自荧光气管镜：为针对中央型肺癌的早期诊断方法，可利用良恶性细胞自发荧光特性的不同，计算机成像技术将各种组织显示为不同颜色，清楚地辨别可疑部位并指导活检，提高气管支气管黏膜恶变前病灶（不典型增生）或原位癌的检出率。③支气管内超声引导下活检术（endobronchial ultrasound transbronchial lung biopsy，EBUS-TBLB）：采用外周型超声探头观察外周肺病变，并行 EBUS-TBLB，可进一步提高活检阳性率。④虚拟导航气管镜（virtual bronchoscopic navigation，VBN）：应用薄层高分辨 CT 重建三维图像并规划路径，通过气管路径的动画提供完全视觉化引导到达活检区域。为此，常采用可活检的超细气管镜联合 VBN，在其引导下超细气管镜可进入到第 5~8 级支气管进行活检。⑤电磁导航气管镜（electromagnetic navigation bronchoscopy，ENB）：ENB 由电磁定位板、定位传感接头、工作通道、计算机软件系统与监视器等部件组成，其将物理学、信息学、放射学技术和气管镜技术相融合，可完成传统气管镜无法检测到的周围肺组织病变。EBUS 和 VBN 或 ENB 联合应用可提高对周围型肺部疾病的诊断率，对肺结节鉴别诊断有一定的应用前景。

2）经皮肺穿刺活检术（transthoracic needle biopsy，TTNB）：可以在 CT 或 B 超引导下进行，对周围型肺癌诊断的敏感性和特异性均较高。对病变靠近胸壁者，可在超声引导下针吸活检，病变不紧贴胸壁时，可在透视或 CT 引导下穿刺活检。

（6）手术活检：

1）胸腔镜检查：适用于非手术活检无法取得病理标本的肺结节，尤其是肺部微小结节病变行胸腔镜下病灶切明确诊断。

2）纵隔镜检查：作为确诊肺癌和评估淋巴结分期的有效方法，是目前临床评价肺癌纵隔淋巴结状态的金标准，可以弥补 EBUS 的不足。

（三）物联网技术辅助评估与管理

由于早期肺癌多直径较小，很难取得活组织标本明确病理诊断，为此基于临床信息和影像学特征的临床恶性概率评估对诊断早期肺癌就具有重要意义。但是，目前各医院和医师之间医学影像诊断和临床经验差别很大，为一种水平高低不一、手工业作坊式非同质化诊疗模式，造成部分医院和医师的早期肺癌延误诊断率较高，或者过度治疗率较高。为解决这些问题，急需要同质化的诊断和质控方法。物联网医学的出现为达到这一目的创造了新契机，利于改善偏远地区的卫生保健服务水平，有利于联合云中专家进行多学科会诊和随访，并利于质量控制。具备网络医疗技术能力的医院可应用远程医疗协助诊断肺结节，发挥信息挖掘和监控功能协助同质化管理，协助多学科专家会诊。

1. 采集信息 物联网医学技术可方便地采集和输入鉴别诊断相关信息，甚至可以直接将病情和病历等发送给其主治的专科医师，为鉴别诊断提供重要参考意见。

2. 信息深度挖掘 为提高肺结节鉴别诊断率，在 LDCT 检查时需描述肺结节所在部位（叶、段以及是否位于胸膜下）、大小（测量最长径，有条件单位可计算结节体积）、密度（实性/混合性/磨玻璃样）、钙化（有/无，中央/偏心，爆米花样/同心环型/分散点状）、形状（圆形/卵圆形/片状/不规则）、边缘（光滑/分叶/毛刺）。对于随访者，还需与历史影像学资料比较，若结节无明显变化，注明病灶稳定时间；若结节有变化，则注明目前结节数量、大小、密度等与基线相比的差异之处。

应用物联网医学三加二式肺结节鉴别诊断法发现以下参数发生变化时,需给予及时处理:

(1) 基线直径≤15mm 的结节,与基线相比直径增大 2mm。

(2) 基线直径 >15mm 的结节,与基线相比直径增大 15% 以上。

(3) 原纯磨玻璃影密度增加或其中出现实性成分,或原混杂密度结节中实性成分增多。

(4) 新出现肺部结节。

(5) 发现气管、支气管壁增厚、管腔狭窄,或管腔内结节者。肺结节病人参数发生上述变化时,可考虑气管镜检查(含自荧光气管镜检查、EBUS)或胸腔镜微创手术。

3. 协助管理 与常规管理比较,物联网技术辅助评估与管理具有以下优势:

(1) 深度挖掘,精细计算密度体积、详细评估周边和浸润、探查肿瘤内部结构、评估血管及其生长状态。

(2) 自动精确科学随访功能:对同一病人,自动匹配不同时间序列;自动配对相同部位病灶。

(3) 自动计算体积倍增时间。

应根据共识对肺结节病人进行恶性肿瘤的概率估计、影像学检查、评估各种替代管理的相关风险,并征求病人的意愿进行评估和管理。与中国肺癌防治联盟签约成立中国肺癌防治联盟肺结节诊治分中心,按照计划筛查管理,并且端口开放进行质控。此外,需明确分级诊疗的责任制:

(1) 基层医院:肺结节 <5mm 者在基层医院管理,或根据病人意愿管理;

(2) 肺结节分中心:肺结节≥5~10mm 未明确诊断者建议活组织检查或者转肺结节分中心管理。

(3) 肺癌联盟:肺结节 >10mm 肺结节分中心未明确诊断者可由联盟协助指导管理。

(四) 解读与评论

1. 肺结节定义和分类 本指南对肺结节进行了数量,大小和密度分类,是目前指南中较系统的分类。其中按病灶大小分类为肺结节,小结节和微小结节,目的是便于分级诊疗和精准管理,同时保证安全和医疗质量。例如:<5mm 的微小结节可以在基层医院管理;5~10mm 的小结节可以在有诊治经验的医院如中国肺癌防治联盟肺结节诊治分中心管理;≥10mm 的肺结节则应该尽早明确病因诊断,及时治疗。这是目前管理模式的创新,有助于分级诊疗和临床质量控制。其局限性是根据结节大小的分类法(微小结节,小结节和 10~30mm 肺结节)与肿瘤解剖范围评估和预后的关系尚不清楚,还应该有真实世界研究结果的大数据支持。

2. 筛查人群和评估手段 诸多因素可影响到肺癌筛查的社会经济效益,其中筛查人群的界定尤为重要。本指南较详细的定义了筛查人群的年龄,吸烟史,环境或高危职业暴露史,合并疾病等。其中与国外区别最大的是年龄的界定明显早于欧美,原因为:①亚洲的危险因素多,尤其是大气污染;②被动吸烟人群比例较高;③发病年轻化趋势。其局限性是缺少这方面的大数据支持,尤其是缺少大气污染和发病年轻化趋势的大样本研究结果。这需要将来根据相关危险因素设计真实世界研究,包括年龄、吸烟史、职业暴露和性别等,以及鉴别与死亡相关的原因,采用方法与筛查的社会和经济效益的研究。

3. 物联网技术辅助评估与管理 本指南继承了以往《肺结节诊治中国专家共识》和《亚太肺结节评估指南》的特色,进一步强调具备网络医疗技术能力的医院可应用远程医疗平台协助诊断肺结节。由于早期肺癌多在直径 1cm 之内,多很难取得活组织标本供病理诊断,所以目前的诊断主要依靠医学影像和临床医师的经验,形成水平高低不一的、手工业作坊式的诊断模式,无法得到同质化结果。致使部分医院和医师的早期肺癌延误诊断率较高,部分医院和医师的早期肺癌过度治疗率较高。而物联网医学的出现,有利于广泛开展从高危人群中筛查无症状的肺结节病人,对肺结节及时进行同质化精准诊断和合理有效的管理。

通过物联网技术协调一、二、三级医院在肺结节诊疗中的分工,有利于专家、基层医师和病人三级互动、高效精准地完成肺结节分级诊疗工作。尤其是与中国肺癌防治联盟签约成立的肺结节诊治分中心,可按照联盟要求同质化管理:①肺结节 <5mm 者在基层医院管理,或根据病人意愿管理;②肺结节 ≥5~10mm 未明确诊断者建议活组织检查或者转肺结节分中心管理;③肺结节 >10mm,肺结节分中心未明确诊断者可由联盟协助指导管理,并通过端口开放质控。

其局限性为目前大多数医院的医疗信息系统都与外界互联网隔绝,致使各医院数据和信息都存在于自己服务器上,形成“信息孤岛”。或者以病人隐私为理由,拒绝共享这些数据。为此很难发挥物联网在线监测、定位追溯、报警联动、指挥调度的功能;很难做到预案管理、远程维保、领导桌面和统计决策。以后随着国家政策的落实,有望逐步解决这些问题。

二、参考国际学会指南修改的内容

(一) 肺结节的影像学诊断要点和临床恶性概率评估

1. 肺结节的影像学诊断和鉴别诊断要点　可以从外观特征评估(或称“以貌取人”)和探查内涵(或称“注重内涵”)两个角度判断肺结节的良恶性。

(1)“外观”评估

1) 结节大小:随着肺结节体积增大其恶性度也随之增加,但还需密切结合形态及密度的改变。

2) 形态:大多数恶性肺结节形态为圆形或类圆形,而不规则形、多角形或出现扁平平直的边缘常常提示为良性病变。与恶性实性结节相比,恶性亚实性结节出现不规则形态的比例更高。

3) 结节边缘:恶性肺结节多呈分叶状,或有毛刺征(或称棘状突起),胸膜凹陷征及血管集束征的出现;良性肺结节多无分叶,边缘可有尖角,纤维条索,周围伴纤维条索、胸膜增厚等征象。

4) 结节 - 肺界面:恶性肺结节边缘多清楚但不光整,伴结节 - 肺界面毛糙或毛刺。炎性肺结节边缘多模糊,而良性非炎性肺结节边缘多清楚整齐甚至光整。与实性结节相比,GGN浸润性相对较低,病灶周围毛刺率相对较少。

然而,根据外观判断良恶性毕竟是“以貌取人”,尽管“分叶,毛刺,胸膜凹陷征”是恶性病灶的特点,但早期肺癌很少出现,所以需要下述的内部特征(注重内涵)探查协助鉴别诊断。

(2) 探查“内涵”:

1) 内部密度:密度均匀的纯毛玻璃结节(pure ground-glass nodule,pGGN),密度尤其是<5mm pGGN,常常提示不典型腺瘤样增生,密度不均匀的混杂性毛玻璃结节(mixed ground-glass nodule,mGGN),实性成分超过 50%,常提示恶性可能性大,预后差。 mGGN 恶性概率高。但有报道微浸润腺癌(minimally invasive adenocarcinoma,MIA)或浸润性腺癌也可表现为 pGGN;持续存在的 GGN 大多为恶性,或有向恶性发展的倾向。GGN 的平均 CT 值对鉴别诊断具有重要意义,密度高则恶性概率大,密度低则恶性概率低,当然也需要结合结节大小

及其形态的变化综合判断。

2）内部结构：具有空泡征、结节征、支气管充气征等征象的 GGN 常提示恶性概率大。如果细支气管被包埋且伴局部管壁增厚，或包埋的支气管管腔不规则，恶性可能性也大。

（3）功能显像：pGGN 和≤8mm 时一般不推荐功能显像，但对于未定性的直径 >8mm 的实性肺结节则首先推荐 PET-CT 扫描。增强 CT 扫描显示增强 >15HU，也提示恶性结节可能性大。

（4）精准随访：精确准时随访肺结节的外部结构和内涵，对肺结节的良恶性鉴别诊断具有重要意义。随访中需保证每次检查的扫描方案、参数、图像显示、重建和测量方法等前后一致，建议用软件协助阅读和比较。

在随访中肺结节有如下变化者，多考虑良性：①短期内病灶外貌变化明显，无分叶或出现极深度分叶，边缘变光整或变模糊；②密度均匀或变淡；③在密度没有增加的情况下病灶缩小或消失；④病灶迅速变大，倍增时间 <15 天；⑤实性结节病灶 2 年以上仍然稳定，但这一特征并不适用于 GGN，因原位腺癌（adenocarcinoma in situ，AIS）和微浸润腺癌（minimally invasive adenocarcinoma，MIA）阶段的 GGN 可以长期稳定。所以这里定义的长期指需要超过 2 年的更长时间，但究竟稳定时间多长提示良性，还需要更加深入的研究。

在随访中肺结节有以下变化时，多考虑为恶性：①直径增大倍增时间符合肿瘤生长规律；②病灶稳定或增加，并出现实性成分；③病灶稳定，但密度增高；④病灶缩小，但其中实性成分增加；⑤血管生成符合恶性肺结节规律；⑥出现分叶，毛刺和 / 或胸膜凹陷征。

（二）孤立性实性肺结节评估与处理原则

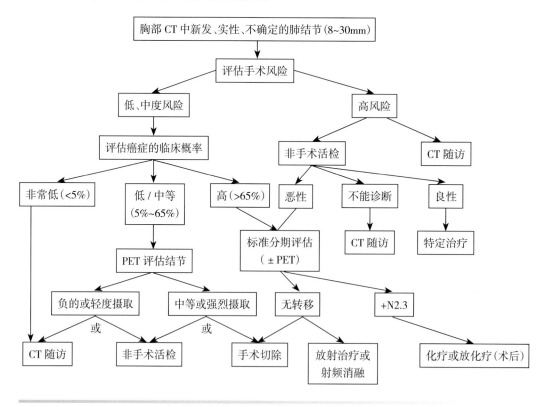

图 3-7   直径 8~30mm 实性肺结节的临床管理流程
+N2.3 为肺癌淋巴结分期

1. 8~30mm 肺结节　对直径为 8~30mm 的实性结节,根据《肺结节诊治中国专家共识 (2017 年版)》流程评估(图 3-7),同时考虑表 3-5 中相关的评估和处理因素。

表 3-5　影响直径 8~30mm 实性肺结节评估和处理的因素

影响因素	水平	CT 扫描随访	PET 影像	非手术活检	VATS 楔形切除
肺癌的临床概率	非常低(<5%)	++++	–	–	–
	低 ~ 中等	+	+++	++	+
	高(<65%)	–	±	++	++++
手术风险	低	++	++	++	+++
	高	++	+++	++	–
活检风险	低	–	++	+++	+++
	高	++	+++	–	+
高度疑似活动性感染或炎症		–	–	++++	++
价值观和意愿	愿望明确	–	+	+++	++++
	反对手术并发症风险	++++	+++	++	–
随访的依从性差		–	–	+++	++++

注:VATS:视频辅助胸腔镜手术;+:推荐倾向,+~++++ 为最低至最强;± 为采不采用均可;–:不推荐

流程中手术活检步骤如下:手术并发症风险高的人群中,推荐 CT 扫描随访(当临床恶性肿瘤的概率是低到中等)或非手术活检(当临床恶性肿瘤的概率是中到高度)。

(1) 不明原因孤立性结节直径 >8mm 者:建议通过定性使用临床判断和 / 或定量地使用验证模型评估恶性肿瘤的预测概率。

(2) 不明原因孤立性结节直径 >8mm,且恶性肿瘤的预测概率为低、中度(5%~65%)者:建议行功能成像,有条件者可考虑 PET/CT,以便更好地描述结节。

(3) 不明原因孤立性结节直径 >8mm,且恶性肿瘤的预测概率为高度(>65%)者:视情况决定是否使用功能成像描述结节。对于高度怀疑肿瘤者可直接考虑 PET/CT,因其可同时进行术前预分期。

(4) 不明原因孤立性结节直径 >8mm 者:建议讨论无法取得病理诊断的替代性管理策略的风险和益处,并根据病人对管理的意愿而决定。

(5) 不明原因孤立性结节直径 >8mm 者:建议在下列情况下采用定期 CT 扫描随访:①当临床恶性肿瘤的概率很低时(<5%);②当临床概率低(<30%~40%),且功能成像检测结果是阴性(PET 显示病变代谢不高,或动态增强 CT 扫描显示增强≤15HU);③当穿刺活检未确诊,或 PET 显示病灶代谢不高时;④当充分告知病人后,病人倾向选择非侵袭性管理方法时。随访直径 >8mm 的实性结节,可考虑应用低剂量 CT 平扫技术。

(6) 对不明原因孤立性结节直径 >8mm 者:进行 CT 随访时,建议在 3~6 个月、9~12 个月以及 18~24 个月进行薄层、低剂量 CT 扫描。需注意的是:①定期 CT 扫描结果应与以前所有的扫描结果对比,尤其是最初的 CT 扫描;②如果有条件,可行手动和(或)计算机辅助测量面积、体积和 / 或密度,以便早期发现病灶的变化。

(7) 不明原因孤立性结节直径 >8mm 者:定期影像学随访发现明确倾向的恶性肿瘤增长

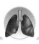

证据,若无特别禁忌,建议非手术活检和/或手术切除。

(8)不明原因孤立性结节直径>8mm者,建议伴有下列情况时非手术活检:①临床预测概率与影像学检查结果不一致;②恶性肿瘤概率为低、中度(10%~60%);③疑诊为结核或真菌感染等良性疾病;④病人希望在手术前证明是恶性肿瘤,尤其是当手术并发症风险高时。是否行非手术活检应基于:①结节大小、位置和相关气管的关系;②病人发生并发症的风险;③可行的技术及术者的熟练程度。

(9)不明原因孤立性结节直径>8mm伴下列情况者,建议手术诊断:①临床恶性肿瘤概率高(>65%);②PET/CT示结节强烈高代谢或其他功能成像明显阳性;③非手术活检可疑恶性肿瘤;④病人在被充分告知后,愿意接受手术诊断。

(10)不明原因孤立性结节直径>8mm者:选择手术检查时,建议胸腔镜诊断性亚肺叶切

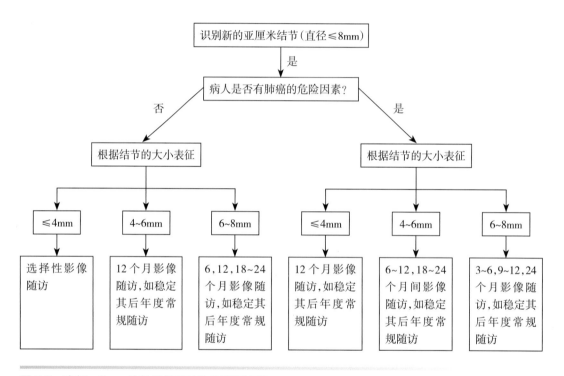

图 3-8 直径≤8mm 实性肺结节的临床管理流程

除术。对深部和难以准确定位的小结节,可考虑应用先进的定位技术或开胸手术。

2. ≤8mm 肺结节 可根据《肺结节诊治中国专家指南(2017 年版)》流程评估(图 3-8),对于≤8mm 实性结节应注意:

(1)孤立实性结节直径≤8mm 且无肺癌危险因素者,建议根据结节大小选择 CT 随访频率与持续时间:①结节直径≤4mm 者不需要进行随访,但应告知病人不随访的利弊;②结节直径 4~6mm 者应在 12 个月再评估,如无变化,其后转为常规年度随访;③结节直径 6~8mm 者应在 6 个月和 12 个月之间随访,如无变化,则在 18~24 个月之间再次随访,其后转为常规年度检查。需注意的是对于多个大小不等实性结节,应依照最大结节选择随访频率和持续时间;CT 检测实性结节≤8mm 时,建议使用低剂量 CT 平扫技术。

(2)存在一或多项肺癌危险因素的直径≤8mm 的孤立实性结节者,建议根据结节大小

选择 CT 随访频率和持续时间:①结节直径≤4mm 者应在 12 个月再评估,如无变化则转为常规年度检查;②结节直径 4~6mm 者应在 6~12 个月之间随访,如无变化,则在 18~24 个月之间再随访,其后转为常规年度随访;③结节直径 6~8mm 者应在最初的 3~6 个月之间随访,随后在 9~12 个月随访,如无变化,在 24 个月内再随访,其后转为常规年度检查。需注意的是:对于多个大小不等的实性结节,随访频率和持续时间应依照最大的结节进行;CT 检测实性结节≤8mm 时,建议使用低剂量 CT 平扫技术。

(三) 孤立性亚实性肺结节评估与处理原则

可参照《肺结节诊治中国专家指南(2017 年版)》列出的亚实性结节诊治方案和注意事项管理(表 3-6)。

表 3-6　亚实性肺结节的临床管理流程

结节类型	处理推荐方案	注意事项
孤立性纯磨玻璃结节		
≤5mm	6 个月影像随访,随后行胸部 CT 年度随访	1mm 连续薄层扫描确认为纯磨玻璃结节
>5mm	3 个月影像随访,如果无变化,则年度 / 常规随访	如直径 >10mm,需考虑非手术活检和 / 或手术切除
孤立性部分实性结节		
≤8mm	3、6、12 和 24 个月进行影像随访,无变化者随后转为常规年度检查	随访期间结节增大或实性成分增多,通常提示为恶性,需考虑手术切除
>8mm	3 个月影像随访。若结节持续存在,随后建议使用 PET、非手术活检和 / 或手术切除进一步评估	实性成分≤8mm 的混杂性病灶不推荐 PET-CT 评估

1. 评估 pGGN　以 5mm 大小为界进行 pGGN 分类观察:

(1) pGGN 直径≤5mm 者:建议在 3 个月随访胸部 CT,随后行胸部 CT 年度随访。

(2) pGGN 直径 >5mm 者:建议在 3 个月随访胸部 CT,随后行年度随访。如果直径超过 10mm,需考虑非手术活检和 / 或手术切除。需注意的是:①pGGN 的 CT 随访应对结节处采用薄层平扫技术;②如果结节增大(尤其是直径 >10mm),或出现实性成分增加,通常预示倾向恶性,需考虑非手术活检和 / 或考虑切除;③如果病人同时患危及生命的合并症,而肺部结节考虑为低度恶性不会很快影响生存;或可能为惰性肺癌而无须即刻治疗者,则可以限定随访时间或减少随访频率。

2. 评估 mGGN　对于 mGGN,除评估其病灶大小外,更应该重视其内部实性成分的比例。CT 扫描发现实性成分越多,提示侵袭性越强。

(1) 孤立混杂性结节直径≤8mm 者:建议在 3、6、12 和 24 个月进行 CT 随访,无变化者其后转为常规年度检查。随访中需注意:①混杂性结节的 CT 随访,应对结节处采用病灶薄层平扫技术;②混杂性结节增大或实性成分增多常提示为恶性,需考虑切除,而不是非手术活检;③混杂性结节直径 >10mm,且病人不愿意接受或无法进行非手术活检和 / 或手术切除,建议在 3 个月后随访;④如果病人同时患有危及生命的合并症,而肺部结节考虑为低度恶性不会很快影响生存,或可能为惰性肺癌而无须即刻治疗者,则可以限定随访时间或减少随访频率;⑤在发现结节同时有症状或有细菌感染征象时,可考虑经验性抗生

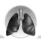

素治疗。

（2）混杂性结节直径 >8mm 者：建议 3 个月重复胸部 CT 检查，适当考虑经验性抗生素治疗。若结节持续存在，建议采用 PET、非手术活检和 / 或手术切除进一步评估。需注意的是：①PET 不应该被用来描述实性成分≤8mm 的混杂性病灶；②非手术活检可用于确立诊断，放置定位线，或注射染料等协助手术切除定位；③非手术活检后仍不能明确诊断者，不能排除恶性肿瘤的可能性；④混杂性结节直径 >15mm 者可考虑进一步 PET 评估、非手术活检和 / 或手术切除。

（四）多发性肺结节评估与处理原则

对于非孤立性多发性肺结节，应注意：

1. 评估中发现有 1 个占主导地位的结节和 / 或多个小结节者，建议单独评估每个结节。

2. 除非有组织病理学证实转移，否则不可否定根治性治疗。

3. 对于多发性 pGGN，至少 1 个病变直径 >5mm，但 <10mm，又没有特别突出的病灶，推荐首次检查 3 个月后再行 CT 随访；如无变化，其后至少 3 年内每年 1 次 CT 随访，其后也应随访，间隔期可适当放宽。如果发现病灶变化，应调整随访周期；如果结节增多、增大、增浓应缩短随访周期；或通过评估病灶部位、大小和肺功能情况，选择性局部切除变化明显的病灶；病灶减少、变淡或吸收则延长随访周期或终止随访。

4. 尽管 PET 较难鉴别直径≤8mm 结节的性质，但是 PET 扫描仍有助于诊断转移性肺癌，指导进一步评估。

5. 对有 1 个以上肺部病灶的肺癌病人进行分类和采取最佳治疗存在困难时，建议多学科讨论。

6. 可以考虑新技术，如 EBUS、ENB 在一次检查操作中对多个较小的周边病灶进行活检和组织病理学评估。

7. 一般认为 >10 个弥漫性结节，很可能伴有症状，可由胸外恶性肿瘤转移或活动性感染导致，原发性肺癌的可能性相对较小。但单一主要结节伴有一个或多个附带小结节的现象越来越普遍，需要进行仔细鉴别诊断。

（五）解读与评论

1. 肺结节的影像学诊断要点和临床恶性概率评估　尽管本指南建议临床医师通过定性使用临床判断和 / 或定量使用验证模型预测恶性肿瘤概率，但是也明确指出模型预测结果与临床医师判断结果的相关性较差。例如，ACCP 指南中位于"上叶的肺结节肿瘤概率大"，并不完全适合中国和大部分亚太国家和地区，因为上叶尖后段也是肺结核的好发部位。故建议应依据目标人群特点、易用性以及验证的程度来选择模型。

为克服上述问题，本指南中重点介绍了简单实用的肺结节影像学诊断和鉴别诊断要点，即可以从外观特征评估和探查内涵两个角度定性评估肺结节的良恶性。其中精确准时随访肺结节的外貌特征和内涵，对肺结节的鉴别诊断具有重要意义。随访中需保证每次检查的扫描方案、参数、图像显示、重建和测量方法等一致，并建议用软件协助阅读和比较。会克服局限性，提高精准评估水平。

其中局限性是目前尚没有量化标准评估外观特征和内涵，有待于我们物联网真实世界研究结果。

2. 孤立性实性肺结节评估与处理原则　在肺结节诊治中国专家共识的孤立性实性肺结节评估与处理原则中，将肺结节分为 8~30mm 与≤8mm 两大类，方便了鉴别诊断。对于

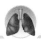

≤8mm 的肺结节,在分为有无危险因素后,又再分层为 6~8mm,6~4mm 和小于 4mm 三类,非常有利于 CT 定期随访和精准评估其良恶性。

在肺结节诊治中国专家共识中,也较详细地阐述了 CT 和 PET 的意义:①对于有无肺癌危险因素的直径≤8mm 单个实性结节,CT 是主要的随访和评估手段,可根据结节大小选择 CT 随访的频率与持续时间,建议使用低剂量 CT 平扫技术。②对于不明原因的孤立性结节直径 >8mm,且恶性肿瘤预测概率为高度(>65%)者,视情况决定是否使用功能显像进一步鉴别诊断。对于高度怀疑肿瘤者可直接考虑 PET/CT,因其可同时进行术前预分期。

对于 CT 和 PET 无法确诊者,强调动态随访,同时考虑病人意愿:①对不明原因孤立性结节直径 >8mm 者,需影像学定期随访,以便发现有无倾向恶性肿瘤增长的速度,若无特别禁忌,建议非手术活检和 / 或手术切除;②在随访和评估中病人意愿非常重要,在医师应告知指南推荐的管理方案,拟采取措施的各自利弊后,由病人自己作出最后选择。

局限性:①对 8mm 以上肺结节的诊断手段较多,较易得到病理诊断结果。但是,对于小于 8mm 肺结节的诊断手段较少,通常依靠影像学诊断;②验证模型评估恶性肿瘤的预测概率存在局限性,所以临床应用时应该结合外貌特征和内涵探查。有难度时,定期影像学随访有助于鉴别诊断;③目前的随访间期均是根据结节大小而定,但是由于不同病人于不同类型肺癌细胞的倍增时间,生长分数和瘤细胞的生成与凋亡不同,生长速度也不同,很难制订符合精准医疗的要求的统一随访间期。为此,要想克服其局限性,将来需要根据液体活检和影像组学的发展,一同提出精准的随访间期。

3. 孤立性亚实性肺结节评估与处理原则　与肺结节诊治中国专家共识相比,本指南与《亚太肺结节评估指南》一致,将非实性(纯磨玻璃)结节和部分实性结节包含在内,统称为亚实性结节。但是与亚太指南不同的是,将部分实性结节称为混杂性结节,而且去除其中 >50% 磨玻璃成分才为部分实性结节的界定。理由为:

(1) 纯磨玻璃与部分实性之间可能为同一肿瘤的发展过程,随着肿瘤的生长,密度会逐步增加,所以将其放在同一节讨论更合适。

(2) 精准评估磨玻璃成分有难度,特别是非同一家医院,非同一架设备,更难以精准比较系列 CT 显示的肺结节磨玻璃成分的百分比;所以取消 >50% 磨玻璃成分这一界定更加合适。

(3) 这有助于医师掌握肿瘤发展的动态过程,利于理解到随着肿瘤细胞的增多,密度会逐步增加,进而增加早期诊断意识。

(4) 以 5mm 大小为界对 pGGN 进行分类观察:①pGGN 直径≤5mm 者:建议在 3 个月随访胸部 CT,随后行胸部 CT 年度随访;②pGGN 直径 >5mm 者:建议在 3 个月随访胸部 CT,随后行年度随访。如果直径超过 10mm,需考虑非手术活检和 / 或手术切除。

局限之处是缺乏自动判断标准,无法做到同质化。

4. 多发性肺结节评估与处理原则　与肺结节诊治中国专家共识比较,本指南较详细地阐述了多发性肺结节评估与处理原则。虽然 PET 无法确定微小结节的性质,但是有助于判断多个结节良恶性,是否为转移性肺癌,并指导进一步的评估。对 1 个占主导地位的结节和 / 或多个小结节者,建议单独评估每个结节,不轻易否定根治性治疗。局限性主要是目前的诊断主要依靠活组织检查,而多个结节均作活做活组织检查的可行性很少,结果难以做到全面精准的评估。为克服这一问题,应该组织多学科会诊,会有助于提高多发性肺结节的诊治水平。

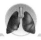

三、将来方向

我国肺癌发病率高,死亡率为所有肿瘤死因的首位,5 年存活率仅为 15.6%,造成严重社会和经济负担。虽然在肺结节时期发现的早期肺癌诊断后及时治疗十年生存率可近 90%。但是只有影像学可以发现肺结节,患病率高达 5000 万以上的肺结节中仅有 10% 左右为恶性,且很难通过活检明确病理诊断,为此急需要研发新技术。为此,需要完善顶层设计,做好学术引领,发展创新技术,放大惠众效应。

(1) 完善顶层设计:鉴于中国的高肺癌发病率和死亡率,需将完善目前"端口前移,重心下沉"的顶层设计,切实落到实处,产生显著的社会和经济效益。

(2) 做好学术引领:如要落实顶层设计,需要起到学术引领作用,并制定适合中国的分级诊疗模式的共识和指南,安全有效地诊断和鉴别诊断肺结节,并广泛推广和进行精准管理。

(3) 发展创新技术:通过研究肺结节诊治新技术中的生物标志物,ctDNA,人工智能影像诊断技术,以及物联网的感知,传输和智能处理功能,解决肺结节诊断的技术标准化,可靠技术普及化,人工智能处理技术同质化,将目前水平高低不一的手工业作坊式诊断模式,提高为现代化流水作业工程,进而产生相应的社会和精益效益。

(4) 放大惠众效应:通过已经建立的百千万工程和大医惠众生计划放大惠众效应。充分调动中国肺癌防治联盟在全国建立的 280 余家"中国肺癌防治联盟肺结节诊治分中心",培训的千名以上专家,发挥对肺结节诊治的规范化推动作用,在全国范围内达到早发现,早诊断和早治疗肺癌的二级预防目的。

(白春学)

参 考 文 献

1. 白春学 . 通过四个一,抓住中国肺结节诊治新契机 . 国际呼吸杂志,2016,36(8):561-562.
2. 中华医学会呼吸病学分会肺癌学组 . 中国肺癌防治联盟 . 肺结节诊治中国专家共识 . 中华结核和呼吸杂志,2015,38(04):249-254.
3. 中华医学会放射学分会心胸学组 . 肺亚实性结节影像处理专家共识 . 中华放射学杂志,2015,49(4):254-258.
4. 中国物联网辅助肺结节诊治专家组 . 物联网辅助肺结节诊治中国专家共识 . 国际呼吸杂志,2017,37(8):561-568.
5. 中华医学会放射学会心胸学组 . 低剂量螺旋 CT 肺癌筛查专家共识 . 中华放射性杂志,2015,49(5):328-335.
6. Hong QY,Wu GM,Qian GS,et al. Prevention and management of lung cancer in China. Cancer,2015,121(Suppl17):3080-3088.
7. Bai CX,Choi CM,Chu CM,et al. Evaluation of pulmonary nodules:clinical practice consensus guidelines for Asia. Chest,2016,150(4):877-893.
8. National Lung Screening Trial Research Team,Aberle DR,Adams AM,et al. Reduced lung-cancer mortality with low-dose computed tomographic screening. N Engl J Med,2011,365(5):395-409.
9. Chen W,Zheng R,Bade PD,et al. Cancer statistics in China,2015.CA Cancer J Clin,2016,66(2):115-132.
10. Gould MK,Donington J,Lynch WR,et al. Evaluation of individuals with pulmonary nodules:when is it lung cancer? Diagnosis and Management of Lung Cancer.3rd ed.American College of Chest Physicians Evidence-Based Clinical Practice Guidelines. Chest,2013,143(5 Suppl):e93S-e120S.
11. Naidich DP,Bankier AA,MacMahon H,et al. Recommendations for the management of subsolid pulmonary nodules detected at CT:a statement from the Fleischner Society. Radiology,2013,266(1):304-317.

12. Yang DW,Zhang Y,Hong QY,et al. Role of a Serum-Based Biomarker Panel in the Early Diagnosis of Lung Cancer for a Cohort of High-Risk Patients. Cancer,2015,121(Suppl17):3113-3121.

13. Chang B,Hwang JH,Choi YH,et al. Natural history of pure ground-glass opacity lung nodules detected by low-dose CT scan.Chest,2013,143(1):172-178.

14. Gould MK,Ananth L,Barnett PG. A clinical model to estimate the pretest probability of lung cancer in patients with solitary pulmonary nodules. Chest,2007,131(2):383-388.

15. Kates M,Swanson S,Wisnivesky JP. Survival following lobectomy and limited resection for the treatment of stage Ⅰ non-small cell lung cancer <= 1cm in size:a review of SEER data. Chest,2011,139(3):491-496.

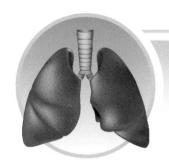

第四章

早期肺癌诊断技术

第一节　CT 肺癌筛查

中国肿瘤中心公布的中国肿瘤年发病人数为 429.16 万例(男 251.21 万例,女 177.95 万例),其中肺癌年发病人数为 73.33 万例(男 50.93 万例,女 22.40 万例),年病死人数为 61.02 万例(男 43.24 万例,女 17.78 万例),也均居中国肿瘤之首。由于诊断偏晚,我国肺癌 5 年存活率仅为 15.6%。要改善肺癌预后,急需要提高早期肺癌(这里将原位癌和 Ⅰa 期肺癌称为早期肺癌)诊断率。最佳策略为将诊断肺癌端口前移至诊断肺结节,通过 CT 筛查早发现,早诊断和早治疗肺癌,达到二级预防的效果。用CT 筛查早期肺癌与传统观点不同之处在于,要认识到诊断检查与干预之间的区别。诊断检查的目的在于获取信息,而检查本身对健康没有影响。检查目的旨在改变健康进程,达到目的即有效果。通过对比接受筛查的人群与未接受筛查人群之间肺癌死亡率的减少程度,从而评估肺癌早期筛查的性能与有效性。

一、历史

20 世纪 90 年代前,CT 检查只能在单次呼吸中获得胸部每个横截面的影像,成像不仅耗时,还会因每个影像吸气程度不同而导致其重合失调,从而遗漏肺部的潜在重要区域。其后,随着螺旋 CT 的临床应用,可以在单次呼吸中获得整个胸部影像,可发现许多小的肺结节,并且可发现肺结节中的早期肺癌。

康奈尔大学医学院的每周胸部肿瘤学例会,促成了始于 1991 年的多学科研究会议,邀请了包括流行病学家 Miettinen 和统计学家 Flehinger 在内的专家参与。Flehinger 负责分析美国国立卫生研究院(National Institutes of Health,NIH)资助的于 20 世纪 70 年代开始的 Sloan-Kettering 肺部项目,并同时参与了其他两项 NIH 资助肺癌筛查的随机化筛选试验的 Mayo 肺部项目和 Johns Hopkins 肺部项目。此后,Flehinger 博士及其同事根据这种筛查经验开发了一项肺癌数学模型,结果表明螺旋 CT 成像有希望实现肺癌早期诊断,从而提高其治愈率。

根据以往肺癌 CT 筛查研究与其设计中遇到的困难和争议,康奈尔研究组决定开发另一种方法,即"诊断 - 预后试验",以评估 CT 筛查肺癌的效果,旨在分别评估诊断和干预对于预后影响的差异。使用该方法,对 1000 名高危人群进行了筛查早期肺癌的研究(early lung cancer action program,ELCAP),并提供了基线和年度重复筛查的结果。这两项结果表明,CT成像技术相较于传统的胸部 X 线的巨大优势在于对微小肺癌的诊断,及阳性结果的确立,且阳性结果在基线筛查中较常见,而在重复筛查中并不常见。

　　1993 年开始,日本将 CT 检查加入到此前使用的胸部 X 线肺癌筛查实践中。1996 年一项始于长野县的研究,分别使用 CT 和 X 线胸片对受试者进行筛查。开始时对入组的 5483人(包括男性及女性)进行基线筛查,随后共进行了 8303 次年度重复筛查。在基线筛查的5483 例受试者中,279 例(5%)为可疑阳性,进一步检查后 23 例被确诊为肺癌。而在其后的8303 次重复筛查中,309 例受试者(4%)需要进一步检查,最后其中 37 例确诊为肺癌。在这60 例通过筛查检出的肺癌病人中,55 例(88%)分期为 I 期。这两项研究证实,与胸部 X 线相比,CT 对早期肺癌筛查更具优越性。由于这两项研究吸烟者和非吸烟者均可入组,因而受试对象肺癌的发病率远低于 ELCAP。

　　ELCAP 的研究报告引起了公众和专业领域对 CT 肺癌筛查临床实践的高度关注,使肺癌筛查成为公众的需求,以及医疗机构提供的常规检查项目之一。美国癌症协会重新将北美公共肺癌筛查政策列入讨论议程,并着手更新推荐内容。应肺癌筛查的需要,各项已经或尚未开展的肺癌筛查研究者也被邀请参加各项国际会议。在 1999 年 10 月召开的首个肺癌筛查国际会议中,确定了 CT 筛查进一步研究的迫切需要,探讨如何最大化发挥其防治肺癌的作用,并总结了相关进展。其中包括在受试者一次呼吸过程中完成 10mm 层厚的 CT 摄片,用电脑分析软件读片代替传统胶片读片等。同时开发影像分析技术来分析和分类 CT 发现的肺结节,以便将来将这些进展纳入阅片和管理过程中。

　　在 2000 年 2 月的第二次会议上,大家普遍认为 CT 筛查在防治肺癌方面是突破性进展,因此迫切需要科学评估其效益,以便向社会推广,同时明确鉴别诊断和长期随访也是需要进一步考虑的问题。在 2000 年 10 月的第三次会议上,倡议各国加入 CT 肺癌筛查项目,从而成立了国际 ELCAP(International early lung cancer action program,I-ELCAP)。ELCAP 具有共同原则,通用协议和管理系统,并汇总参与机构的数据。因此 I-ELCAP 的第一个任务就是制定肺癌筛查的规范,在 2001 年 4 月的第四次会议上讨论并通过和发表,每半年更新一次。在系列肺癌筛查会议的不断推动下,2004 年 4 月的第十次会议上,已经有超过 25 000 人次纳入筛查。

　　2001 年,国家癌症研究所成立肺癌进展评估小组,并确定了肺癌研究重点,包括创建多学科,多机构肺癌研究联盟;研发尼古丁成瘾治疗新方法;评估基于人口的烟草控制工作;促进早期诊断肺癌的 CT 评估,降低肺癌死亡率;阐明损伤,炎症和感染对肺癌发生的作用;设计、实施和研究肺癌治疗的"最佳实践";促进和鼓励多学科培训及临床护理。

　　2001 年 3 月,国家癌症研究所和美国癌症协会联合举办了早期肺癌筛查研讨会,旨在通过专家合力解决研究设计问题,提出传统的随机试验和非随机研究都需要解答早期肺癌筛查的关键问题。促使大家认识到,随机和非随机研究都是可取的,这些研究的数据汇总都具有价值,可作为清楚地解释所有研究中的证据。

　　2001 年欧盟早期肺癌筛查小组获得了欧盟资助,在这一合作和国际肺癌筛查会议的成功激励下,欧洲启动了不同的试验设计,并在欧盟早期肺癌筛查组,美国癌症协会和国家癌症研究所的支持下,举办了多次会议。会议表达了对这两种不同研究设计的支持,协调放射学、病理学和核医学科,制定肿瘤生物标志物方案、分析方法以研究基于汇总数据而不是依赖后期的荟萃分析。

虽然中国的 CT 肺癌筛查工作晚于欧美国家,但在 2012 年中国肺癌防治联盟成立后,明确提出肺癌早诊的顶层设计为"端口前移,重心下沉",即通过 CT 筛查肺结节达到肺癌早发现,早诊断,早治疗的二级预防目的。在中国肺癌防治联盟领导下,全国已有 260 余家医院参加了这一工作。

二、筛查方法

在当前肺癌 CT 筛查的研究和实践中,评估 CT 筛查有效性的研究方法主要为两种:①传统的"随机对照试验"法,即把 CT 筛查组与无筛查组或其他方法筛查组进行比较;②"诊断 - 预后试验"法,即评价不同诊断方法对于预后的影响。由于存在肺癌个体危险性的不同,这两种方法之间存在差异。

（一）"随机对照试验"法

在传统方法中,筛查癌症被认为是对无症状者单一诊断检查的应用,并且认为该检查应该降低癌症的死亡率。据此观点,诊断检查被认为是一种"干预",而它应该具有"有效性",即预防癌症导致的死亡。为了验证诊断检查降低死亡率的假设,进行随机试验研究。其中一个队列接受筛查,另一个队列不接受,经过几轮筛查和随访,比较两个队列的累计死亡率。如果与未筛查队列相比,接受筛查队列中的累计死亡率显著降低,则认为"干预"有效。这种评估筛查有效性的方法也被称为混合方法,因为它应用了评估竞争性干预措施的方法。在随机试验中,通常详细制定筛查方法,若受试者被诊断为肺癌,后续治疗仍然遵循常规治疗方案,而不是由筛查方案规定。

在 ELCAP 引人注目结果的推动下,美国开展了多项由国家资助的随机试验。从 2002 年底开始,美国全国肺癌筛查试验（National Lung Screening Trail,NLST）招募了 5 万多名受试者,并于 2004 年初完成入组。在该随机对照试验中,两个队列分别接受胸部 CT 和 X 线筛查,共进行 3 轮筛查和 5 年随访,目的是评估 CT 筛查 10 年后的获益或缺点。这项研究花费十分巨大,每年需要投入超过 2 亿美元。

2002 年法国启动了 DepiScan（Depistage par 扫描仪）的随机试验,入组的 1000 名男性和女性受试者被随机分为两组,分别接受低剂量 CT 和胸部 X 线筛查。该研究到 2004 年时扩大为 40 000 人参加的 GranDepiScan 试验,共进行 5 次筛选和 5 年随访。其研究设计是基于年份制定的,并在试验开始的 12 年之后进行总结。

2004 年,荷兰和比利时启动了 Nelson 随机试验,包括 10 000 名男性和女性,受试者被随机分入两个队列,均被要求戒烟,分别接受 CT 筛查或不接受筛查。受试者在第 1 年,第 2 年和第 4 年分别接受三次 CT 筛查,共随访 6 年。在 2005 年底之前可获得基线筛查的初始结果,在 10 年后获得试验的最终结果。

同样在 2004 年,意大利启动了 LDCT 肺癌筛查随机对照（ITALUNG_CT）项目,将筛查中心所在城市（托斯卡纳的佛罗伦萨,比萨和皮斯托亚）的 3000 名男性和女性纳入随机试验,2005 年又有在艾米利亚罗马涅地区的 1500 名男性和女性接受了入组登记。受试者被随机分成两个队列接受戒烟教育,分别接受 CT 筛查或常规体检。从 2001 年开始进行了 4 次筛查,之后的随访将持续 6 年,每轮筛查结束后统计分析结果。在受试者签署了相关知情同意书后,收集血液和痰液标本用于生物标志物的检查。该试验的研究者认识到,筛选方案及诊断流程需要从初步检查开始,并进行了相应调整,使其基本遵循IELCAP筛查方案的标准,并达成筛选方案和根据实际情况进行更新,研究负责人举行定期会议,以提高试验结束后汇集数据的可行性。

除在试验过程中的临时报告外,这些CT筛查随机试验要获得最终结果可能需要等至少十年。按照传统方法,这些随机试验中CT筛查是否获益将通过一项特定的假设检查来确定,该假设比较了整个筛查和随访期间两个队列的累计死亡率,通常延续至最后一次筛查结束几年后。这些试验通常需要招募大量受试者,可能需要数年时间完成登记入组,并因为筛查和随访时间均较长,也需要充裕的经费投入。

随着技术发展,用于评估CT筛查获益的长期随机试验中采用的最佳试验设计和管理方案可能存在部分问题,即在试验开始时设计的筛查方案在试验结束时已经过时不适用。在进行筛查的较长时间内,特别是在不接受筛查的队列中,受试者的依从性会降低。而且,在不同国家的医疗体系中,为了减少随机试验的成本和持续时间,筛查轮次通常会减少,这种做法会影响结果的准确性。此外,即使筛查轮次和时间大幅度减少,如NLST的筛查时间减少至3年,同时限制受试者人数,也需要至少10~12年才能提供最终结果。在设计随机试验时,由于检验的设定至关重要,因此在规划这些试验时必须做出切实的假设。尽管随机试验仍然被认为是制定公共卫生政策的"金标准",但此前的肺癌筛查试验结束之后依然引起很大的争议,大部分是由试验中过度诊断而引起,但在美国进行的筛查试验仍在继续进行。今天,越来越多的人认识到这些试验的局限性,并且提出用真实世界研究代替随机对照试验。

(二)"诊断-预后试验"法

受ELCAP的筛查结果影响,1999年秋季,美国纽约制订了NY-ELCAP筛查计划,使用与ELCAP相同的设计和入组标准,对全纽约高危人群进行基线和单次年度重复筛查,研究于2004年完成,试验结果与ELCAP一致。同时,I-ELCAP国际联盟也正在筹备成立中,该联盟涵盖世界各地的机构,截至2005年,已经招募了28 000多人次进行CT筛查。日本等国家也已陆续类似研究。

需要强调的是"诊断-预后"试验研究了筛选的两个组成部分,即诊断方案及其预后价值。筛查方案中的评估和诊断部分不需对照组,因为有关信息只能从接受检查的人群中获取,而早期诊断、早期干预的评估则可使用随机对照试验来比较不同的干预措施之间效果的差异,因为获得早期诊断和干预而减少的肺癌死亡率可与没有早期诊断和干预的病例死亡率对比计算得到。

"诊断-预后"试验认为,筛查最终是否有效取决于早期诊断推行的具体途径,这就需要筛查时采用针对肺癌的最合适方案。因此,I-ELCAP致力于选择当前早期诊断肺癌的最佳方案,并保持一定更新频率。筛查方案从低剂量CT开始,若结果为阳性,则遵循规范化的路径进行其他检查以决定最终是否确诊肺癌,且在筛查方案基本内容保持稳定的前提下,对细节进行完善修改。肺癌筛查方案的显著特征主要为基线筛查,随访复查中阳性结果定义,以及后续处理之间的差异。在随访复查中,重点集中于相较以前检查有所增大的肺结节。而相比之下,在基线筛查时CT影像中通常可见多个非钙化结节,并且由于缺乏以前的信息,阳性结果的定义较难界定。尤其是薄层CT的应用,使得更多小的结节易于在筛查中被发现,而结节增长的精准评估也是筛查方案中的一部分。肺癌的最终确诊还是依赖于可疑结节标本的组织活检或细胞学检查。鉴于病理学检查的关键作用,所以需制定单独的病理检查方

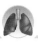

案来确保诊断的准确性和一致性,所有活检标本均需专门的病理学专家审查。

肺癌 CT 筛查可以提高肺结节的检出率,CT 上表现为很小的实性、混杂性或纯磨玻璃结节,而如何鉴别此类结节的良恶性及恶性结节的侵犯程度成为一个难点。因此,对于肺结节的预后而言,通过筛查来判断结节的性质以及决定后续处理流程显得尤为重要,是影响病人的死亡率的重要因素之一。

早期筛查结果是否有意义,可以通过病理学检查及结节生长速率的评估来验证,以及其后对未切除病变随访中,真正的肿瘤会扩散到淋巴结和其他器官。依据随访经验,在考虑到混杂因素的情况下,相较于未切除的病例,早期切除的病例由于扩散程度较轻,病人能够治愈的概率更大。最终,这一答案的论证是通过 Flehinger 和 Sobue 等学者对胸部 X 线筛查中的未切除和切除结节病例的死亡情况所进行的跟踪随访,以及在 SEER 登记资料数据中被证明为早期肺癌的数据分析而得到的。

"诊断 - 预后"方法一直存有争议,因为它区别于传统的随机试验,但由于它早期诊断和早期干预的效果是确切的,可以避免前延期和过度诊断的偏倚;并且可以鉴别过度诊断和其他原因引起的死亡,这与使用死亡率作为评价标准的随机试验方法截然不同。

在"诊断 - 预后"方法中,过度诊断率并非偏倚,而是通过未经治疗的肺癌病例的病死率计算出的重要参数。此外,仅仅计算总体的过度诊断率尚不够,还需对每种相关癌症亚型的过度诊断情况进行分别评估。在无论是否有干预及排除其他死亡原因的条件下,得出治愈率和死亡率,也需要分别计算每种相关癌症亚型的治愈率。在计算过程中,其他死亡原因也需要进行筛选和排除。

过度诊断率和治愈率需要大量病例的长期随访才能获得,而在此之前,可以对以前的研究数据进行分析初步估计。例如,根据胸部 X 线筛查结果分析,未经治疗肺癌的死亡率超过 90%,而早期筛查后手术切除肺癌病人病死率为 30% 以下,这意味着大约 10% 的病人可能被过度诊断,而肺癌的整体治愈率约为(90%~30%)/90%=67%。由于使用 X 线筛查仅能发现约 30% 的 I 期肺癌,因此尽管筛查频率高达每 4 个月一次,也只能达到约为 20%(30%×67%)的总治愈率。鉴于技术和知识的进步,诊断方案和治疗方式也不断得到更新。例如在具有更多筛选经验的机构中,即使没有确切科学评估的获益,也会采取一些治疗措施。"诊断 - 预后"方法允许对方案的每个组分进行单独评估,有可能给随机治疗试验提供科学证据。

"诊断性干预"方法的目标是评估筛查的适应证,以及该方案的诊断率和发病率,为确定适当的筛选方案和计算成本效益提供额外信息,同时兼顾其他可能存在死亡原因的风险。分析显示,除了一项理论研究外,肺癌 CT 筛查具有很高的成本效益,分析了每年筛查节省的总体成本,但理想情况下,成本效益的评估将在每个筛查的基础上单独进行。个性化的评估将根据个人风险指标估计个体的预期寿命及其他死亡原因的风险,从而确定合适的筛查轮次及可以预期延长寿命的时间。

"诊断 - 预后"方法的主要优点是,只要遵循同样的筛查方案,具有不同筛查适应证的研究数据和信息可以跨研究进行汇总与分析。此外,笔者认为"诊断性干预"方法的评估,仅仅以"该方案可诊断病例的诊断率和发病率,为确定适当的筛选方案和计算成本效益提供额外信息,同时兼顾其他可能存在死亡原因的风险"还远远不够,还需要考虑到获救病人的后期社会经济效益。这即是指获救病人的家庭与社会收益,其中包括为家庭创造的经济效益和为国家创造的税收,这是远远超过当前的成本效益计算所提供的信息。

三、筛查研究结果

可以根据以下几方面数据评价肺癌 CT 筛查方案的诊断性能：①初次 CT 检查结果的阳性率；②与其他诊断方法相比，基线和重复筛查的检出率；③可以实现早期诊断的程度。得出初步诊断后，再由其他预后指标进一步分类，主要根据细胞类型，而对于早期诊断，则基于 CT 所测得的肿瘤生长速率进行评估；④获救病人的后期社会经济效益，包括为家庭创造的经济效益和为国家创造的税收。

（一）CT 筛查的适应证

"诊断性干预"方法目的是根据相关危险因素评估筛查的适应证，如年龄、吸烟史、职业暴露和性别等，以及鉴别与死亡相关的原因，可通过该方案计算筛查的检出率。这一方法与筛查的成本效益直接相关。

现有的 CT 筛查研究结果表明，年龄越大，烟龄越长，肺癌发生率越高。此外，Henschke 和 Miettinen 等研究者发现，与非吸烟男性相比，非吸烟女性肺癌的风险高于同龄男性，而 Li 等也发现非吸烟妇女的肺癌发病率更高。

关于非吸烟者 CT 筛查的唯一数据是来自日本对 4251 名非吸烟者与 3596 名吸烟者的比较研究，令人惊讶地发现两组中肺癌的发生率相同（分别为 44/4251 与 35/3596），但由于年龄、吸烟史、职业暴露及性别等潜在混杂因素需要进行调整，例如大多数非吸烟者是女性（3310/4251=78%），而大多数吸烟者是男性（3347/3596=93%），这一结果还有待进一步分析和解释。

根据年度复查发现的肺癌预后分布情况，推荐对高风险人群进行年度筛查是合理的，但低风险人群可能不需要如此频繁的 CT 检查。Nawa 等人建议对非吸烟者进行单次 CT 基线筛查即可，而各风险组的最佳筛查频率则需要需要进一步研究确定。

（二）初次 CT 检查结果的阳性率

最初，ELCAP 筛查使用层厚为 10mm 的 CT 平扫，在基线筛查中，23% 的受试者检出 1~6 个非钙化结节。Diederich 和 Swensen 等人的研究采用相同诊断标准，但使用了更薄层的 CT 影像，得出分别为 43% 和 53% 的更高结节检出率。但他们发现大部分结节均直径较小，在两项研究中分别有 50% 的结节 <5mm 以及 89% 的结节 <7mm。对于这些基线筛查中发现的结节，Diederich 的研究中忽略了所有 <10mm 的结节，Swensen 的研究则忽略了所有 ≤4mm 的结节，从而造成了阳性结果的差异。Pasterino 等人的研究将基线筛查中大于 5mm 的结节定义为阳性，得出的阳性率为 6%，而在此前 Sone 的研究中，该比率为 5%。

对筛查结果进行回顾性分析，发现肺结节并非均为实性。这样的结节在早期肺癌的 CT 筛查中更为重要，但一开始并未引起足够的重视，被统称为磨玻璃结节（ground glass opacity，GGO）。但这样的表述不能反映其潜在的病理学意义，所以需要更为确切的表述方式，即实性结节、混杂性结节与纯磨玻璃结节。在 CT 影像中，实性结节为完全遮挡住其中肺实质的类圆形阴影，混杂性结节中部分成分为实性，而纯磨玻璃结节中则无任何实性成分。回顾 ELCAP 的研究结果，相对于实性结节而言，在 CT 的基线筛查中混杂性结节和纯磨玻璃结节的检出率更高，约为 20%，而最终被确诊为肺癌的病例中约有一半来自于这两种结节。由于技术进步，薄层 CT 的推广，混杂性结节和纯磨玻璃结节的检出率可能会进一步升高。

令人惊讶的是混杂性结节的恶性率明显高于单纯实性或单纯纯磨玻璃结节。同时，在肺癌的类型方面，混杂性结节和纯磨玻璃结节中的肺癌结节与实性结节相比，也有显著差

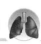

异。混杂性和非实性肺癌结节的病理类型多有腺癌与支气管肺泡癌的特征或是腺癌混合亚型;而实性肺癌结节则包括除外支气管肺泡癌特征的腺癌外其他的小细胞肺癌和非小细胞肺癌。Yang 等人研究中也发现了类似的结果,他们将高分辨 CT 所发现的结节分为四类:①单纯 GGO(即纯磨玻璃结节);②异质性结节(即混杂性结节);③中心实性的 GGO(即中心实性混杂性结节,且实性部分较大);④实性结节。他们的研究中,将发现的非实性肺癌结节定义为 Noguchi A 型,混杂性肺癌结节定义为 Noguchi B 型(两者均为非侵袭性,即 WHO 分类标准中的具有支气管肺泡特征的肺腺癌);将中心实性癌性 GGO 定义为 Noguchi C 型(即 WHO 分类标准中的侵袭性,肺腺癌混合亚型);将所有实性肺癌结节定义为 Noguchi D 型。Noguchi A-Noguchi F 型的分类是为肺腺癌而设置的,WHO 分类在前文中已叙述。

随着技术发展,CT 扫描层厚已经从 10mm 减小到 1mm 以下,使得越来越多的肺小结节被检出,因此需要更新 CT 筛查中阳性结果的定义。研究表明,对于初始基线 CT 筛查中发现的直径小于 5mm 的非钙化肺结节的后续处理在恶性肿瘤的诊断中无效,因而 I-ELCAP 中初始基线 CT 筛查的阳性结果的定义随之作出了相应修改。目前阳性标准的定义为:至少发现一个直径≥5mm 的实性或混杂性结节,和 / 或至少一个直径≥8mm 的纯磨玻璃结节,并且该结节需进一步的诊断和处理。当检出非钙化结节,但所有结节都太小而不能达到阳性标准时,称为"半阳性",要求在 1 年后复查 CT。使用新标准后,ELCAP 中初始 CT 筛查的阳性率为 12%(95%CI:11%~14%),而 NY-ELCAP 中阳性率为 14%(95%CI:14%~15%)。随着知识和技术的进步,CT 筛查阳性结果的标准将会不断更新,以便在基线筛查周期中可以诊断较小的恶性肿瘤。对于要求 CT 随访的病例,除初始 CT 筛查的阳性标准在随访全程保持不变外,任何非钙化结节一旦出现明显生长,无论其大小如何,均判定为阳性。结节生长的定义为结节内涵的变化,这取决于医师的测量水平,包括整个结节增大,或混杂性结节中的实性部分增多,或原有纯磨玻璃结节中出现实性成分。根据这一定义,ELCAP 中年度复查 CT 的阳性率为 6%(95%CI:5%~6%),而 NY-ELCAP 中阳性率也为 6%(95%CI:5%~16%)。

总之,通过适当调整 CT 基线筛查结果的阳性标准,可以显著减少不必要的后续处理。所有在首次 CT 筛查中为"半阳性"的受试者都需要参考第一次年度 CT 复查的结果。在复查中,结节出现生长的病例比例一直较少,随着知识和技术的发展,阳性标准应不断更新。

(三) CT 筛查诊断的意义

如上所述,有关 CT 筛查中的过度诊断和治愈率的初步估计,可以在当前可用的数据中获得。如目前广泛收集的研究结果所示,在 CT 所筛查出的肺癌中,I 期占据相当高的比例(约为 80%),因而治愈率最高可达 80%~90%,总体治愈率可达 64%。

关于肺癌 CT 筛查中过度诊断的问题,经过病理学专家组对大约 300 例基线筛查和年度复查中诊断为肺癌的病例进行的审查,确认所有的初始肺癌诊断均符合世卫组织的恶性肿瘤诊断标准。回顾最早分析在筛查中诊断的恶性肿瘤的生长率,发现在基线筛查时无侵袭或淋巴结转移表现的病人中约有 10% 左右的比例可能存在过度诊断的问题,这一结果与 Flehinger 和 Sobue 等研究发现相似,对于未施行手术切除的结节进行深入随访,有助于获取关于结节亚型的更多的信息。与之类似,Wang 等回顾分析了 Nagano 项目中 12 例肺癌(包括实性、混杂性及纯磨玻璃结节),发现它们的倍增时间为 54~132 天不等,因此是生长快速的肿瘤类型。

而在年度重复筛查中,出现过度诊断的概率则较低。其原因为年度复查中阳性结果的标准要求在初始的基线 CT 筛查中没有看到病灶,即肿瘤直径小于可见阈值(约 2mm),并且在 1 年后直径达到至少 3mm;而根据此前的研究结果所示,肿瘤倍增时间最长可为 300 天,而复查中诊断出的大于 3mm 的肿瘤则具有更短的倍增时间。

(四) 基于预后指标的诊断分类

使用 CT 筛查实现早期诊断的程度,取决于I期肺癌在筛查中的检出率。肺癌分期是最重要的指标,其次为检出结节的大小(表 4-1)。根据 Sone 的研究结果,在筛查出肺癌中I期肺癌占 88%;在 Sobue 和 Nawa 等研究中,这一数据与 ELCAP. 基本相同或稍高;Pasterino,Diederich 和 Swensen 等研究中,I期肺癌的所占比率略低,其原因可能为并未将基线筛查的阳性结果列入统计分析,或部分受试者在接受筛查时已经出现相关症状。

表 4-1　ELCAP 中所筛查出肺癌结节的术前肿瘤大小和分期

		基线筛查(n=79)	年度复查(n=29)
临时诊断	n	2	1
	%	3	3
	CI(%)[1]	0~9	0~18
筛查出肺癌结节的术前肿瘤大小(直径,mm)和分期			
<10	n	9	15
	%	11	52
10~19	n	50	11
	%	63	38
20~29	n	11	0
	%	14	0
30+	n	7	2
	%	9	7
I期	n	75	27
	%	95	93
	CI(%)[1]	88~99	77~99

注:[1] 百分率的 95% 可信区间

根据细胞病理类型对基线及年度重复筛查结果进行分类的结果参见表 4-2,其中病理类型为肺腺癌在基线筛查中分别为 82% 与 59%,所占比例高于每年重复筛查中所占比例。亚实性结节中仅发现肺腺癌,而实性结节中则包括所有病理类型的肺癌。

表 4-2　基线及年度复查中肿瘤细胞病理类型

细胞病理类型	纯磨玻璃结节(n)	混杂性结节(n)	实性结节(n)
腺癌	18	47	17
非小细胞	0	0	3
鳞癌	4	0	3
大细胞 / 神经内分泌	6	0	3
小细胞	4	0	2
其他	0	0	1
总计	32	47	29

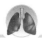

四、中国筛查建议

（一）做好顶层设计

上述研究表明,只有筛查才能提高早期肺癌诊断率,才有可能明显改善病人预后。但是,如何根据中国的实际情况筛查,仍然是个有待探索的过程。在国家和社会支持下,中国肺癌防治联盟和相关机构已经启动了不同的筛查工作。但是,还需进一步提高其创新性和实用性,特别是提高学术紧跟为学术引领,提高中国制造为中国智造。其中不仅仅需要考虑对哪些人筛查和如何筛查,还要考虑的是如果基于中国分级诊疗现状,将目前的水平高低不一的筛查模式,改变为国家甚至国际标准的同质化筛查模式,起到大医惠众生的效果。为了解决这一问题,中国肺癌防治联盟从三年前即开始了有计划的行动,提出"端口前移,重心下沉"的顶层设计,并以"一项共识,一项指南,一张网,一个工程"(以下简称"四个一")作为基础,落实精确、准时、共享和个体化的精准医学精神,做好了学术引领,科技创新和智能惠众的相应工作。

（二）启用新的研究方法

2016 年 12 月 25 日,美国国会公布了《21 世纪治愈法案(*21st Century Cures Act*)》的最终版本。从提出到一次次修改,历经两年多时间最终推出了这一推动美国未来 10 年或更长时间的生物医学创新研发、疾病治疗及大健康领域发展的法案。这一法案的公布意味着"真实世界研究取代传统临床试验",物联网医学到了发挥作用的时候了。因为真实世界研究(Real-World Study,以下简称 RWS)将是未来研究的趋势,相对随机对照试验(Randomized Controlled Trial,以下简称 RCT)而言,RWS 的研究范围更广,更具有代表性,能够真实地反映研究的情况。但是,如何保障其严谨性和科学性,这也成了必须解决的迫切问题。物联网医学的提出,为协助 RWS 克服其缺点恰逢其时,有利于达到真实世界证据(Real-World Evidence,以下简称 RWE)的要求。与常规 RCT 相比,物联网 RWS 和 RWE 有很多转变:①模式转变:可使专业临床试验中心联合所有联网临床试验单位,全面提高临床试验水平;②全时空:可实现任何时间任何地点实时在线的临床试验和管理;③全周期:可进行贯穿一生的临床试验,并可建立终身的临床试验档案传到云服务器中,供以后 RWS 和 RWE 参考应用;④个体化:针对不同人群提供个性化的临床试验和管理方案;⑤质量控制:可以自动控制临床试验质量。

（三）联网支持智能惠众

在应用物联网医学概念进行临床试验时,需要云计算设备与软件支持,形成中国肺癌防治联盟物联网肺结节诊治中心、研究者和受试者三级联动的实时互动交流模式,使受试者或肺结节诊治分中心用户端的监测数据经传感器和物联网实时上传至肺结节诊治中心并反馈处理意见。同时借助大规模数据存储,发挥海量信息深度加工和挖掘的功能,使管理更为精细、动态、智能。在全时空评价受试病人安全性同时,又科学地评价试验的有效性,充分满足 RWS 和 RWE 要求,将目前肺结节诊治发展成为更科学、安全和有效地评估肺结节的物联网辅助 RWS。

五、总结

目前 CT 筛查的所获得的结果均基于"诊断 - 预后"试验,结果表明:①通过适当定义阳性结果诊断标准,可将 CT 基线筛查的处理率限制在小于 15%,需要之后进行年度复查的比例不超过 6%;②应用 CT 筛查的诊断占所有诊断方法总数的 95% 以上;③超过 80% 的肺癌诊断分期为 I 期;④所有恶性肿瘤的诊断均需经病理专家病理检查验证,基于肿瘤增长率的评估显示约 10% 在基线筛查中诊断为肺癌的病例,基本均不能被复查诊断;⑤CT 筛查诊断肺癌的总体治愈率的初步分析结果表明,与常规体检的 10% 及胸部 X 线检查的 20% 相比,可以提高至 50%~60%;⑥物联网技术可以协助早期肺癌精准筛查,同时有利于发展物联网真实世界研究,为早期肺癌防治建立新的科学平台。这些试验将有助于开发新的评估方法,最终产生大医惠众生的效果。

(王宁舫 白春学)

参 考 文 献

1. 白春学 . 实用物联网医学 . 北京:人民卫生出版社,2014.

2. 中华医学会呼吸病学分会肺癌学组,中国肺癌防治联盟专家组 . 肺部结节诊治中国专家共识 . 中华结核和呼吸杂志,2015,38(4):249-254.

3. 物联网辅助肺结节评估中国专家组 . 物联网辅助肺结节评估中国专家共识 . 国际呼吸杂志,2017,37(8):561-568.

4. 白春学 . 通过四个一,抓住中国肺结节诊治新契机 . 国际呼吸杂志,2016,36(8):561-562.

5. Chen W,Zheng R,Baade PD,et al.Cancer statistics in China,2015.CA Cancer J Clin,2016,66(2):115-132.

6. Sherman R E,Anderson S A,Dal Pan G J,et al. Real-world evidence-What is it and what can it tell us? .The New England Journal of Medicine,2016,23(375):2294-2297.

7. Remy-Jardin M,Remy J,Giraud F,et al. Pulmonary nodules:detection with thicksection spiral CT versus conventional CT. Radiology,1993,187(2):513-520.

8. Melamed MR,Flehinger BJ,et al. Screening for early lung cancer. Results of the Memorial Sloan-Kettering study in New York. Chest,1984,86(1):44-53.

9. Tockman MS,Survival and mortality from lung cancer in a screened population. The John Hopkins Study. Chest,1986,89(4):324s-325s.

10. Henschke CI,Miettinen OS,Yankelevitz DF,et al. Radiographic screening for cancer proposed paradigm for requisite research. Clin Imag,1994,18(1):16-20.

11. Henschke CI,McCauley DI,Yankelevitz DF,et al. Early Lung Cancer Action Project:overall design and findings from baseline screening. Lancet,1999,354(9173):99-105.

12. Henschke CI,Naidich DP,Yankelevitz DF,et al. Early Lung Cancer Action Project:initial findings on repeat screenings. Cancer,2001,92(1):153-159.

13. Sone S,Takahima S,Li F,et al. Mass screening for lung cancer with mobile spiral computed tomography scanner. Lancet,1998,351(9111):1242-1245.

14. Sone S,Li F,Yang Z-G,et al. Results of three-year mass screening programme for lung cancer using mobile low-dose spiral computed tomography scanner. Br J Cancer,2001,84(1):25-32.

15. Midthun DE,Screening for lung cancer. Ann Intern Med 1990;111(3):232-237.

16. Diederich S,Wormanns D,Semik M,et al. Screening for early lung cancer with low-dose spiral CT:Prevalence in 817 asymptomatic smokers. Radiology,2002,222(3):773-781.

17. Henschke CI,Mccauley DI,Yankelevitz DF,et al. Early Lung Cancer Action Project:overall design and findings from baseline screening. Lancet,1999,354(9173):2474-2482.

18. Swensen SJ,Jett JR,Sloan JA,et al. Screening for lung cancer with low-dose spiral computed tomography. Am J Respir Crit Care Med,2002,29(4):508-513.

19. Bastarrika G,Garcia Velloso MJ,Lozano MD,et al. Early lung cancer detection using spiral CT and positron emission tomography(FDG:PET). Am J Respir Crit Care Med,2005,171(12):1378-1383.

20. Henschke CI,Yankelevitz DF,Mateescu I,et al. Neural networks for the analysis of small pulmonary nodules. Clin Imag,1997,21(6):390-399.

21. Reeves AP, Kostis WJ, Yankelevitz DF, et al. A web-based database system for multiinstitutional research studies on lung cancer. Radiologic Society of North America Scientific Session, November 27, 2001, Chicago, IL.

22. Henschke CI, Yankelevitz DF, Smith JP, et al. Screening for lung cancer: the early lung cancer action approach. Lung Cancer, 2002, 35(2): 143-148.

23. Miettinen OS, The modern scientific physician. 6. The useful property of a screening regimen. CMAJ, 2001, 165(9): 1219-1220.

24. Committee TT. Streptomycin treatment of pulmonary tuberculosis: A medical research council investigation. British Medical Journal, 1948, 2(4582): 769-782.

25. Henschke CI, Wisnivesky JP, Yankelevitz DF, et al. Small stage I cancers of the lung: genuineness and curability. Lung Cancer, 2003, 39(3): 327-330.

26. Wisnivesky JP, Yankelevitz DF, Henschke CI, The effect of tumor size on curability of stage I non-small-cell lung cancers. Chest, 2004, 126(3): 761-765.

27. Henschke CI, Yankelevitz DF, Naidich D, et al. CT screening for lung cancer: Suspiciousness of nodules according to size on baseline scans 1. Radiology, 2004, 231(1): 164-168.

28. Yankelevitz DF, Gupta R, Zhao B, et al. Small pulmonary nodules: evaluation with repeat CT preliminary experience. Radiology, 1999, 212(2): 561-566.

29. Wang J-C, Sone S, Feng L, et al. Rapidly growing small peripheral lung cancers detected by screening CT: correlation between radiological appearance and pathological features. Br J Radiology, 2000, 72(873): 930-937.

30. Kostis WJ, Reeves AP, Yankelevitz DF, et al. Three-dimensional segmentation and growth-rate estimation of small pulmonary nodules in helical CT images. IEEE Transaction on Medical Imaging, 2003, 22(10): 1259-1274.

31. Kostis WJ, Yankelevitz DF, Reeves AP, et al. Small pulmonary nodules: reproducibility of three-dimensional volumetric measurement and estimation of time to followup CT. Radiology, 2004, 231(2): 446-452.

32. Vazquez M, Flieder D, Travis W, et al. Early lung cancer action project pathology protocol. Lung Cancer, 2003, 39(2): 231-232.

33. Yankelevitz DF, Kostis WF, Henschke CI, et al. Overdiagnosis in chest radiographic screening for lung cancer: Frequency. Cancer, 2003, 97(5): 1271-1275.

34. Flehinger BJ, Kimmel M, Melamed MR, The effect of surgical treatment on survival from early lung cancer. Implications for screening. Chest, 1992, 101(4): 1013-1018.

35. Sobue T, Suzuki T, Matsuda M, et al. Survival for clinical stage I lung cancer not surgically treated. Comparison between screen-detected and symptom-detected cases. Cancer 1992; 69(3): 685-692.

36. Wisnivesky JP, Mushlin AI, Sicherman N, et al. The cost-effectiveness of low-dose CT screening for lung cancer: preliminary results of baseline screening. Chest, 2003, 124(2): 614-621.

37. Marshall D, Simpson KN, Earle CC, et al. Potential cost-effectiveness of one-time screening for lung cancer (LC) in a high risk cohort. Lung Cancer, 2001, 32(3): 227-236.

38. Marshall D, Simpson KN, Earle CC, et al. Economic decision analysis model of screening for lung cancer. Eur J Cancer, 2001, 37(14): 1759-1767.

39. Chirikos TN, Hazelton T, Tockman M, et al. Screening for lung cancer with CT: a preliminary cost-effectiveness analysis. Chest, 2002, 121(5): 1507-1514.

40. Mahadevia PJ, Fleisher LA, Frick KD, et al. Lung cancer screening with helical computed tomography in older adult smokers: a decision and cost-effectiveness analysis. JAMA, 2003, 289(3): 313-322.

41. Henschke CI, Yankelevitz DF, Smith JP, et al. CT screening for lung cancer: assessing a regimen's diagnostic performance. Clinical Imaging, 2004, 28(5): 317-321.

42. Pasterino U, Bellomi M, Landoni C, et al. Early lung-cancer detection with spiral CT and positron emission tomography in heavy smokers: 2-year results. Lancet, 2003, 362(9384): 593-597.

43. Li F, Sone S, Abe H, et al. Low-dose computed tomography screening for lung cancer in a general population: characteristics of cancer in non-smokers versus smokers. Acad Radiol, 2003, 10(9): 1013-1020.

44. Noguchi M,Moricawa A,Kawasaki M,et al. Small adenocarcinoma of the lung. Histologic characterisation and prognosis. Cancer,1995,75(12):2844-2852.

45. Sobue T,Moriyama N,Kaneko M,et al. Screening for lung cancer with low-dose helical computed tomography: anti-lung cancer association project. J Clin Oncol,2002,20(4):911-920.

46. Nawa T,Nakagawa T,Kusano S,et al. Lung cancer screening using low-dose spiral CT:Results of baseline and 1-year follow-up studies. Chest,2002,122(1):15-20.

47. Fontana RS,Sanderson DR,Woolner LB,et al. Screening for lung cancer:A critique of the Mayo Lung Project. Cancer,1991,67(S4):1155-1164.

48. Marcus PM,Bergstralh EJ,Fagerstrom RM,et al. Lung cancer mortality in the Mayo Lung Project:Impact of extended follow-up. J Natl Cancer Inst,2000,92(16):1308-1316.

49. Gorlova OY,Kimmel M,Henschke C. Modeling of long-term screening for lung cancer. Cancer,2001,92(6):1531-1540.

50. Dominioni L,Strauss GM. Consensus statement. International Conference on Prevention and Early Diagnosis of Lung Cancer,Varese,Italy. Cancer,2000,89(S11):2329-2330.

第二节　螺旋 CT 影像处理和计算机辅助诊断新方向

肺癌是一种隐匿性的疾病,大部分病人早期无任何特殊症状或体征,而当被确诊时往往已处于晚期,失去最佳治疗时机。发达国家从 20 世纪 50 年代即开始采用每年 X 光胸片和痰脱落细胞学检查来对其进行筛查,然而肺癌总体死亡率并无降低。近年来研究者将希望寄托于当今高分辨率、高敏感性的影像技术。

美国低剂量 CT(low-dose CT,LDCT)筛查长达 10 年的大样本研究(early lung cancer action program,ELCAP)证实 LDCT 年度筛查可发现 85% 的 I 期肺癌,接受手术切除的病人 10 年生存率为 92%。其后,美国国家癌症研究所又进行了一项大规模胸片和 LDCT 筛查对比随机对照研究(National Lung Screening Trial,NLST)。该研究将 53 454 位肺癌高危人群随机分为 LDCT 组和胸片组,结果表明肺癌发病率在 LDCT 组为 645/10 000,而在胸片组仅为 572/10 000。肺癌病死率在 LDCT 组为 247/10 000,在胸片组为 309/10 000。与胸片相比,LDCT 筛查肺癌降低了 20% 的病死率($P=0.004$),为后者筛查可降低肺癌病死率提供了有效证据,并得到美国国立综合癌症网络(National Comprehensive Cancer Network,NCCN)推荐。

要改善肺癌预后,急需要提高早期肺癌(这里将原位癌和 I A 期肺癌称为早期肺癌,下同)诊断率。最佳策略为将诊断肺癌端口前移至诊断肺结节,尽可能早地诊断和治疗早期肺癌。但是,尽管有了简单易行的诊断肺结节的 CT 诊断技术,却无法实现在广大医院推广。原因主要是目前水平高低不一的、手工业作坊式的诊断模式,主要依靠医学影像诊断和临床医师经验,无法做到同质化。结果造成部分医院和医师的早期肺癌延误诊断率较高,部分医院和医师的早期肺癌过度治疗率较高。

上述研究均表明普及筛查、提高早期肺癌诊断率,才有可能明显改善病人预后,应用 CT 筛查早期肺癌可以大幅度延长肺癌病人的生存时间。但是,如何应用这些方法精准地诊断早期肺癌,将目前水平高低不一的、手工业作坊式的诊断模式,改变成国际标准的科学诊断模式,在中国,甚至在全世界仍然是个有待解决的重大难题。其中主要难点有:早期诊断,特别是表现为肺结节(原位和 I A 期)的早期肺癌诊断,主要依靠医学影像诊断和临床医师经验。但是,目前存在很多科学问题:人工重建、归纳和分析、经验差别,耗时耗力且效果又不理想。此外还有时间、空间和资源等问题。解决这些问题,需要大数据依据。

所以,即使有了早诊技术,没有基于大数据管理的同质化早诊技术推广和质控方法,简单易行的同质化早期肺癌诊断技术也无法产生应有的社会和经济效益。

为了解决简单易行的同质化肺结节(早期肺癌)诊断问题,近年来早期肺癌诊断技术研究不断涌现。深度学习(deep learning)作为最为前沿的人工智能技术之一,在自然语言处理和图像理解等领域中取得了令人瞩目的进展。深度学习在本质上可以看作是对具有深层结构(deep architecture)的人工神经网络(artificial neural network)进行有效训练的方法。实践表明,深层网络具有优异的特征学习能力,能够很好地刻画数据的本质而无须人工对特征定义进行干预。

纵观国内外的医疗卫生政策和产业布局,大数据驱动的精准医疗势在必行。国家"3521"工程建立国家级、省级、地市级三级卫生信息平台,建设健康档案和电子病历 2 个基础数据库和 1 个专用网络。国家卫生健康委员会"基于'数字肺'的呼吸系统疾病评价体系与诊断标准研究"项目,旨在对呼吸系统影像学量化诊断做出开创性的探索。国外的研究机构和科技企业也已开始布局。美国的卡内基梅隆大学成立了机器学习与医疗研究中心,由著名机器学习专家邢波(Eric Xing)任主任。在机器学习顶级会议(International Conference On Machine Learning,ICML2015)上的圆桌讨论会上,Yan Lecun 等深度学习的领军人物预测医疗健康的应用将是该领域的下一个"大事件"。IBM 公司斥资数十亿美元先后收购多家医疗数据分析平台,配合旗下人工智能分析平台沃森来建立解读、分析和预测数据模型,目前已在癌症诊疗方案方面实行试点。此外,该领域的创业公司也不断涌现,比如谷歌旗下的DeepMind,美国的 Enlitic 和 Behold.ai,韩国的 Lunit 以及国内的医渡云等。

医疗大数据通常具有以下特征:①数据海量:医疗数据通常来自于拥有上百万人口和上百家医疗机构的区域,依照行业相关规定,病人的数据通常需要保留一定年限。随着电子病历系统的不断普及以及检查项目的日益增多,医疗数据的总量呈加速增长的趋势。②动态实时:医疗信息服务中会存在大量在线或实时数据分析处理的需求。例如:临床中的诊断和用药建议、对健康指标的实时跟踪预警等。③多源异质:医疗数据的存储形式众多,包括结构化数据、非(半)结构化文本、医疗影像等。针对医疗大数据的信息处理、融合与分析的挑战是从多模态表达中提炼统一的高层语义信息或病症。

从统计和计算的角度看,深度学习是目前最适合处理上述所提到的大数据的方法。它集中体现了当前机器学习的三个大趋势:用极多参数的模型降低模型偏差(model bias),用海量训练数据提升统计估计的准确度,用可扩展(scalable)的梯度下降算法求解大规模优化问题。传统机器学习往往被分解为几个不连贯的数据预处理步骤,比如人工抽取特征,这些步骤并非一致地优化某个整体的目标函数。而深度学习几乎是唯一的端到端机器学习系统,直接作用于原始数据,自动逐层进行特征学习,直接优化目标函数。下面分类别介绍相关的深度学习研究现状:

一、深度学习基本和扩展模型总体概述

粗略地深层网络可以分为生成式模型和判别式模型。生成式模型[自编码器(autoencoder)、深层玻尔兹曼机(deep boltzmann machine,DBM)、深层信念网络(deep belief network,DBN)、和与积网络(sum-product network)等等]常常用来表达数据的高阶相关性或数据的统计分布,而判别式模型[卷积神经网络(convolutional neural network,CNN)、递归神经网络(recurrent neural network,RNN)、深层凸网络(deep convex network,DCN)]则常用作进行数据的分类或

者刻画数据的后验分布。在以上若干模型的基础上,近年深度学习领域又针对不同应用出现了许多变种模型。

二、深度学习在物体检测、分割与识别等计算机视觉领域的现状

图像分类(image classification)和物体检测(object detection)是图像识别的两个核心问题,在信息检索、广告投放、用户分析、商品推荐等互联网应用中得到了广泛应用。前者主要对图像整体的语义内容进行类别判定,后者则定位图像中特定物体出现的区域并判定其类别。其中物体检测更加关注图像的局部区域和特定的物体类别集合,被视为更加具有挑战性的问题。传统图像分类算法中具代表性的是 Yang 等在 2009 年提出的采用稀疏编码(sparse coding)表征图像、通过大规模数据训练支持向量机(support vector machine)进行图像分类的方法。这类方法在 2010 年和 2011 年的 ImageNet 图像分类竞赛中取得了最好成绩,其主要缺陷在于稀疏编码和分类模型是在不同目标函数的监督下分开训练得到的。变革发生于 2012 年,Hinton 等人采用卷积神经网络(convolutional neural network,CNN)将 ImageNet 图像 Top5 分类识别错误率从之前的 25% 降低至 19%。对于物体检测和语义分割方面当前最主要的方法是 R-CNN 及其变种。R-CNN 的基本思路是先从图像中产生一些可能对应于物体的候选区域,然后基于 CNN 特征设计一个分类器来判别每一个候选区域是否确实对应于物体以及是什么物体。2014 年国际计算机视觉检测竞赛的冠军属于此类,正确率只有 40% 左右。

三、深度学习针对医疗大数据领域的研究现状

随着深度学习技术的不断发展和积累,这项前沿人工智能技术也开始被应用于处理医疗大数据。Kim 等人设计了一个双层堆叠的卷积独立子空间网络[two-layer stacked convolutional Independent Subspace Analysis(ISA)network]用来做 7T 磁共振图像的海马体分割,较传统手工设计特征的方法而言取得更优的结果。Zhang 等人利用深度卷积神经网络学习 T1、T2 和 FA 磁共振图像,进而完成对幼儿脑组织图像的分割。Suk 等人提出使用多模态深度波尔兹曼受限机(multi-modal DBM)从磁共振图像(magnetic resonance,MR)和正电子断层扫描图像(PET)中学习统一特征表达,来进行阿尔茨海默病及早期认知功能损伤的诊断。Liao 等人也使用深度神经网络来完成磁共振图像中前列腺组织的分割,取得了较好的实验结果。Pham 等人提出面向医学预测(个性化医疗)的端到端深度动态记忆神经网络 DeepCare,该网络以长短时记忆神经网络(long short term memory,LSTM)模型为基础通过对电子病历的处理分析,对病人的健康状况进行预警并给出诊疗建议。Lipton 等人也使用了 LSTM 模型来分析重症监护室 ICU 中病人的电子病历动态时序信息,从而对病患进行辅助诊断。

四、影像组学研究背景

"影像组学"(Radiomics)由荷兰学者 Lambin P 于 2012 年首先提出,并由 Kumar V 等学者进行补充定义。影像组学是指从大量临床 CT、PET 和 MRI 等影像数据中自动提取和分析高代表性的定量影像特征,从而对病例数据进行病变诊断和预测等工作。Lambin P 认为实体癌在空间与时间上都是异质的,这使基于有创活检的分子学检测方法受到限制,但恰给医学影像学为无创检测肿瘤内的异质性提供了条件和方法。影像组学通过挖掘影像特征数据对组织特性进行判断,预测组织对治疗的反应和病人的预后。甚至大量精细的定量特征可

以用于基因异质性的分析。Moffitt 癌症中心的 Robert Gillies 教授领衔研发了一个 Radiomics 软件,以肺癌和头颈肿瘤病人 CT 扫描图像生成的 400 种定量特征的分析数据作为基础,如形状和实质特征等,有可能显著提高区分良性结节与恶性结节的辨别能力。在对 NLST 数据库进行的研究中,该方法预测病人得癌症的准确度可达到 79%。构建符合我国国情的结合自动化图像分析的筛查计划基础架构平台,纳入尽可能多的肺癌筛查人数对肺癌早期诊断非常重要。同时,有效的大数据平台对预测模型的建立提供资源保障。在此大量有效数据平台的基础上,前述的深度学习分析模型为特征提取与分析提供了可行的科学分析方法。

五、基于大数据的同质化肺结节诊断的影像组学研究

利用以卷积神经网络为基础的深度学习方法对肺部结节检测、定位、分割以及量化分析,研究基于大数据的同质化肺结节诊断的影像组学研究。虽然目前有学者开始利用深度学习来解决医学图像处理问题,但是仍属于起步阶段。目前对于肺结节病灶的诊断,多数采用传统形态学观测和阅片者的主观经验进行诊断,有较大主观性,阅片医师的差异也较大(水平高低不一的,手工业作坊式的诊疗模式)。我们希望以深度学习中卷积神经网络(convolutional neural network,CNN)为基础,综合利用二维和三维 CNN 模型,对肺部 CT 图像进行全面的时空关系建模,设计适用于高分辨肺部 CT 数据特点的网络结构模型和参数训练优化策略,对影像中肺部微小结节进行检测、定位、分割以及识别分析,改变成简便易行,达到国际标准的同质化科学诊断模式。

首先,我们的研究采用深度学习中的卷积神经网络作为基础模型来实现对肺结节良恶性的自动判别。此类模型可以较好刻画图像局部邻近区域的关联性,在物体检测、分割和识别等众多计算机视觉任务里都取得了非常好的效果。在前期工作中,我们探索了三维卷积神经网络的设计与实现(图 4-1)。在超过一千例肺部 CT 数据上进行的结节良恶性判别实验中,三维模型与四人专家小组对比准确率达 87.4%,受试者工作特征(receiver operating characteristic,ROC)曲线下方面积(area under the curve,AUC)达 0.947,准确率高于二维模型,且均超出此前业界顶尖水准(图 4-2)。

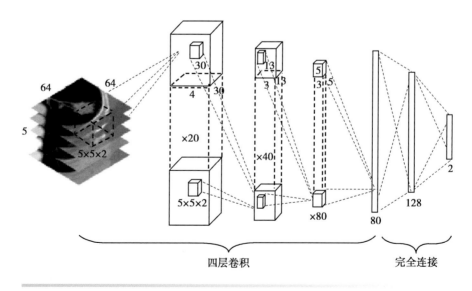

图 4-1　三维卷积神经网络结构示意

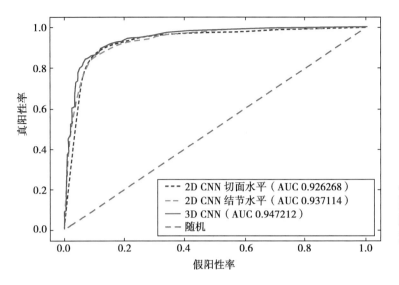

图 4-2　三维卷积神经网络对肺结节良恶性判断的受试者工作特征曲线

进一步,我们的研究采用模式识别方法进行基于图像的对肿瘤异质性的分类判别。举例说明:从已知病况的 37 个病灶区域里面随机提取 774 个小单元(大小均为 9×9)并一一计算它们之间的相似度。从每一对单元的直方图计算得到一个标量,描述的是这两个区域的相似度。从而得到标准的 774×774 的相似度矩阵,采用 affinity propagation 方法对该矩阵进行无监督聚类,得到描述不同标准病况的 9 个类别。标准类别训练模式由图 4-3 所示,其中不同颜色表示不同的类别。

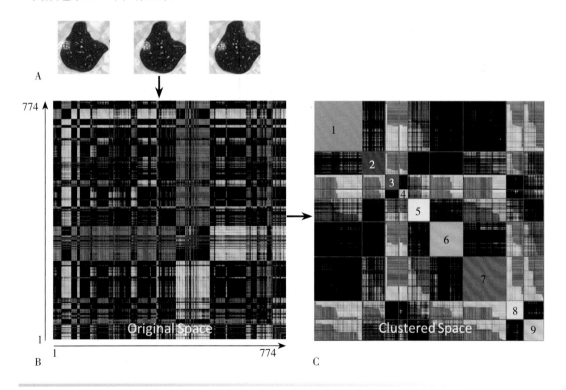

图 4-3　CT 图像中标准样本训练过程

A. 从训练集中提取 ROI 区域;B. ROI 集的相似度矩阵;C. 基于 AP(affinity propagation)方法对相似度矩阵进行聚类并分成不同的 9 类

在测试病灶区域内每一个像素生成一个 9×9 的 ROI,然后通过该单元的直方图与每一个标准样本进行比较,最相似的标准样本既是测试点(像素坐标)所被划分到的类别。遍历整个病灶区域之后,所有的点都被归类到 9 个标准类别中的一类,统计病灶区域中每一类所包含的点数量并对其归一化。处理每一个病灶区域到最后输出一个已经被归一化的类别点数量直方图(图 4-4)。通过上述的直方图,结合与多年总结出来的病况先验值可以判断出肿瘤恶化趋势及当前的危险程度。将病况分为四大类:

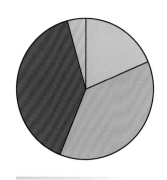

图 4-4　病灶分析最后的输出结果(类别点数量归一化直方图)

　　A. atypical adenomatous hyperplasia,AAH,不典型腺瘤样增生

　　B. absent invasion(adenocarcinoma *in situ*,AIS),原位腺癌

　　C. ≤5mm invasion(minimally invasive adenocarcinoma,MIA),微浸润性腺癌

　　D. >5mm invasion(invasive adenocarcinoma,IAC),浸润性腺癌

在传统的医疗模式中,对肺结节的风险研判是一件耗费人力物力的工作,但是在物联网医学三加二式肺结节鉴别诊断法中,医师可以根据物联网技术的特有功能,用计算机对采集到的海量信息进行深度挖掘,进行诊断和鉴别诊断,让早期肺癌无所遁形,同时使那些可疑的小结节掌握在医师的严密监测中,并节省人力物力。简言之,基于三维立体重建和海量信息深度挖掘特性,在肺结节鉴别诊断上物联网技术具有以下功能:①评估肺气肿功能:可以为鉴别诊断提供参考意见;②虚拟气管镜功能:可以发现腔内病变;③深度挖掘,精细计算密度体积,详细评估周边和浸润,探查肿瘤内部结构,评估血管及其生长状态;④自动精确科学随访功能:对同一病人,自动匹配 - 不同时间序列;自动配对 - 相同部位病灶;自动计算 - 体积倍增时间。

该项研究目前正在全国范围内启动"百"家医院做中国肺癌防治联盟肺结节诊治分中心;在这百个分中心培养"千"名肺结节诊治名医;每年诊治十"万"例以上早期肺癌。每年可以使十万病人中 90% 生存 10 年以上,为病人和国家节省百亿医疗费用。目前申请者已经超过百家,在仅仅 1 年半的时间内已经启动 65 余家分中心。其中包括:北京协和医院、北京胸科医院、中国人民解放军总医院、第四军医大学西京医院、第三军医大学新桥医院、南京军区总医院、第二军医大学长海医院、四川大学华西医院、浙江大学医学院附属第一医院、中南大学湘雅医院、复旦大学附属华东医院等在国内肺癌早诊有重要影响的医院。

(杨达伟　白春学)

参 考 文 献

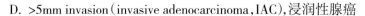

1. Gould MK,Ananth L,Barnett PG,A clinical model to estimate the pretest probability of lung cancer in patients with solitary pulmonary nodules. Chest,2007,131(2):383-388.

2. National lung Screening Trial Research Team,Aberle DR,Adams AM,et al. Reduced lung-cancer mortality with low-dose computed tomographic screening. N Engl J Med,2011,365(5):395-409.

3. Bai C,Choi CM,Chu CM,et al. Evaluation of pulmonary nodules:clinical practice consensus guidelines for Asia. Chest,2016,150(4):877-893.

4. 中华医学会呼吸病学分会肺癌学组,中国肺癌防治联盟专家组 . 肺部结节诊治中国专家共识 . 中华结核和呼吸杂志,2015,38(4):249-254.

5. 王晓刚 . 深度学习在图像识别中的研究进展与展望 . CCF 计算机协会通讯,2015,11(3).

6. Le V, Yang DW, Zhu Y, et al. Quantitative CT analysis of pulmonary nodules for lung adenocarcinoma risk classification based on an exponential weighted grey scale angular density distribution feature. Comput Meth Prog Bio, 2018, 160: 141-151.

7. Yang, J Yu K, Gong Y, et al. Linear spatial pyramid matching using sparse coding for image classification. in Computer Vision and Pattern Recognition, 2009. CVPR, 2009. IEEE Conference on. 2009: IEEE.

8. Kim M, Wu G, Shen D. Unsupervised deep learning for hippocampus segmentation in 7.0 tesla MR images. International Workshop on Machine Learning in Medical Imaging, 2013, 8184: 1-8.

9. Zhang W, Li R, Deng H, et al. Deep convolutional neural networks for multi-modality isointense infant brain image segmentation. NeuroImage, 2015, 108: 214-224.

10. Suk HI, Lee SW, Shen D. Hierarchical feature representation and multimodal fusion with deep learning for AD/MCI diagnosis. NeuroImage, 2014, 101: 569-582.

11. Liao S, Gao Y, Oto A, et al. Representation learning: a unified deep learning framework for automatic prostate MR segmentation//International Conference on Medical Image Computing and Computer-Assisted Intervention. Springer Berlin Heidelberg, 2013, 8150 (2): 254-261.

12. Pham T, T Tran, Phung D, et al. DeepCare: A Deep Dynamic Memory Model for Predictive Medicine//Pacific-Asia Conference on Knowledge Discovery and Data Mining. Springer International Publishing, 2016.

13. 白春学, 通过四个一, 抓住中国肺结节诊治新契机. 国际呼吸杂志, 2016, 8 (36): 561-562.

第三节　功能成像在早期肺癌诊断和评估中的应用

肺癌是全球癌症死亡率最高的疾病,《2012 全球癌症统计》数据报告, 2012 年全世界有 1410 万新发癌症病人, 其中肺癌发病人数为 180 万, 占癌症发病人数的 13%, 成为癌症中诊断率最高的病种。*CA: A Cancer Journal for Clinicians* 公布了中国 2015 年癌症统计数据, 2015 年中国预计有 429.2 万新发肿瘤病例和 281.4 万死亡病例, 而肺癌是发病率最高的肿瘤, 也是癌症死因之首。多数肺癌病人确诊时已为晚期, 不能进行有效的根治性手术切除, 治疗主要以含铂双药联合化疗为主, 但是肺癌病人生存期仍不理想, 中位无进展生存期仅能达到 7.4~8.1 个月, 且化疗药物的毒副作用大大降低了病人的生活质量。因此, 肺癌的早期筛查一直备受关注。

早期肺癌常表现为肺部孤立性小结节, 孤立性肺结节 (solitary pulmonary nodule, SNP) 是指肺内直径小于等于 3cm 的单发结节病灶。SNP 良恶性的鉴别一直是胸部影像学诊断最富挑战性的难题, 正确判断结节良恶性既可使恶性肿瘤病人及时接受治疗, 又可避免良性病人接受昂贵的手术切除术。随着影像学技术不断发展, 功能成像在鉴别肺结节良恶性方面也迅速发展, 包括 PET/CT (正电子发射体层成像 / 计算机体层成像) 及磁共振成像中的 DWI (弥散加权成像)。

一、PET/CT 在肺癌筛查中的应用

目前, PET/CT 在肺结节诊断、分期及随访中应用广泛, 可根据不同组织糖代谢率不同鉴别良恶性结节。18- 氟 - 脱氧葡萄糖 (^{18}F-fluorodeoxyglucose, ^{18}F-FDG) 为葡萄糖结构类似物, 为目前最常用的葡萄糖类似物示踪剂, 当组织糖代谢率增高时, FDG 的吸收率会明显升高。肿瘤发生时, 细胞对糖利用率增加, FDG 在肿瘤组织中的吸收及转运途径与葡萄糖相似, FDG 磷酸化后转化为 FDG-6- 葡萄糖, 其只能在细胞中积聚, 无法降解或者反流入血, 此时, 通过对比病灶与纵隔放射性浓聚程度, 同时追踪病灶的标准摄取值 (standardized uptake value, SUV), 评估肺部结节的良恶性。然而, PET 仅能够提供组织细胞的代谢情况, 不能显示病灶的解剖

及形态学信息,而 CT 能够与 PET 进行互补,对病灶进行精确定位,并能显示病灶的形态及与周边结构的关系。因此,PET 与 CT 的结合,能够更加精准的鉴别肺结节的良恶性。

目前多数研究使用 SUV_{max}=2.5,作为判断肺结节良恶性的临界值。一项回顾性研究结果显示,CT、PET 及 PET/CT 鉴别肺结节良恶性的敏感度分别为 93%、69% 及 97%,特异度分别为 31%、85% 和 85%。表明在肺结节良恶性鉴别方面,PET/CT 较常规 CT 及 PET 有较高的敏感性和特异性。此外,也有研究发现,PET/CT 在诊断肿瘤转移灶方面作用更加突出。关键中等对 143 例肺结节病人亦行 PET/CT 扫描,根据 PET 的代谢特点进行 PET 诊断,根据 CT 的形态学特点进行 CT 诊断,结合 PET 的代谢特点及 CT 的形态学特点综合判断肺结节特点,结果显示,与病理及随访结果进行比较,PET/CT 诊断恶性结节的敏感度及特异度为 96.7% 及 73.9%,PET 与 CT 诊断的敏感度分别为 80.8% 及 86.0%,特异度分别为 52.2% 及 72.7%,PET/CT 诊断恶性结节的敏感度优于单独使用 PET 及 CT 的敏感度,同时,该研究结果显示恶性肺结节 SUV_{max} 明显高于肺部良性结节的 SUV_{max},低分化恶性肿瘤的 SUV_{max} 明显高于高分化肿瘤的 SUV_{max},上述研究结果均表明 PET/CT 可以提高肺结节鉴别的准确度,同时能够对肿瘤的恶性程度进行评估。此外,Chang 等对 117 例肺部结节进行分析,结果仍然显示 PET/CT 优于单独使用 PET,两者的敏感度、特异度及准确度分别为 88.4%、89.2%、89% 和 90.7%、82.4%、85%。

虽然 PET/CT 在鉴别肺结节良恶性方面有较高的优势,但其也有一定的局限性。Farise 等人对 241 例肺结节病人行 PET/CT 扫描,结果显示在直径≥1cm、中央部位结节或者周边有毛刺的结节中,平均 SUV_{max} 更高,表明 PET/CT 在直径≥1cm 的肺结节诊断中有更高地位,该研究也显示 PET/CT 并不适用直径 <1cm、单个肺部转移病灶及部分良性结节。同时,姚树展等发现对于≥1cm 的恶性病灶,SUV_{max} 值较高,均在 2.5 以上,对于 <1cm 的肿瘤,由于呼吸运动和容积效应的影响,SUV_{max} 值较低。因此,对直径 <1cm 的结节,SUV 值的高低并不能很好的鉴别良恶性肿瘤。此外,一些良性结节仍有较高的 FDG 摄取率,较常见的有结核、肉芽肿性疾病、结节病等。再者,对于较少或者无 FDG 摄取的病灶,如肺部磨玻璃结节,由于病灶摄取 FDG 较低及普通 CT 显示结节形态不清,易出现假阴性结果,对于这部分病灶,可推荐进行薄层 CT,更清晰地显示结节的特性,以便更加准确地对结节的良恶性进行鉴别。

二、DWI 在肺癌筛查中的应用

全身弥散加权成像(whole body diffusion weighted imaging,WB-DWI)是在传统的磁共振弥散加权成像基础上衍生出来的一种新的成像技术,它采用反转恢复回波平面成像技术(short T1 inversion recovery echo-planar imaging,STIR-EPI),在自由呼吸状态下完成扫描,将正常的血管、脂肪、肌肉、肠道等组织背景信号抑制后,得到高信噪比、高分辨率和高对比度的图像。由于采用了全身大范围扫描,利用黑白翻转灰度成像技术,并加以三维最大强度投影(3-D maximum intensity projection,3D-MIP)后处理重建,其成像效果类似于 PET,可直观、立体、清晰地显示病变部位、大小及形态等特征,因此最早由日本学者 Taro Takahara 提出"类PET"概念。

WB-DWI 在临床的应用,为肺结节性质的判断提供了一种全新的手段。在结合结构像后,WB-DWI 不仅可以准确获得肺结节大小、形态、部位等信息,而且可以综合水分子弥散情况,发现病变形态结构改变之前的功能改变,间接反映人体组织的微观结构变化,从而综合判断肺结节的性质,大大提高了对肺结节性质诊断的准确率。

有研究者提出利用WB-DWI上肺结节与脊神经的弥散信号强度比来区分良性肺结节（包括炎性假瘤、尘肺、肺结核等）与恶性肺结节，准确率可达80%。即使对比肺部少见的良性肿瘤肺硬化性血管瘤，因其有丰富的血窦，血液黏稠度较高，水分子弥散受限，其平均表观扩散系数（average apparent diffusion coefficient，ADC）值仍明显高于肺癌。在中央型肺癌与肺不张的鉴别中，DWI上肺癌与肺不张的信号强度比（signal intensity ratio，SIR）及对比噪声比（contrast noise ratio，CNR）均明显高于T2WI，但WB-DWI上肺癌的信号强度显著高于阻塞性肺不张，肺癌的ADC值也显著低于肺不张的ADC值，WB-DWI对中央型肺癌及肺不张的鉴别能力显著优于增强CT。另有研究报道，肺结节病人行术前DWI检查与FDG-PET结果做对照，结果显示DWI和PET的灵敏度分别为70%和72%，而特异度分别为97%和79%，尽管两种检查在灵敏度上差别不大，但DWI的特异性远远高于PET，因其对于急性炎症诊断的假阳性率较低，在肺结节的良恶性鉴别上甚至优于PET。我们前期的研究发现，DWI诊断肺部恶性肿瘤的敏感性、特异性及准确性并不亚于PET/CT。DWI中ADC值的诊断效能甚至优于PET/CT中的葡萄糖标准摄取值最大值（SUV$_{max}$），与此同时，DWI也具有一定的区分肺癌病理类型的能力。以上研究结果进一步得到Klenk C及Mayerhoefer ME等研究印证，研究均表明DWI和PET/CT对于肿瘤的诊断能力相当。这些发现肯定了DWI作为PET/CT的无辐射替代检查手段用于肿瘤分期的准确性，对于儿童及年轻的肿瘤病人意义更为重大。

　　WB-DWI对早期肺癌诊断的敏感性和特异性可以与PET相媲美，而且具有检查方便、价格低廉、无须注射造影剂、无电离辐射等优势，因此作为一种新的功能成像方法，清晰显示病变的分布，反映原发恶性肿瘤及周围淋巴结病理状态，有利于肺癌的早期诊断和评估。当然，其也存在一定的局限性：①小的病变有可能因为自由呼吸而遗漏；②WB-DWI对部分良性肿瘤（如肺错构瘤）尚难以鉴别；③全身弥散受其扫描范围的影响和FOV的限制难以显示四肢远端的病灶；④颈部磁敏感伪影大，图像质量较差；⑤胃肠道高信号的干扰易导致影响邻近骨骼病灶的检出。

　　肺结节良恶性的鉴别对于影像医师及临床医师而言，充满挑战，但却意义非凡。目前，不仅仅是功能影像，薄层CT、计算机辅助监测系统（computer-aided detection，CAD）等影像学技术的发展，使肺结节的诊断更加精确，更加精准地对肺癌病人进行早期筛查，从而更好地改善病人的预后。

（张　艰）

参 考 文 献

1. Torre LA，Bray F，Siegel RL，et al. Global cancer statistics，2012. CA：A Cancer Journal for Clinicians，2015，65（2）：87-108.

2. Chen W，Zheng R，Baade PD，et al. Cancer statistics in China，2015. CA Cancer J Clin，2016，66（2）：115-132.

3. Fisher M D，D'Orazio A. Phase Ⅱ and Ⅲ trials：comparison of four chemotherapy regimens in advanced non small-cell lung cancer（ECOG 1594）. Clin Lung Cancer，2000，2（1）：21-22.

4. 关建中，刘翠玉，谢立旗，等. PET/CT诊断孤立性肺结节的价值. 医学影像学杂志，2014（09）：1512-1516.

5. Chang CY，Tzao C，Lee SC，et al. Incremental value of integrated FDG-PET/CT in evaluating indeterminate solitary pulmonary nodule for malignancy. Mol Imaging Biol，2010，12（2）：204-209.

6. Yilmaz F，Tastekin G. Sensitivity of（18）F-FDG PET in evaluation of solitary pulmonary nodules. International journal of clinical and experimental medicine，2015，8（1）：45-51.

7. 姚树展，韩建奎，刘庆伟，等. 良恶性肺孤立性小结节的PET-CT影像学特点分析研究. 医学影像学杂志，2005（08）：669-672.

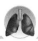
8. Mori T, Nomori H, Ikeda K, et al. Diffusion-weighted magnetic resonance imaging for diagnosing malignant pulmonary nodules/masses: comparison with positron emission tomography. J Thorac Oncol, 2008, 3(4): 358-364.

9. Matoba M, Tonami H, Kondou T, et al. Lung carcinoma: diffusion-weighted mr imaging—preliminary evaluation with apparent diffusion coefficient. Radiology, 2007, 243(2): 570-577.

10. Zhang J, Cui LB, Tang X, et al. DW MRI at 3.0 T versus FDG PET/CT for detection of malignant pulmonary tumors. Int J Cancer, 2014, 134(3): 606-611.

11. Liu LP, Zhang XX, Cui LB, et al. Preliminary comparison of diffusion-weighted MRI and PET/CT in predicting histological type and malignancy of lung cancer. Clin Respir J, 2017, 11(2): 151-158.

12. Klenk C, Gawande R, Uslu L, et al. Ionising radiation-free whole-body MRI versus (18)F-fluorodeoxyglucose PET/CT scans for children and young adults with cancer: a prospective, non-randomised, single-centre study. Lancet Oncol, 2014, 15(3): 275-285.

13. Mayerhoefer ME, Karanikas G, Kletter K, et al. Evaluation of diffusion-weighted MRI for pretherapeutic assessment and staging of lymphoma: results of a prospective study in 140 patients. Clin Cancer Res, 2014, 20(11): 2984-2993.

第四节　肺癌早期检测的蛋白质组学策略

一、引言

随着人类基因组计划全基因组测序的完成,人类绘制了基因框架图,掌握了大量的基因组序列的信息,在结构基因组学(structural genomics)上取得了重大的成就。与此同时,人们发现,基因数量的有限性和基因结构的相对稳定性,与生命现象的复杂性和多边性之间存在着巨大的反差,这种反差促使人们认识到基因只是遗传信息的载体,基因组学(genomics)虽然在基因活性和疾病的相关性方面为人类提供了有力的证据,但是基因的表达方式错综复杂,同样的基因在不同条件、不同时期可能起到完全不同的作用,基因的功能活动最终要靠蛋白质来体现。众所周知,从 DNA→mRNA→蛋白质的过程中存在着转录后剪切和翻译后的修饰加工,以及蛋白质合成后的转移定位等多种变化,所以 DNA 和 mRNA 水平和状况并不完全代表蛋白质的水平和状况。

于是,在 1994 年,澳大利亚学者 Williams 和 Wilkin 首先提出了蛋白质组(proteome)的概念,从广义上讲,蛋白质组是指一个细胞或一个组织基因组所表达的全部蛋白质,它对应于一个基因组的所有蛋白质构成的整体,而不是局限于一个或几个蛋白质。而蛋白质组学(proteomics)是指应用各种技术手段来研究蛋白质组的一门新兴科学,其目的是从整体的角度分析细胞内动态变化的蛋白质组成成分、表达水平与修饰状态,了解蛋白质之间的相互作用与联系,揭示蛋白质功能与细胞生命活动的规律。蛋白质组学以蛋白质多肽谱和基因产物图谱技术为基础,其概念的提出标志着生命科学史上"蛋白质时代"的到来。

肿瘤的发生是机体正常细胞在多因素、多基因作用下经过多途径发生转化,失去原有的生长分化调节而异常增生的结果。在机体的癌变过程中,不论是环境因素还是遗传因素,最终都必须通过基因及相应的蛋白质来发挥作用,肺癌是目前全球发病率和死亡率较高的恶性肿瘤之一,美国每年大约有 17 万人死于肺癌,占整个癌症死亡人数的 30%。我国肺癌发病率呈逐年上升趋势,现已成为我国城市人口癌症死亡的首要原因,世界卫生组织预测中国将成为 21 世纪的肺癌大国。目前肺癌的临床诊断主要依靠影像学(胸片、CT),细胞病理学(痰脱落癌细胞)和组织学(病理切片)等检查,这些传统的诊断方式虽在临床上使用多年,但缺乏足够的灵敏度和特异性,不能及早地发现肺癌。因此直接从蛋白质整体水平入手来,分离和鉴定肺癌细胞株、肺癌组织或肺癌病人血清中表达的蛋白质、分析蛋白质表达谱,对研究肺癌发病机制、早期诊断、转移及治疗具有重要意义。

二、蛋白质组学方法学

(一) 蛋白质组分离技术

1. 双向凝胶电泳(two dimensional gel electrophoresis,2-DE)的蛋白质组学分析技术 1975 年,O'Farrell 首先建立了高分辨率双向聚丙烯酰胺凝胶电泳的方法来综合分析蛋白质。这种方法是根据不同蛋白质之间的等电点(isoelectric point,pI)差异和分子质量差异而建立的,其中第一向根据蛋白质的 pI 不同,用等电聚焦电泳(isoelectricfocusing,IEF)分离蛋白质;第二向则按蛋白质分子质量大小的差异,通过蛋白质与十二烷基硫酸钠(sodium dodecyl sulfate,SDS)形成复合物后,在聚丙烯酰胺凝胶(sodium dodecyl sulfate polyacrylamide gel electrophoresis,SDS-PAGE)电泳中迁移率的不同而达到分离目的。

完整的 2-DE 技术包括样品制备、等电聚焦、平衡转移、SDS-PAGE、斑点染色、图像捕获和图谱分析等。一块双向凝胶能分离 1000~3000 个蛋白质点,最多可达 10 000 个蛋白质点。随着样品制备方案的完善、固相 pH 梯度 2-DE 的应用及图像分析软件性能的提高,2-DE 技术凭着其高通量、较高的分辨率和重复性好,并能很好地与质谱鉴定方法匹配等优势,成为最常用、最经典的蛋白质分离技术。但随着研究的深入,人们发现 2-DE 并非完美,其固有的一些问题使其在研究应用方面存在一定的局限性,如对低丰度蛋白、疏水性蛋白、极端酸性或碱性蛋白和相对分子质量极高(>200 000)或极低(<8000)蛋白不能有效分离等等。此外,此项操作费时、费力,因不能与质谱直接联用而难以实现自动化。所有这些缺陷均一定程度上限制了 2-DE 的应用。但这同时也促使了其他蛋白质组分离、分析技术的出现和发展。

2. 多维高效液相色谱串联质谱(liquid chromatography tandem mass spectrometry,LC-MS)的蛋白组学分析技术 除 2-DE 的分离技术外,还有一项目前最常用的蛋白质组分离技术就是多维高效液相色谱技术,因其在一定程度上克服了 2-DE 所有的缺陷,而且可达到更高的分离效能,并能与质谱直接联用,从而实现了蛋白质分离与鉴定的自动化操作,体现出相当的优势。在为蛋白质组学研究服务的多维液相色谱技术中,最常用的是离子交换色谱 - 反相液相色谱的联合使用。离子交换色谱是通过溶质在离子交换色谱固定相上具有不同的保留能力而实现样品分离的色谱技术。就蛋白质和多肽而言,表面多带有一定电荷,它们与离子交换色谱固定相表面的电荷可发生不同的静电相互作用,利用这种相互作用的差异,可实现蛋白质混合物的分离。而反相液相色谱则是基于溶质疏水性的差异以实现蛋白质的分离。通过这两种色谱模式的有效联用,可实现对复杂蛋白质组分的二维分离。

(二) 蛋白质组鉴定技术

质谱技术的基本原理是蛋白质样品经过离子化后,根据不同离子间质子与电荷比的差异来分离并确定分子质量。所以,各种质谱仪均由最基本的 3 个部分组成,即样品离子化装置、质量分析器以及离子检测器。较常用的两种离子化方法是:①基质辅助激光解吸离子化(matrix-assisted laser desorption ionization,MALDI):即用固体基质分子均匀地包埋蛋白质样品分子,在激光的照射下,基质分子吸收激光能量而蒸发,携带蛋白样品分子进入气相,进一步将能量传递给样品分子,从而实现样品分子的离子化。②电喷雾离子化(electrospray ionization,ESI):待测蛋白样品溶解在溶剂中,以液相方式通过毛细管到达喷口,在喷口高电压的作用下形成带电荷的微滴,随着微滴中的挥发性溶剂蒸发,微滴表面的电场随半径减小而增加,到达某一临界点时,蛋白样品将以离子方式从液滴表面蒸发,进入气相,实现样品的离子化。在这一过程中,由于没有直接的外界能量作用于分子,因此,对分子结构破坏较少,是一种典型的"软电离"方式。

目前最常用的质量分析器包括飞行时间质谱(time of flight,TOF)、四级杆离子阱质谱(four-pole ion trap,QIT)、线性离子阱质谱(linear ion trap,LIT)和傅立叶变换离子回旋共振质谱(Fourier transform ion cyclotron resonance mass spectrometry,FT-ICR)等4种。串联质谱(tandem MS,MS/MS)是指多个质量分析器相连,分离母离子,进行碰撞解离,并检测子离子,如 Q-TOF 即指 QIT 与 TOF 串联。目前,在生物样品检测中最常用的是 MALDI-TOF 和 ESI-Q-TOF,每种方法对蛋白样品分析能力并不相同,对同一蛋白样品检测后给出的信息也不尽相同,这就要求我们对不同的蛋白样品,根据实验目的选择合适的检测手段。这种方法被直接应用于分析如人血浆等包含有复杂蛋白成分的样品,寻找我们感兴趣的特异蛋白质,如肿瘤特异性标志物等。同时,从整体上观察蛋白表达情况与疾病临床特点、治疗效果及预后之间的关系,为我们对疾病进一步认识提供了一个很好的途径(表 4-3)。

1. 辅助激光解吸电离 - 飞行时间质谱(MALDITOF)技术　MALDI-TOF 技术是目前最常用的质谱技术之一,运用激光使蛋白质离子化,由电场作用下加速飞过飞行管道,样品 M/Z 与飞行时间呈正比,根据到达检测器的飞行时间不同而达到检测目的,被广泛应用于蛋白质以及多肽的分析。该方法的优势在于其操作简单、高效、快速,可直接用于组织切片的蛋白组学分析,较小的样本甚至少量的细胞即可作为分析样本。其最大的特点在于离子电荷通常为 1~2 个,而非多电荷离子,对分子质量较大的样品而言,不会形成复杂的多电荷图,因而对图谱的解析比较清楚,适用于大样本的高通量蛋白质组的分析与筛选。此外,虽可能因盐类物质以及其组织不纯等因素,影响解吸效率不稳定和实验效果,但该技术对于样品中杂质的容忍程度已相对较好。但该技术对小分子量蛋白(特别是相对分子质量 <50 000)检测效果较差,鉴定到的蛋白质分子量覆盖度明显小于"鸟枪法"分析等其他定量蛋白质组学技术等。

2. 表面增强激光解吸 / 离子化飞行时间质谱(SELDI-TOF)　SELDI-TOF 是由 MALDI-TOF 发展而来的一项更新的蛋白质组学鉴定和分析技术,结合了蛋白质的层析与 MALDI-TOF 分析两方面的技术特色,具有广泛结合特性的芯片是 SELDI-TOF 技术的核心。基本工作原理为待检蛋白质样品在溶液状态下与表面被修饰的芯片特异性结合。这种修饰可以是化学的,如疏水性、亲水性、阳离子、阴离子或磷酸化等,也可以是生化性质的修饰,如抗体特异性或受体特异性等,以此达到与待检样品蛋白混合物中某一种或某一类蛋白质特异性结合的目的。这些被特异性结合在芯片上的蛋白质,被直接加入基质而进行下一步 MALDI-TOF 检测。该技术最大的特色在于简单、快速,有适用于大规模临床筛查癌蛋白标志物的潜力。

3. "鸟枪法"(shotgun)定量蛋白质组学技术　该方法最初由美国的 John Yates 实验室运用于蛋白组学研究。复杂的蛋白样品首先经过酶解形成肽段,再经过广泛分级,之后由自动化的串联质谱鉴定,一般是使用高速扫描的 IT 型质谱。这种方法既可分析全细胞裂解样品、组织抽提物,也可分析亚细胞分级组分、分离的细胞器等其他亚蛋白质组。如果样品已经过稳定核素标记,根据不同标记的信号强度比例,就可精确确定化学上具有均一性的蛋白在不同样品中的相对丰度,这种多重分析可利用在质谱图上产生前后次序的质量标记来完成。

值得一提的是,质谱分析以前,在样品中加入核素标记的某种质量校准肽,通过对此肽的相对定量,就可获得绝对定量的信息,实现目的肽段的绝对定量,而这一性质可被充分应用,以提供临床诊断的标准值或阈值。

差异蛋白质的定量研究是基于肽段水平而非完整的蛋白质,成为该技术最大的特色。该技术实现了样品分离与鉴定直接联合,完全自动化操作,可用于各种蛋白质混合物的蛋白质组学分析,如血清、组织、各种体液以及尿液等。"shotgun"法原理简单,易于操作,实现的蛋白质组的覆盖率与上述方法相比有较大增长,并且可实现蛋白的精确定量;非常适用于不同样品(如癌症与正常样本,分型与分期不同的癌症样本)之间的蛋白质相对定量。局限是因为蛋白样品必须经水解才能产生肽段供质谱分析,在此过程中一部分信息丢失。它的检测范围有限,而由于临床应用中需要分析的样品蛋白质组过于复杂,再加上高丰度蛋白的存在(在血清、尿液等体液样本中尤为明显),给低丰度蛋白的鉴定造成困难。所以,人们也使用了各种办法来克服这些困难,具有代表性的多维高效液相色谱技术,于实验前预先除去高丰度蛋白以减少干扰等方法给该技术带来一定的进步。在肺癌研究方面,Tyan 等即使用了该技术路线。

表 4-3 蛋白质组学技术平台的比较

	双向凝胶电泳	电喷雾质谱 (液相色谱 - 质谱 / 质谱)	基质辅助激光解吸 离子飞行质谱
高通量	相对较低,随自动化增加的劳动密集型	中等,单一分离(反相)一般 70 分钟; 低,多维色谱的分离(10~15 片段)	高,自动化增加(数百个样品 / 天)
灵敏性	低丰度蛋白低;具有极端等电点,分子量和疏水性的蛋白质	灵敏性更高;样品复杂性的降低取决于片段大小;增加样品混合物的覆盖率	优先分离典型的高丰度蛋白;低丰度蛋白受到抑制,除非应用分馏技术
检测范围	通常 10~100kDa 蛋白;检测依赖于用于可视化蛋白质染色:Coomassie 染色	分析酶消化的蛋白而不是完整蛋白质;典型的扫描范围 300~2000Da;检测到较高分子量的蛋白质是多电荷离子;与不挥发盐,缓冲剂和洗涤剂不兼容	最佳范围≤25kDa;较高分子量时,分辨率降低
定量分析	荧光差异双向电泳技术采用荧光染料——重现性好,定量分析准确;单凝胶多样品分析	核素标记允许定量分析	不常用于定量分析

三、蛋白质组学方法在肺癌中的应用

(一) 肺癌细胞的蛋白质组学研究

通过体外实验,比较肺癌细胞和正常细胞的蛋白质组学差异、分析蛋白质功能,能够间接揭示肺细胞癌的产生和转移机制。詹显全等对 A549 和正常细胞系 HBE 进行了蛋白质组学研究,鉴定出 18 种差异蛋白,经肽质指纹分析,发现这些蛋白与细胞信号转导、细胞代谢、

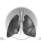

增殖、分化有关。另外,李丽萍等运用双向凝胶电泳(2-DE)和基质辅助激光解吸电离飞行时间质谱(MALDI-TOF-MS)法也筛选出 A549 和 HBE 间表达水平显著差异的 21 个蛋白,并证实在肺腺癌 A549 细胞中高表达热休克蛋白 B_1 可能在肺腺癌癌变过程中发挥重要作用。这些差异蛋白将可能作为肺癌早期诊断的靶向标志物。Chang 等也鉴定出 A549 和人正常细胞间的 8 个差异表达蛋白质,其中过氧化物氧化还原酶 1(peroxiredoxin 1)在肺肿瘤组织中高表达,因此 peroxiredoxin 1 可作为潜在的肿瘤标志物和肺癌药物治疗的靶点。Ying 等对原代细胞 R15H 和经 238Pu 高能量 α 粒子照射 HPV-18 永生化人支气管上皮细胞 BEP2D 得到早期传代细胞 R15H20,用蛋白质组学技术分析,发现两种细胞中有 43 个差异蛋白质,R15H20 与 R15H 相比,21 种蛋白表达增加,22 种蛋白表达减少。仅在 R15H 细胞表达的 3 种蛋白中有 2 个是高速泳动族蛋白 1;在 R15H20 细胞中表达量降低的 2 种蛋白是 maspin 的前体。

　　Wang 等对非小细胞肺癌细胞进行核质蛋白 $α_2$ 亚基(Nucleoprotein alpha 2,KPNA2)基因敲除处理,用定量蛋白质组学分析发现 *KPNA2* 基因所调控的蛋白的功能包括细胞循环、DNA 代谢、细胞运动等。此实验表明了定量蛋白质组学的实用性,并为研究非小细胞肺癌中 KPNA2 的作用提供一个平台。肺癌转移严重威胁着病人的生命,也是肺癌病人治疗失败和死亡的主要原因。蒋代风等对肺巨细胞癌高、低转移株进行了蛋白质组学分析,鉴定与肺癌转移相关 11 个蛋白,其中有两个蛋白尚未见报道,分别是蛋白核氯离子通道蛋白 1(CLI1)和白介素 18(IL-18),有可能成为新的肺癌标志物。高利伟等采用 2-DE 方法分离人高、低转移大细胞肺癌细胞株的总蛋白,通过对 13 个差异明显的蛋白质点研究发现,这些差异蛋白质多与肿瘤的侵袭转移相关,这为肺癌转移的病理机制和相关的分子标志物研究提供线索。蛋白质组学也可选择差异蛋白为研究肺癌细胞耐药性提供新方法。

　　况鹏等运用蛋白质组学研究方法比较人肺癌细胞株 A549 和顺铂(DDP)耐药细胞株 A549/DDP 中的蛋白表达差异。结果显示,A549 和 A549/DDP 细胞中有 8 个蛋白质点的表达差异大于 5 倍,这些蛋白与细胞代谢、凋亡等有关。为寻找新型肺癌生物标志物,Planque 等针对非小细胞肺癌(腺癌,H23)、鳞状细胞癌(H520)、大细胞癌(H460)和小细胞肺癌(H1688)4 种组织学背景差异肺癌细胞株采用 LC-MS 技术进行蛋白质组学分析,成功地确定了内部控制蛋白质,即与激肽释放酶相关的肽酶 14 和 11,以及胰岛素样生长因子结合蛋白 2 抗体。同时还发现了已知的肺癌肿瘤标志物,例如鳞状细胞癌抗原、癌胚抗原、嗜铬粒蛋白 A、肌酸激酶脑型同工酶、胃泌素释放肽前体(proGRP)、神经细胞黏附分子与肿瘤型丙酮酸激酶。并通过关联癌症进行组织特异性化验、功能分类、文献检索等,初步确认 5 种新型的肺癌候选生物标志物:ADAM-17、骨保护蛋白、五聚蛋白 3、卵泡抑素和肿瘤坏死因子受体超家族成员 1A。

　　另外,Zeng 等应用 LCM 技术分离纯化的正常人支气管上皮细胞、鳞状上皮化生(squamous metaplasia,SM)、非典型增生(atypical hyperplasia,AH)、原位癌(carcinoma *in situ*,CIS)、浸润性肺鳞癌等组织,采用 LC-MS 分析技术和 iTRAQ 标记方法,首次表明了 3 种差异蛋白谷胱甘肽硫转移酶 P_1(glutathione transferase P1,GSTP1)、热休克蛋白 B_1(heat shock protein B1,HSPB1)和脑肌酸激酶可作为喉鳞状细胞癌早期诊断的新型潜在标志物。3 种蛋白的联合能对 NBE、癌前病变(SM、AH 和 CIS)和浸润性肺鳞癌这三者完美地加以区分,并通过永生化人支气管上皮细胞系 16HBE 得到 GSTP1,再测量其对易致癌物质苯并芘诱导 16HBE 细胞转化的敏感性,证明 GSTP1 向下调节将直接影响支气管上皮癌发生。由此可见,细胞培养蛋白质组学方法可用来鉴别不同种细胞差异蛋白,为选择潜在的早期肺癌标志物提供基础依据。

（二）肺癌组织的蛋白质组学研究

在人类疾病蛋白质组学研究中,人体样本是最有价值、最直接和最具说服力的实验材料,样本收集是蛋白质组学重要的基础工作。为筛选肺癌早期诊断及治疗的分子标志物,燕贞等收集 22 例肺鳞癌组织及其 5cm 外的正常组织,利用 2-DE 方法分离总蛋白,选择在癌组织中高表达的 10 个差异蛋白质点进行质谱分析,鉴定为膜联蛋白 1（annexin-1,Anx-A1）、热休克蛋白 27 等与细胞周期、信号转导等功能相关的蛋白。张慧珍等收集 8 例肺癌组织及其癌旁组织,用 PDQuest 凝胶图像分析软件进行分析发现,有 12 个蛋白质只在肺癌组织中有表达,6 个蛋白质只在癌旁组织中有表达。钙粒蛋白 B 等肺癌特异表达的相关蛋白质点的鉴定有助于肺癌蛋白标志物、肺癌发生和预后的研究。

Alfonso 等对 12 例肺癌及癌旁组织中提取组织蛋白,对比二维蛋白质谱图,发现不同类型和不同阶段的肺癌组织谱图大不相同。经过质谱鉴定,得到 21 种蛋白,这些蛋白与能量代谢、细胞骨架、抗氧化等有关。Chen 等用质谱鉴定法在 93 例肺腺癌和 10 例正常组织中对真核起始因子（eukaryotic translation initiation factor 5A,eIF-5A）的表达进行鉴定,结果发现 eIF-5A 蛋白在肺癌病人组织中高表达,且 eIF-5A 蛋白的 mRNA 表达水平也明显高于正常人,这表明 eIF-5A 蛋白有可能作为肺癌早期诊断的肿瘤标志物。Kikuchi 等对鳞癌组织、腺癌组织和正常肺组织蛋白进行深入研究,在癌症组织中发现的 25 个差异蛋白中包括一些已知的癌症标志物,如:癌胚抗原、鳞状细胞癌抗原、神经元特异性烯醇化酶等。其中鳞癌组织特有蛋白如降钙素相关多肽 α、嗜铬粒蛋白 B 等和腺癌组织特有蛋白如类视锥蛋白 1、基质金属蛋白酶 10 可为癌症的治疗提供潜在的靶点。Tan 等对 12 个肺鳞癌组织及相应的正常组织进行 2-DE 和 MALDI-TOF/TOF MS 分析,发现与正常组织相比肺癌组织有 28 个蛋白的表达发生了显著性的变化,表达量上调的蛋白有异柠檬酸脱氢酶 1（isocitrate dehydrogenase 1,IDH1）、超氧化物歧化酶 2、14-3-3ε 等,表达量下调的蛋白有过氧化物氧化还原酶 2 等。对非小细胞肺癌（nonsmall cell lung cancer,NSCLC）病人血清蛋白进行研究,发现在 NSCLC 病人中血清 IDH1 表达量增多,表明 IDH1 可作为 NSCLC 的血清和组织化学生物标志。

（三）肺癌血清的蛋白质组学研究

血清蛋白质组学（serum proteomics）是蛋白质组学的一个重要分支,血清蛋白与组织、细胞蛋白相比,蛋白数量最多、蛋白含量差别大。血清样品易获得,且产生的创伤小,被广泛用于比较肿瘤和非肿瘤病人血清的蛋白质组学差异及肿瘤候选标志物的检测。沙慧芳等采集健康者、肺部炎症病人和肺癌病人的血浆各 10 例,应用差异凝胶电泳、MALDL-TOF-MS 和生物信息学技术,对这些血浆进行蛋白质组学研究,筛选出其中 7 种血浆高表达的肿瘤相关蛋白,这些蛋白有可能作为肺癌标志物来检测肺癌。聂赣娟等采集 23 例肺癌病人和 14 例健康人的血清,以及 30 例肺鳞癌组织和 20 例癌旁组织,运用蛋白质组学比较研究,识别了 10 个差异蛋白质点,鉴定了 4 种差异蛋白。结果显示,在肺鳞癌血清中结合珠蛋白 2 的表达量高于健康人;HP-2 在肺鳞癌组织中的表达水平高于癌旁正常支气管上皮组织。这可以为通过检测血清蛋白诊断肺鳞癌提供参考价值。

Choi 等利用 2-DE 和 MALDI-TOF-MS 检测高脂膳食调节对小鼠肺癌血清蛋白的影响,与正常组比较鉴定出 14 个差异蛋白,根据蛋白功能分为饮食相关类和肿瘤相关类两类。其

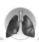

中有 10 个蛋白与肥胖和癌症都有关系,另外 4 个只与癌症有关,这项研究可为治疗肥胖引起的癌症提供新的方法。Rostila 等对石棉导致的肺癌组织、石棉照射的正常组织、肺癌病人和吸烟的健康人的肺组织进行蛋白质组学研究,发现 过氧化物还原酶 1(peroxiredoxin 1,PRX1)是一种新型的肺癌标志物。血清中高表达的原肌球蛋白与石棉辐射相关,PRX1 和 PRX2 的表达量和吸烟量成负相关,高表达的 PRX1 可能导致基因损伤,这项研究为肺癌和与石棉相关疾病的鉴定提供了新的生物标志物。

Chatterji 和 Borlak 发现,肺泡上皮细胞针对性的过度表达 *c-myc* 基因可导致肺癌。对荷瘤鼠进一步研究发现,血清类黏蛋白 8、α_2 巨球蛋白、载脂蛋白 A_1、载脂蛋白 C_3、谷胱甘肽过氧化物酶 3、血浆视黄醇结合蛋白、甲状腺素运载蛋白的表达受癌症影响。在癌症晚期,载脂蛋白 E 的表达减少,并且血清淀粉样蛋白 p 成分只在癌症晚期表达。大多数疾病调节蛋白携带编码基因的启动子 E-box 序列(CACGTG),为其通过 c-myc 进行蛋白调控提供了相当重要证据。同时,α_2 巨球蛋白、甲状腺素运载蛋白、抗胰蛋白酶和裂解素在不同的肺肿瘤模型中均有表达,通过荷瘤鼠 c-myc 与 c-raf 的血清蛋白比较,血清类黏蛋白 8、载脂蛋白 A_1、载脂蛋白 C_3、载脂蛋白 E、谷胱甘肽过氧化物酶 3、血浆视黄醇结合蛋白、血清淀粉样 P 成分在两者中不同时表达。因此,这些蛋白可推荐为区分不典型腺瘤样增生和细支气管肺泡癌或乳头状腺癌的候选生物标志物。

Ueda 等利用所获得的肺癌病人和健康者血清,采用 SELDI-TOF-MS 技术和偶合凝集素蛋白质芯片阵列技术结合进行分析,鉴定出 41 个蛋白质峰值水平有显著性差异,并确认癌症病人在载脂蛋白 C3 上 Neu5Ac(α2,6)Gal/GalNAc 结构的缺损。结果还表明,偶合凝集素的蛋白质芯片技术允许高通量和特定癌变的糖蛋白的识别,暗示了该种蛋白质芯片适用其他疾病研究的可能性。Zeng 等选择一组非小细胞肺癌的病例血清(从 54 例病人中选择腺癌 9 例,鳞状细胞癌 6 例)和相应的对照组。对照组还包括从临床病人中选择的良性囊肿 8 例,健康人 8 例。首先用免疫亲和法去除最高丰度的血清蛋白,剩下的血清蛋白进行糖蛋白富集,随后进行 LC-MS 技术分析。结果发现,22 个差异蛋白中的 38 个高丰度表达的糖基化多肽在病例组和对照组显著性不同。在层次聚类上,这些高丰度表达的蛋白在病例组和正常组几乎完全分开。3 种候选的丰度差异蛋白经 ELISA 验证,和色谱结果具有很强的正相关性。Diamandis 等从 203 名肺癌病人(其中 180 例为重度吸烟的高风险诱发肺癌者)、43 例非肺癌的癌症病人中选取 422 例样本,鉴定了过氧化物还原酶 3(peroxiredoxin 3,PRX3)、激肽释放酶 11(kinin release enzyme 11,KLK11)和颗粒蛋白前体蛋白 3 个候选的肺癌生物标志物。结果发现,PTX3 是一种新的肺癌血清生物标志物,其诊断的敏感性和特异性等指标已达到其他类似的应用于临床的肺癌生物标志物水平。

四、问题和展望

肺癌的早期诊断一直是临床医学重要的研究课题之一,目前蛋白质组学已成为肺癌早期诊断的重要工具,但距离真正大规模应用于临床尚有很长一段路要走。存在的主要问题包括样品的制备、蛋白质的有效分离与鉴定、蛋白质数据库的进一步完善等。另外,肺癌标志物的发病机制研究只是刚刚起步,我们相信随着技术的发展,蛋白质组学研究有望在探索肺癌发病机制、肺癌早期诊断、寻找有效的肺癌治疗靶点和研发治疗肺癌药物等方面发挥重大作用,为人类最终战胜这一疾病作出贡献。

(邱志新　李为民)

参 考 文 献

1. Wasinger VC, Cordwell SJ, Cerpa-Poljak A, et al. Progress with gene-product mapping of the Mollicutes: Mycoplasma genitalium. Electrophoresis, 1995, 16(7):1090-1094.

2. Klose J, Kobalz U. Two-dimensional electrophoresis of proteins: an updated protocol and implications for a functional analysis of the genome. Electrophoresis, 1995, 16(1):1034-1059.

3. Fujii K, Nakano T, Kawamura T, et al. Multidimensional protein profiling technology and its application to human plasma proteome. J Proteome Res, 2004, 3(4):712-718.

4. Kikuchi T, Carbone DP. Proteomics analysis in lung cancer: challenges and opportunities. Respirology, 2007, 12 (1):22-28.

5. Domon B, Aebersold R. Mass spectrometry and protein analysis. Science, 2006, 312(5771):212-217.

6. Shen Y, Jacobs JM, Fang R, et al. Ultra-high-efficiency strong cation exchange LC/RPLC/MS/MS for high dynamic range characterization of the human plasma proteome. Anal Chem, 2004, 76(4):1134-1144.

7. Jin WH, Dai J, Li SJ, et al. Human plasma proteome analysis by multidimensional chromatography prefractionation and linear ion trap mass spectrometry identification. J Proteome Res, 2005, 4(2):613-619.

8. He P, He HZ, Dai J, et al. The human plasma proteome: analysis of Chinese serum using shotgun strategy. Proteomics, 2005, 5(13):3442-3453.

9. Tyan YC, Wu HY, Lai WW, et al. Proteomic profiling of human pleural effusion using two-dimensional nano liquid chromatography tandem mass spectrometry. J Proteome Res, 2005, 4(4):1274-1286.

10. Zhan XQ, Guan YJ, Li C, et al. Differential proteomic analysis of human lung adenocarcinoma cell line A-549 and of normal cell line HBE. Sheng Wu Hua Xue Yu Sheng Wu Wu Li Xue Bao(Shanghai), 2002, 34(1):50-56.

11. Li LP, Chen ZP, Jia HT, et al. Differential proteomic analysis of human lung adenocarcinoma cell line and bronchial epithelium cell line. Chin J Pathophysiology, 2010, 26(5):917-921

12. Chang JW, Jeon HB, Lee JH, et al. Augmented expression of peroxiredoxin I in lung cancer. Biochem Biophys Res Commun, 2001, 289(2):507-512.

13. Ying W, Zhang K, Qian X, et al. Proteome analysis on an early transformed human bronchial epithelial cell line, BEP2D, after alpha-particle irradiation. Proteomics, 2003, 3(1):64-72.

14. Wang CI, Chien KY, Wang CL, et al. Quantitative proteomics reveals regulation of karyopherin subunit alpha-2 (KPNA2) and its potential novel cargo proteins in nonsmall cell lung cancer. Mol Cell Proteomics, 2012, 11(11): 1105-1122.

15. Jiang DF, Ying WT, Wan JH, et al. Characterization and identification of metastasis-associated proteins of lung cancer by comparative proteome analysis. Prog Biochem Biophys, 2003, 30(4):586-593.

16. Gao LW, Zhu W, Feng ZH, et al. Comparative proteomic analysis of human large cell lung cancer cell line with high and low metastasis potentials. Sichuan Da Xue Xue Bao Yi Xue Ban, 2008, 39(5):706-710.

17. Kuang P, Li XF, Li B, et al. Comparative proteomic analysis of human lung adenocarcinoma A549 and A549/ DDP cells. Tumor, 2012, 32(3):170-176.

18. Planque C, Kulasingam V, Smith CR, et al. Identification of five candidate lung cancer biomarkers by proteomics analysis of conditioned media of four lung cancer cell lines. Mol Cell Proteomics, 2009, 8(12):2746-2758.

19. Zeng GQ, Zhang PF, Deng X, et al. Identification of candidate biomarkers for early detection of human lung squamous cell cancer by quantitative proteomics. Mol Cell Proteomics, 2012, 11(6):M111 013946.

20. Yan Z, Liu GZ, Wang JS, et al. Proteomic screening of the proteins associated with early lung squamous carcinoma. Tumor, 2010, 30(2):130-133.

21. Zhang HZ, Ba Y, Yang JY, et al. Screening and identification of lung cancer associated proteins. J Fourth Mil Med Univ, 2007, 28(1):6-8.

22. Alfonso P, Catala M, Rico-Morales ML, et al. Proteomic analysis of lung biopsies: Differential protein expression profile between peritumoral and tumoral tissue. Proteomics, 2004, 4(2):442-447.

23. Chen G, Gharib TG, Thomas DG, et al. Proteomic analysis of eIF-5A in lung adenocarcinomas. Proteomics, 2003, 3(4):496-504.

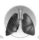
24. Kikuchi T, Hassanein M, Amann JM, et al. In-depth proteomic analysis of nonsmall cell lung cancer to discover molecular targets and candidate biomarkers. Mol Cell Proteomics, 2012, 11 (10):916-932.

25. Tan F, Jiang Y, Sun N, et al. Identification of isocitrate dehydrogenase 1 as a potential diagnostic and prognostic biomarker for non-small cell lung cancer by proteomic analysis. Mol Cell Proteomics, 2012, 11 (2):M111 008821.

26. Yang GH, Dai Z, Zhou J. Advance in proteomic study of hepatocellular carcinoma. World Chinese Journal of Digestology, 2008, 16 (22):2487-2492.

27. Sha HF, Sun QL, Yang XH, et al. Screening of differentially expressed serum proteins of lung cancer by DIGE and MALDI-TOF MS/MS. J Shanghai Jiaotong Univ (Med Sci), 2010, 30 (4):399-403.

28. Nie GJ, Zhou JH, Li MY, et al. Differential proteomic analysis of sera from lung squamous carcinoma patients and healthy individuals. Prog Biochem Biophys, 2008, 35 (3):349-355.

29. Choi JW, Liu H, Song H, et al. Plasma marker proteins associated with the progression of lung cancer in obese mice fed a high-fat diet. Proteomics, 2012, 2 (12):1999-2013.

30. Rostila A, Puustinen A, Toljamo T, et al. Peroxiredoxins and tropomyosins as plasma biomarkers for lung cancer and asbestos exposure. Lung Cancer, 2012, 77 (2):450-459.

31. Chatterji B, Borlak J. A 2-DE MALDI-TOF study to identify disease regulated serum proteins in lung cancer of c-myc transgenic mice. Proteomics, 2009, 9 (4):1044-1056.

32. Ueda K, Fukase Y, Katagiri T, et al. Targeted serum glycoproteomics for the discovery of lung cancer-associated glycosylation disorders using lectin-coupled ProteinChip arrays. Proteomics, 2009, 9 (8):2182-2192.

33. Zeng X, Hood BL, Sun M, et al. Lung cancer serum biomarker discovery using glycoprotein capture and liquid chromatography mass spectrometry. J Proteome Res, 2010, 9 (12):6440-6449.

34. Diamandis EP, Goodglick L, Planque C, et al. Pentraxin-3 is a novel biomarker of lung carcinoma. Clin Cancer Res, 2011, 17 (8):2395-2399.

第五节 痰细胞学和生物标志物

一、痰细胞学

痰细胞学检查是对高危人群进行筛查及发现早期肺癌较为有效的方法,其简便易行、安全无痛、可进行组织学分型,可观察到正常上皮细胞从不典型增生到癌前病变,直至发展为浸润癌的连续演变过程。Petty 研究发现,由痰细胞学筛查发现的病人 14% 为原位癌,74% 为 I 期肺癌。可见,痰细胞学检查是肺癌早期诊断的重要手段之一。尤其痰检对中央型肺癌的检出率更高,敏感性约 50%,而对周围型肺癌则不足 20%。此外,痰细胞学的高敏感性与肿瘤直径大于 24mm、鳞状细胞癌及第一秒用力呼气量(forced expiratory volume in 1 second, FEV_1)值低于 50% 肺活量(vital capacity, VC)相关。

常见的痰标本包括自然咳痰、超声雾化诱导痰和纤维支气管镜术后痰等。自然咳痰为晨起餐前漱口吐出在气管内潴留一夜的第一口腐痰,再用力咳出呼吸道深部的痰。痰液标本采集后送检时间一般不能超过 2 小时,因为随着痰液离体时间的延长,痰液标本痰细胞发生自溶,死亡细胞增多,影响检查结果;室温下放置时间过久,会导致痰液中的杂菌繁殖生长。如无法及时送检,可放置于 4℃ 冰箱内,24 小时内送检。痰涂片在低倍镜视野里上皮细胞 <10 个,白细胞 >25 个或白细胞 / 上皮细胞 >2.5 为合格的痰标本。痰检查次数越多检出率越高,因此,条件允许的情况下,应增加送检次数。连续 3 天痰检对诊断有意义。

对于有纤维支气管镜检查相对禁忌的病人及痰液分泌少或无痰的病人可采用超声雾化诱导排痰。该技术采用高渗盐水(3%~10% 盐水)雾化的方法获得痰液,并利用二硫苏糖醇

（dithiothreitol，DTT）黏液溶解剂对痰进行处理，消除痰中黏液对诊断的影响。目前常采用定时法和固定浓度法来进行痰诱导检查，前者主要是通过在固定的时间间隔内吸入恒定浓度或依次递增浓度的高渗盐水，而后者主要是在吸入浓度不变的高渗盐水下，逐步延长吸入时间。完整的痰诱导需 30 分钟左右，由于高渗盐水会使部分病人第一秒用力呼气容积 FEV_1 下降，所以高渗盐水的用量一般小于 100ml，此试验开始前 10 分钟可吸入短效的 β_2 受体激动剂，如果病人在使用高渗盐水诱导过程中 FEV_1 下降超过 20%，为防止意外发生应终止诱导。研究表明吸入 β_2 受体激动剂并不对痰液中细胞分类和计数有影响。病人将高渗盐水超声雾化喷嘴含入口中，将口闭合，使气雾随呼吸缓慢进入呼吸道，在此过程中指导病人做深呼吸，时间为 10~15 分钟，使液体到达肺内，当病人感觉有痰时，用力咳嗽排出痰液。超声雾化诱导排痰操作简单易行，敏感性较自然咳痰有提高，且对纤维支气管镜看不到的周围型肺癌的诊断很有帮助。此外，0.45% 盐酸氨溴索注射液诱导排痰也运用于临床。邹外龙等发现 2ml 盐酸氨溴索（15mg）+2ml 高渗盐水（3%）组诱导排痰的成功率（100.0%）显著高于 4ml 高渗盐水（3%）组（75%），不良反应发生率两组分别为 25% 和 55%。而两组诱导痰的细胞成分和炎症介质无统计学差异，提示盐酸氨溴索诱导痰是一种安全、有效的研究方法。

　　纤维支气管镜术亦是一种较好的诱痰方式，对于行纤维支气管镜联合取材不能确诊的疑癌病人，应考虑术后 3 天连续痰检，可能会获得阳性结果。马家兰等对 120 例行纤维支气管镜病人术前送 2~3 次痰细胞学，术后第 1~4 天送 2~3 次痰细胞学检查，发现术前痰细胞学检出癌 23 例，阳性率 29.1%，细胞学分类与组织学活检分类符合率鳞癌为 63.6%、腺癌为 60.0%、小细胞癌为 66.7%；术后痰细胞学检出癌 42 例，阳性率 53.2%，术后痰检与组织活检符合率鳞癌为 87.5%、腺癌为 88.2%、小细胞癌为 83.3%，提示纤维支气管镜检结合术后痰细胞学检查可提高肺癌的检出率，术后痰细胞学检查无创、安全可重复，值得临床应用。

　　痰涂片方法包括传统痰涂片和液基薄层细胞技术痰涂片。1996 年美国食品及药物管理局（Food and Drug Administration，FDA）批准了改善的制片技术 - 液基细胞学技术（liquid based cytology test，LCT）是一种由计算机控制的自动化程度很高的细胞涂片制作技术，可同时处理几十份标本。液基薄层细胞检测将痰液收集在保存液中，试剂中的裂解成分对红细胞进行裂解，去除红细胞对检验结果造成的干扰，同时试剂中的固定成分能保存固定白细胞、脱落上皮细胞等有价值的细胞，然后将有效细胞制备成细胞悬液，最后通过过滤离心方法清除黏液对制片的干扰，制成脱落细胞薄片。可用 HE 染色、免疫组织化学等方法进行检测。Wu 等研究发现 LCT 诊断肺癌的敏感性为 80.2%，显著高于传统痰涂片法（63.4%）。而联合 LCT 和传统痰涂片法诊断肺腺癌的敏感性为 80.6%，显著高于传统痰涂片法（55.6%）。

　　目前应用于临床的 LCT 技术主要有两类：ThinPrep 2000 新柏氏全自动超薄液基细胞学检测技术（新柏氏 TCT）和 AutoCyte/PrepStain（LCT- 超柏）。新柏氏 TCT 是第二代细胞学制片技术，随机捕获细胞，不能富集病变细胞，利用过滤膜，按细胞的物理大小（体积）区分细胞，负压抽吸和压片过程中，有外力作用于细胞，容易造成细胞膜的损伤，因而不能进行荧光染色等细胞学诊断。LCT- 超柏是第三代细胞学制片技术，采用密度梯度试剂与离心有机结合，使标本液分离，富集 92% 以上的有效诊断细胞。根据病变细胞核质比增大，比重增大的原理，按比重区分细胞，利用重力自然沉降法制片，诊断细胞自上而下落在载玻片上，增加捕获病变细胞的概率，同时保证细胞的自然形态。新柏氏 TCT 的保存液为高浓度甲醇，制片过程中必须开盖，有刺激气味，造成空气污染，甲醇还会硬化黏液，增加标本处理的难度。LCT-

超柏的保存液主要成分为低浓度乙醇,制片过程中无须开盖,不造成空气污染,无毒副作用。在美国,LCT-超柏已逐步替代新柏氏 TCT 技术。液基薄层细胞技术痰涂片的方法克服传统涂片法中细胞数量不易控制,涂片厚薄不均,细胞容易重叠,阅片费时等缺点。但同时存在制作成本高,操作费时,破坏了癌细胞的排列方式和涂片背景而不利于病理分类等缺点。两种方法各有优势,日常工作中能够互为补充,提高早期肺癌的检出率。

二、痰生物标志物

(一) DNA 突变

1. *p53* 基因　*p53* 基因参与细胞内多种信号转导过程,在细胞周期调控、细胞凋亡及衰老等过程中发挥重要的作用,是一种重要的抑癌基因。*p53* 基因发生突变后会丧失抑癌作用,导致细胞无限增殖、恶变。*p53* 突变广泛存在于肺癌中,在非小细胞肺癌中突变率达 60%,小细胞肺癌达 80%~100%。多数研究还认为,*p53* 突变是肺癌发病过程中的早期基因事件。Baryshnikova 等及汪斌超等研究均表明痰标本 *p53* 突变可作为肺癌高危人群一项随访检测指标,有助于肺癌的早期诊断。

2. 表皮生长因子受体(epidermal growth factor receptor,*EGFR*)基因　*EGFR* 基因编码的蛋白为酪氨酸激酶型受体,在恶性肿瘤中常呈过表达,在肿瘤的形成、发展和转移中发挥重要的作用。在亚裔肺腺癌病人中,*EGFR* 基因突变率高达 50%。Hubers 等研究发现 *EGFR* 突变的 NSCLC 病人痰中检出率为 30%~50%,良性病变病人无阳性结果。提示痰 *EGFR* 基因突变可能作为早期肺癌的分子标志物。

3. *KRAS* 基因　*KRAS* 基因是原癌基因 *RAS* 家族成员之一,编码产生的蛋白为 RAS 蛋白,是 EGFR 信号通路下游的重要分子,在细胞的增殖、分化、抑制凋亡等过程中发挥关键的调控作用。*KRAS* 突变主要见于肺腺癌病人,西方国家约占 20%~30%,东方国家约占 10%。肺癌痰 KRAS 突变的检出率为 22%~46%。*KRAS* 基因突变在痰液中的检测可能会提高肺癌的早期诊断。

4. 棘皮动物微管结合蛋白样蛋白 4-间变性淋巴瘤激酶融合基因(echinoderm microtubule-associated protein-like4-Anaplastic Lymphoma kinase,*EML4-ALK*) *EML4-ALK* 编码生成含 EML4 的氨基端和 ALK 的胞内酪氨酸激酶的融合蛋白,融合蛋白使得酪氨酸激酶组成型活化,从而引起下游信号通路的持续激活,是肿瘤发生、发展的一种特异性的驱动基因。在肺腺癌中,*EML4-ALK* 融合基因约占 3%~6%。Soda 等在 35 例 NSCLC 痰标本中,4 例检测到 *EML4-ALK* 融合基因。因此,*EML4-ALK* 融合基因可能成为肺癌早期诊断的分子标志物。

(二) DNA 甲基化

DNA 甲基化是表观遗传学主要修饰方式之一,抑癌基因的启动子区域 CpG 岛的甲基化水平升高使其转录失活,是恶性肿瘤发生的重要机制。检测甲基化水平有多种方式,包括甲基化特异性 PCR(methylation-specific PCR,MSP)、荧光定量 PCR 等。

1. *p16*　*p16* 基因编码的蛋白是细胞周期依赖性激酶的抑制基因,阻止细胞周期从 G_1 期进入 S 期,是一种抑癌基因。*p16* 启动子的甲基化在肺癌中广泛存在,腺癌为 53.2%,鳞癌为 65.5%。研究表明,*p16* 的甲基化伴随肺腺癌演变的整个过程,包括不典型增生-原位癌-浸润癌,且随着病变的发展逐渐增强。Shin 等研究发现在肺癌病人中,痰 *p16* 甲基化的检出率为 63.1%,而健康病人仅为 3.3%。可见,痰 *p16* 甲基化有可能成为肺癌早期诊断的分子标志物。

2. *RASSF1A*　*RASSF1A* 是位于肿瘤高频杂合性丢失区域 3p21.3 位点的抑癌基因,编码一个微管相关蛋白,是在肿瘤组织中甲基化程度最高的基因之一。Hubers 等研究发现痰液 *RASSF1A* 甲基化诊断肺癌的敏感性为 42.5%,特异性为 96.5%。结合 *RASSF1A*、*3OST2* 和 *PRDM14* 甲基化敏感性可升至 82.2%,而特异性为 66.3%。痰液 *RASSF1A* 甲基化可以为肺癌早期诊断提供一定的参考价值。

3. *MGMT*　*MGMT* 编码的蛋白质是重要的 DNA 修复蛋白,可以清除烷化剂导致的甲基化鸟嘌呤 06-mG,从而修复 DNA,*MGMT* 甲基化可促进肺癌的发生。Leng 等发现部分健康的吸烟者中可检测到 *MGMT* 的异常甲基化,而该部分人群患肺癌的风险明显升高。提示 *MGMT* 甲基化有望成为预测肺癌发生的有效指标。

（三）microRNAs（miRNAs）

miRNAs 是一类高度保守的内源性非编码小分子单链 RNAs,约 22~25 个核苷酸构成,通过与靶 mRNA 特异性的碱基配对引起靶 mRNA 的降解或抑制其翻译,从而对基因进行转录后的表达调控。其异常表达可能导致肿瘤发生。内源性 miRNAs 稳定存于痰标本中。Xing 等研究发现以 miR-21、miR-31 和 miR-210 作为痰标志物,诊断肺恶性结节的敏感性为 82.93%,特异性为 87.84%。通过对痰液 miRNAs 的检测,可能有助于肺癌的早期诊断。

（四）mRNA

mRNA 在痰液中的稳定性差,很容易降解,要求标本收集后立即检测,临床可操作性差。Sun 等发现肺癌病人的痰液中,凋亡相关的肿瘤坏死因子(tumor necrosis factor,TNF)配体家族分子 APRIL 的阳性率为 85.5%,高于痰细胞学(14.7%)。Jheon 等发现肺癌痰中 MAGE 的检出率为 54.3%,而非癌组的检出率低于 2.1%。目前痰 mRNA 的报道较少,在肺癌中的诊断价值还需要更多的研究。

（五）蛋白质水平

1. 端粒酶　端粒酶又称端粒末端转移酶,是位于线性 DNA 末端的核糖核蛋白反转录酶,由 RNA 和蛋白质复合形成。最主要的功能是延长端粒并维持端粒稳定,另一功能是修复断裂的染色体末端。端粒酶活性升高是肿瘤无限生长的重要因素,其能够有效稳定端粒的持续缩短,使细胞由过度增殖变为永生。Pasrija 等发现痰中端粒酶的活性和穿刺组织符合率高。痰端粒酶活性诊断肺癌的敏感性、特异性、阴性预测值和阳性预测值分别为 67.6%、90%、71% 和 88.46%。结果表明痰端粒酶活性检测可能作为肺癌早期筛查的分子标志物。

2. 补体因子 H　补体因子 H 是一种重要的补体调节蛋白,控制 C3 转化酶的生成和稳定性。某些肿瘤细胞可产生 H 因子,从而逃逸补体介导的细胞杀伤。Pio 等报道,痰液补体因子 H 诊断肺癌的敏感性和特异性分别为 80% 和 88%。痰补体因子 H 作为肺癌早期诊断的分子标志物尚需进一步研究证实。

三、展望

尽管痰分子标志物作为肺癌早期诊断很有前景,但应用于临床,仍有许多问题亟须解决。除了敏感性和特异性,检测方法的稳定性、可操作性和经济性均需考虑。总之,痰分子标志物具有早期筛查和诊断早期肺癌的潜力,但仍需更多的研究。相信随着分子生物技术的成熟和完善,早期肺癌的诊断水平会不断提高。

（陈　茜　　周建英）

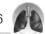

参 考 文 献

1. Petty TL.The early identification of lung carcinoma by sputum cytology. Cancer, 2000, 89 (11 Suppl): 2461-2464.

2. Risse EK, van't Hof MA, Vooijs GP. Relationship between patient characteristics and the sputum cytologic diagnosis of lung cancer. Acta Cytol, 1987, 31 (2): 159-165.

3. 陈华萍, 周逸兴, 王关嵩. 诱导痰白细胞分类计数与肺部炎性疾病的研究进展. 实用医学杂志, 2011, 27 (2): 319-320.

4. 邹外龙, 纪红, 刘新民. 盐酸氨溴索诱导痰在老年慢性阻塞性肺疾病患者气道炎症研究中的应用. 中华老年医学杂志, 2008, 27 (7): 521-524.

5. 马家兰, 黄晓霞, 肖卫, 等. 纤维支气管镜术后痰细胞学检查在肺癌诊断中的意义. 中华全科医学, 2012, 10 (6): 843-844.

6. 何淑蓉, 马正中, 贺青. 痰细胞学液基薄片与传统涂片的对比研究. 中华病理学杂志, 2005, 34 (7): 438-439.

7. Wu GP, Wang EH, Li JH, et al. Clinical application of the liquid-based cytological test in cytological screening ofsputum for the diagnosis of lung cancer. Respirology, 2009, 14 (1): 124-128.

8. Baryshnikova E, Destro A, Infante MV, et al.Molecular alterations in spontaneous sputum of cancer-free heavy smokers: results from a large screening program.Clin cancer Res, 2008, 14 (6): 1913-1919.

9. 汪斌超, 李龙芸, 姚连昌, 等. 痰标本检测 p53 基因突变及其在肺癌早期临床诊断中的意义. 中华内科杂志, 2001, 40 (2): 105-108.

10. Hubers AJ, Heideman DA, Yatabe Y, et al. EGFR mutation analysis in sputum of lung cancer patients: a multitechnique study. Lung Cancer, 2013, 82 (1): 38-43.

11. Destro A, Bianchi P, Alloisio M, et al. K-ras and p16 (INK4A)alterations in sputum of NSCLC patients and in heavy asymptomatic chronic smokers. Lung Cancer, 2004, 44 (1): 23-32.

12. Zhang LF, Gao WM, Gealy R, et al. Comparison of K-ras gene mutations in tumour and sputum DNA of patients with lung cancer. Biomarkers, 2003, 8 (2): 156-161.

13. Soda M, Isobe K, Inoue A, et al. A prospective PCR-based screening for the EML4-ALK oncogene in non-small cell lung cancer. Clin Cancer Res, 2012, 18 (20): 5682-5689.

14. Shin KC, Lee KH, Lee CH, et al. MAGE A1-A6 RT-PCR and MAGE A3 and p16 methylation analysis in induced sputum from patients with lung cancer and non-malignant lung diseases. Oncol Rep, 2012, 27 (4): 911-916.

15. Hubers AJ, Heideman DA, Burgers SA, et al. DNA hypermethylation analysis in sputum for the diagnosis of lung cancer: training validation set approach. Br J Cancer, 2015, 112 (6): 1105-1113.

16. Leng S, Bernauer AM, Hong C, et al.The A/G allele of rs16906252 predicts for MGMT methylation and is selectively silenced in Premalignant lesions from smokers and in lung adenocarcinomas.Clin Cancer Res, 2011, 17 (7): 2014-2023.

17. Xing L, Su J, Guarnera MA, et al. Sputum microRNA biomarkers for identifying lung cancer in indeterminate solitary pulmonarynodules. Clin Cancer Res, 2015, 21 (2): 484-489.

18. Sun B, Wang H, Wang X, et al. A proliferation-inducing ligand: a new biomarker for non-small cell lung cancer. Exp Lung Res, 2009, 35 (6): 486-500.

19. Jheon S, Hyun DS, Lee SC, et al. Lung cancer detection by a RT-nested PCR using MAGE A1--6 common primers. Lung Cancer, 2004, 43 (1): 29-37.

20. Pasrija T, Srinivasan R, Behera D, et al. Telomerase activity in sputum and telomerase and its components in biopsies of advanced lung cancer. Eur J Cancer, 2007, 43 (9): 1476-1482.

21. Pio R, Garcia J, Corrales L, et al. Complement factor H is elevated in bronchoalveolar lavage fluid and sputum from patients with lung cancer. Cancer Epidemiol Biomarkers Prev, 2010, 19 (10): 2665-2672.

22. 黄晓珠, 包勇. 痰分子标志物在肺癌早期诊断中的研究进展. 中华肺部疾病杂志 (电子版), 2015, 8 (1): 90-93.

第六节　小标本活检在肺癌早期的诊断应用

近年来肺癌的诊疗技术有了长足的发展,但肺癌病死率仍旧很高,其主要原因在于,该病早期缺少均有特征意义的症状、体征,早期诊断率极低,仅为 15%,而且,早期肺癌的诊断及治疗与肺癌病人的 5 年生存率密切相关,早期肺癌病人术后 5 年生存率在 70% 以上,中晚期肺癌病人仅为 20% 左右。由此可见,肺癌的早期诊治对改善其预后十分重要。目前,病理诊断仍是肺癌诊断的金标准,然而,肺癌的治疗已进入精准化时代,治疗方案的制订、药物的选择,需要根据其组织学亚型和分子学检测结果共同制订。因此,最大限度地获取优质、足量的组织标本对肺癌的早期诊断至关重要,对准确的组织学和分子学诊断非常必要。

一、获取标本的方法

近年来,获取组织学标本的方法主要有纤维支气管镜检、CT 或 B 超引导下经皮肺活检、胸腔镜下胸膜活检及浅表淋巴结或皮下结节穿刺活检等,其中最常用发展最快的是支气管镜检查。

根据取材方法不同,本文针对经支气管镜取样技术,包括支气管肺泡灌洗术、经支气管腔内活检技术、常规及支气管腔内超声(endobronchial ultrasound,EBUS)引导下的经支气管针吸活检(transbronchial needle aspiration,TBNA),以及经皮肺穿刺活检等几项关键技术方法进行简介。

（一）支气管肺泡灌洗（bronnchoalveolar lavage,BAL）

BAL 是一种经支气管镜取样技术,其目的是获取远端呼吸道及肺泡腔内的细胞、吸性入性颗粒、感染性病原体及其他溶质,以进行分析和疾病诊断,具有操作简单、病人耐受性好的优点。最佳的部位选择、正确的操作技术、合适的支气管肺泡灌洗液(bronchoalveolar lavage fluid,BALF)运送及处理方法等,均会提高对 BAL 结果的分析与解读。BAL 对肺癌的诊断率相对较低,但对肺部弥漫浸润性改变的恶性肿瘤(如弥漫型肺腺癌、肺淋巴管癌病),BAL 具有较好的诊断价值。

（二）经支气管镜腔内活检

支气管镜检查是肺部疾病诊断的主要手段,对支气管镜直视下可见的病变通过钳夹、刷检、刮匙等配合,可获得较满意的诊断。但因常规纤支镜只能达到 4~5 级支气管,大多数 CT 能显示的病变已超出了支气管镜的直视范围。气管外结构,比如纵隔淋巴结的病变看不到,只能靠经验盲穿有限的几组淋巴结。Rivera Meta 分析发现,1970~2001 年纤支镜下可视病变敏感性及特异性分别为 88% 及 100%。对于周围型肺部病变在病变小于 2cm 时,敏感性降到 34%。因此白光纤维气管镜可作为诊断镜下可见病变的主要技术手段,但对于镜下不可见病变、原位癌及肺癌的纵隔病变的诊断存在局限性。

（三）导航支气管镜技术在肺外周病灶取材

目前,经气道诊断肺外周病灶的导引技术主要包括 X 线引导、虚拟导航、电磁导航、径向超声及超细支气管镜。相对于传统经支气管肺内病灶活检技术,应用导引技术可明显提高诊断的阳性率。临床应用较多的是电磁导航或虚拟导航联合径向超声引导下的肺部活检。支气管内超声(endo-bronchial ultrasound,EBUS)、电磁导航支气管镜(electromagnetic navigationbronchoscopy,ENB)、虚拟导航支气管镜(virtual navigation bronchoscopy,VNB)技术的应用可提高周围型肺癌早期诊断率。

1. 支气管内超声（EBUS）　EBUS 技术是在普通支气管镜前端安装一个超声探头,通过这个超声探头并结合吸引活检针,实现实时超声引导经支气管针吸活检。研究表明,EBUS能在早期发现支气管内原位癌,对腔外生长的肺癌发现率也较高,甚至对肺癌浸润的深度也可精确测量,对普通支气管镜无法达到的周围型肺癌及气管外占位的诊断有很高的诊断价值。EBUS 技术具有无辐射、无须使用造影剂、导航定位精确的优点。目前已成为胸部肿瘤诊断和治疗中最有前景的微创技术之一。EBUS 有两种形式,包括径向和线性。两种均通过一个传感器产生和接受声波,组织反射的声波通过处理器合成生成二维超声图像。放射状的超探头不仅可以引导纤维支气管镜针吸活检术(TBNA),还可以评估气道结构。另一方面,线性超声可以在实时超声引导下进行纵隔、肺门、肺内淋巴结的 TBNA。

经支气管超声引导针吸活检(EBUS-TBNA)检查,是近几年新发展起来的一项技术,其对纵隔肿瘤或者肺门淋巴结的诊断则有重要的意义。TBNA 获取的组织学亚型能够真实的反应组织学特点,也可以用来做基因突变分析。

文献报道和临床研究显示,EBUS-TBNA 在肺癌纵隔淋巴结分期中具有很高的敏感性(89%~99%)和特异性 100%。同时,利用专用的穿刺针,因穿刺活检在超声图像实时监视下进行,该技术的安全性得以充分保证。随着 EBUS-TBNA 临床应用的增多,纵隔镜在肺癌分期中的应用逐渐减少,2007 年美国国立综合癌症网络（National Comprehensive Cancer Network, NCCN）和美国胸科医师学会（American College of Chest Physicians, ACCP）等肺癌临床实践指南均推荐 EBUS 作为判断肺癌纵隔淋巴结分期的标准方法之一。EUS-FNA 和EBUS-TBNA 联合应用可以无遗漏地活检所有纵隔淋巴结,在一组纵隔淋巴结转移率为 42%的非小细胞肺癌（NSCLC）中,两者联用的敏感性和假阴性率分别为 97% 和 2%。

2. 电磁导航支气管镜（ENB）　ENB 技术不但可通过电磁导航技术进行实时导航,准确到达常规纤维支气管镜无法到达的周围性肺部病变组织,而且可准确地获取病变组织进行病理检查。美国胸科医师协会曾在肺癌诊断指南中指出,ENB 对周围型肺癌的诊断率为71%。与其他微创技术相比,ENB 具有独特的优点,即能进行实时定位,安全系数较高。对原发性肺肿瘤靠近周边的,常规气管镜不能检查到阳性结果,而其位置又不是合适做经皮肺穿刺的,ENB 使这一问题变得简单。

Eberhardt 等的一项研究,探讨 ENB 和超声内镜引导下的经支气管针吸活检术(EBUS-TBNA)两种技术联合应用诊断周围型肺疾病的确诊率,120 例病人联合应用两种技术的确诊率为 88%,明显高于单独应用 EBUS-TBNA(69%)和 ENB(59%),研究认为对于周围型肺疾病病人可考虑 EBUS-TBNA 与 ENB 两种技术联合应用以提高确诊率,且不增加并发症发生风险。

3. 虚拟导航支气管镜（VNB）　VNB 的设计原理是根据仿真支气管镜的特点,结合二维螺旋 CT 及计算机软件的数据处理得到的能自动生成一条通往病灶的支气管路径的成虚拟支气管（virtual bronchus, VB）图像,支气管镜可沿着此路径到达目标病灶。近年来,新开发的虚拟支气管镜导航（virtual bronchoscopic navigation, VBN）程序,可自动对虚拟支气管图像进行调整,从而实现与真实支气管图像的吻合。

4. 经皮穿刺活检　经皮细针穿刺活检是一种微创检查,可以确诊肺部恶性病变。经皮穿刺肺活检（transthoracic core needle biopsy）是在 X 线透视下定位,或在 B 超指导下,或 CT引导下,用细针刺入病变局部,抽取部分细胞或组织,进行病理学检查来确诊。

二、技术操作方法对组织标本获取及并发症发生的影响

(一) 支气管肺泡灌洗

BAL 无论是对弥漫性肺疾病,还是对局灶性肺部病变,首先推荐根据影像学(主要是CT)表现选择 BAL 的操作部位。操作前 6 周内的高分辨率 CT 影像是较为理想的参考依据。灌注时,一般使用 20ml 或 60ml 的注射器灌注 37℃左右(或室温)的 0.9% 无菌氯化钠溶液,灌注 3~5 次,总量一般为 100~200ml。最佳吸力为操作者在可视情况下控制,一般以25~100mmHg(1mmHg=0.133kPa)的负压为宜。

(二) 支气管镜腔内活检

对支气管腔内可视病灶,进行 3~4 次活检可显著提高诊断阳性率(达 70%~90%),但继续增加活检次数,诊断阳性率不会再随之增加。专家建议,若无快速现场评估(rapid on-site evaluation,ROSE),在病情允许的情况下,至少行 3~4 次活检,以保证所得肺组织样本能够进行病理及分型诊断,剩余样本可适当保存,以供额外的分子学诊断等用途。一次检查中多种采样方法联合应用的诊断价值高于单一方法,如刷检、钳检、针吸、冲洗等,但要根据病变的位置、设备条件及操作者的技术水平决定联合哪几种,一般以 2~3 种为宜,否则既耗费时间,又增加并发症的发生风险。

对于现在常用活检钳的选择,如可活动锯齿缘鳄口活检钳、普通锯齿缘鳄口活检钳、标准型活检钳、带针椭圆形活检钳,目前尚无研究表明哪种类型活检钳在中央支气管病变活检中更具优势,活检钳尺寸对气管内肿瘤活检诊断的影响也缺乏相应研究评估。气管刷检时常用的细胞刷有带护套和不带护套两种,在诊断效率上无明显区别。

BAL 和经支气管活检或刷检联合应用时,操作的先后顺序也存在争论。有研究结果显示,BAL 在活检 / 刷检前或后进行,不论对腔内可视病灶还是非可视病灶的诊断率均无明显影响;对腔内可视病灶,因 BAL 与刷检的诊断效能相近,选择活检联合其中一项即可;对非可视病灶,建议采取活检联合 BAL 取样。

(三) EBUS-TBNA

施行 EBUS-TBNA 时选择理想的镇静方式,有助于操作者获取理想的标本,增加病人舒适度,减少操作相关并发症发生。有研究比较了在 EBUS-BNA 操作时,采用全身麻醉或清醒镇静两种镇静方式对肺癌病人诊断的敏感性、特异性、操作时间及病人耐受性等方面,均无差异。

对于是否使用 ROSE,关于其作用在不同研究中存在争议。目前,国外多数内镜中心在对疑诊肺癌病人进行淋巴结或病灶活检时均使用 ROSE。由于 ROSE 可快速评定标本质量甚至是确定诊断,从而减少穿刺次数,缩短操作时间,专家推荐有条件的单位在对疑诊肺癌病人、纵隔和 / 或肺门淋巴结肿大病人、中央型肿瘤病人实施 TBNA 时加用 ROSE。

无 ROSE 明确标本质量的情况下,对疑为肺癌的病人进行诊断与分期时,每个目标淋巴结或肺部结节病灶 EBUS-TBNA 至少 3 次,常规 TBNA 需进行至少 3~4 次,可使诊断率达到90% 以上。如要获得足够样本进行分子学检测,建议每个靶病灶进行平均 4 次活检。7 次针吸活检时达到诊断平台期,再增加针吸活检次数,对提高诊断率无帮助。

在 EBUS-TBNA 时是否给予负压抽吸,对诊断率、获取样本数量和质量均无明显影响。负压抽吸理论上可获取更多的样本量。但如在行 TBNA 时,抽吸出的样本呈血性,那么在同一位置的活检应不再采用负压抽吸;如超声图像提示病灶内血管显影,建议活检时不要加负

压或仅使用低负压抽吸。

21G 或 22G 穿刺针适用于获取细胞学标本,在进行 TBNA 或 EBUS-TBNA 时,使用 21G 或 22G 穿刺针对样本的获取数量和质量,以及肺癌的诊断率差异均无统计学意义,可由操作者根据穿刺活检部位及其血供情况,酌情选用。较粗的 18G 或 19G 穿刺针一般用于常规 TBNA,可获得较大的核心组织样本,可能提高诊断的准确率。对疑为肺癌的病人,不推荐常规使用 EBUS 引导下的钳夹活检。

（四）经皮肺穿刺

根据病灶在胸部影像学上的表现可设定顺畅的进针轨道,穿刺结节的大小无明显限制,但对于小于 1cm 的结节,穿刺的假阴性率明显上升,此时经皮肺穿刺活检依赖于操作者的技术水平、影像科定位及病理科检测的敏感性,需由操作科室、影像科及病理科多学科联合制定。

有以下影像学引导方法:①超声引导:可实时监测、操作时间短、灵活性高、可避开大血管和重要脏器,同时能借助超声影像帮助鉴别肺不张与肿块只能定位于贴近胸壁的病灶,较小的病灶可能定位不良,对病灶大小要求较高,对病灶及穿刺针位置的显示没有 CT 清晰,且超声探头在穿刺时需与穿刺针接触,具有一定的不便和污染风险。②传统 CT 引导:优点是应用范围广、定位准确,根据影像学提前设计进针路径,从而避开叶间裂、肺大疱、较大的血管等,还可以降低气胸和出血风险,且对直径较小的病灶、距离胸膜较远的病灶、中央型病灶甚至纵隔内病变也可帮助引导定位,还可帮助区分病灶内的实质成分与坏死部分从而增加穿刺成功率。③CT 透视引导:除常规 CT 扫描的优点外,CT 透视可提供实时引导,速度更快,从而减少操作时间达 21.7%,并且穿刺次数相应减少,并发症的发生率相应减少,且有利于小病灶的穿刺。

经皮肺穿刺活检法有两种:经皮肺针吸活检（fine-needle aspiration,FNA）和组织切割活检法（core needle biopsy,CNB）。两种方法在诊断敏感性和并发症发生率方面均无明显差异;但 CNB 能获取更多的组织学标本,除常规病理诊断外,能进行进一步的分子检测,帮助明确肿瘤亚型及制定有针对性的治疗方案。病人可耐受、病灶穿刺无明显风险的情况下,建议选择 CNB。若病灶较小,邻近大血管、心脏等,或病灶内存在明显血管,大大增加了切割穿刺的出血风险,则考虑 FNA 更加安全,这时需借助 ROSE 判断获取标本是否足够与合适,标本如何进一步处理,甚至立即获得初步诊断。值得注意的是,当病灶直径小于 1cm 时,考虑假阴性率会增加,尽管气胸风险增高,仍建议行 CNB 进行组织学诊断。采用何种穿刺针受多种因素影响,包括病灶大小、预设针道轨迹、并发症、本医疗机构病理学诊断所需的量以及操作者个人经验等。如,因穿刺针直径越大则气胸可能性越大,因此有气胸风险的病人组织切割时推荐采用 18G 穿刺针,针吸活检时则考虑 16G 穿刺针,必要时可用 14G 穿刺针。

组织切割活检根据切割组织针的切割槽的长度,一般一次穿刺所切割的组织即可提供病理诊断。若病灶偏大,并无明显增高的出血风险,则考虑多次切割取材以保证足够的样本以进行进一步的分子检测等。若病灶偏小,或穿刺后针道出血明显,可根据取材的情况一次穿刺即可。实际穿刺次数多根据病灶的特征、穿刺的难度、并发症的有无、标本的质量等而定。有研究者认为至少穿刺 2 次为佳。

三、标本的处理

（一）支气管镜活检后样本处理

将穿刺及内镜钳取的微小标本尽可能收集于青霉素小瓶内,用中性甲醛固定 2 小时;组织太碎可离心取沉淀物,放在载玻片上聚拢,用滤纸吸干多余水分,再用 3% 琼脂凝聚。一张完整的、好的切片与取材固定包埋密切相关,尤其小微标本的取材、固定、包埋。琼脂凝聚包埋法最大的优点是能把微小标本包埋在一个平面,保持切片的完整性。穿刺及内镜活检标本多有挤压,为避免这一现象,尽可能使组织恢复原有形态,可以在取得标本后立即放在生理盐水中浸泡 5~10 分钟,让组织自然舒展,去生理盐水加入中性甲醛固定剂。穿刺及内镜活检之前或之中,有条件最好做薄层液基细胞学检查对照,是个很好的参照,可提高穿刺阳性率。

对刷检获得的细胞学标本,也有两种处理方法,可直接涂抹到玻璃片上,也可将毛刷置于生理盐水中剧烈摇晃,将细胞洗脱于液体后,进行离心和收集。目前,尚无研究证实这两种方法的优劣。

（二）BALF 样本处理

对于 BALF 尽量在 1 小时内送检,不可用干冰或冷冻转运。BALF 细胞分类计数的回收液一般需达到 10~20ml,最少为 5ml。一般情况下,肺中叶或舌叶的 BALF 回收率约为灌入量的 40%~70%,肺下叶或其他肺叶至少为 30% 以上。

（三）TBNA 样本处理

对 TBNA 样本的处理,包括细胞涂片、制作细胞团块、核心组织样本三种。一般而言,细胞学涂片可用于对肺癌进行病理学诊断。必要时可将用于 ROSE 的细胞涂片脱色后,用于进一步的细胞学评估、免疫组化染色或分子病理学检测。细胞团块和核心组织均可用于组织学检测,且对肺癌的诊断率相同,可按照本单位病理科医师的习惯选择。在情况允许时,推荐将部分活检样本保存于特定溶液(如甲醛、生理盐水或 Hank 溶液)中,以备制作细胞团块,用于免疫组化和分子学检测,获得更精细的组织学和分子分型。

通过常规或 EBUS 引导下 TBNA 获得的绝大多数细胞学样本均可用于分子检测,但依赖于样本中肿瘤细胞的绝对数(最好超过 100 个)、肿瘤细胞所占比例、肿瘤细胞保存的程度,以及所采用的分子检测方法的敏感性。

1. 采用常规 TBNA 和 EBUS-TBNA 对可疑肺癌病人进行活检时,若要进行分子学检测,建议对靶病灶进行平均 4 次抽吸活检,以获得足够的样本量。穿刺针类型、是否使用活检钳或加用负压抽吸、麻醉镇静方式,以及穿刺针在靶病灶内停留时间及旋转次数等,对肺癌分子检测有无影响,目前尚无确切的研究数据。

2. 细胞涂片、细胞团块、核心组织标本均可用于分子检测。细胞团块和核心组织样本更适于基因突变分析,也适用于 ALK 转位基因检测;如果缺乏细胞团块或核心组织样本,或上述样本中肿瘤细胞负荷不足,可选用细胞学玻片来检测表皮生长因子受体(*EGFR*)等基因突变。

3. ROSE 有助于评估靶病灶样本中肿瘤细胞负荷,因此如需进行分子检测,推荐使用ROSE。

（四）经皮肺穿后标本的处理

组织标本建议行 10% 甲醛固定,FNA 标本建议装至新柏液内,送检病理科进行相关检查,FNA 时若进行 ROSE 可明显增高诊断的阳性率。若标本暂时无法送至病理科,可考虑 4℃放置过夜,尽快送至病理科以防止组织细胞降解。

四、预防并发症

（一）常规气管镜检查的并发症

术前用药及局麻引起的并发症;检查时出现喉痉挛、支气管痉挛,心律失常,低氧血症;

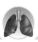

活检时可出现出血,气胸,肺泡灌洗可引起短暂的发热、胸闷、肺部啰音。

为避免并发症,术前要认真检查病人的心肺功能、凝血功能,询问病史、特别是支气管哮喘史,药物过敏史,根据病人的全身情况来考虑气管镜检查的适应证;做好思想工作,使其消除紧张以取得合作。术前可用少量镇静剂及阿托品药物。COPD 病人和哮喘病人术前吸入支气管扩张剂。要有近期胸部 CT,进一步明确病灶位置;声带及支气管黏膜麻醉应充分,但麻醉药剂量尽可能控制在达到有效作用的最小量。记录术前病人脉搏、血压和使用药物剂量。术中行心电图监护,对低氧血症病人需测定 PO_2,术中常规给予鼻导管吸氧。对凝血障碍或有出血倾向的(如尿毒症),经气管镜活检是危险的,应列为禁忌证。而肺动脉高压为相对禁忌证。对内镜中可见的肿瘤行活检前,先滴入止血药物。术后观察数小时,备有抢救药品和设备。

(二) 纤支镜导向技术的并发症

TBNA 是非常安全的检查手段。相对于 CT-TTNA 穿刺活检 PPLS 来说,此类纤支镜方法的最大优势是较低的并发症。在一项 RP-EBUS 的 Meta 分析(16 个研究,$n=1420$)分析当中,并发症的发生率在 0~7.4% 之间。气胸发生率 1.0%,胸腔置管引流率为 0.4%。没有因为出血需要进一步处理的病例,也没有死亡病例报道。施行 TBNA 或 EBUS-TBNA 时有需采用镇静,镇静包括轻度镇静、中度镇静(即清醒镇静)、深度镇静和全身麻醉,有研究比较,清醒镇静的病人发生轻度操作相关并发症的概率略高,与深度镇静相比,对操作的各方面也无明显影响。因此建议根据病人实际情况、意愿,以及所在医院条件选择适合的方式。

(三) 经皮肺穿刺的并发症

1. 气胸 最常见的并发症,发生率为 0~60%,多数可在穿刺后 CT 扫描时发现。与气胸发生的因素包括:病灶大小、距离胸膜的距离、是否存在肺气肿、多次定位及反复穿刺、穿刺针与胸膜间的角度等。

2. 出血 是第二常见的并发症,分为肺内出血和胸腔内出血,常见症状为咯血和胸痛。主要受病灶内血管、病灶周围血管、穿刺路径是否经过血管等影响。病灶距离胸膜的距离、病灶本身的性质(肺实变、间质性病变及空腔性病变)也可能是影响出血的因素。

3. 胸膜反应 较常见,病人精神紧张、反复穿刺、麻醉不充分引起疼痛是导致胸膜反应的重要原因。

4. 穿刺部位疼痛和发热 是常见的穿刺后不良反应,疼痛可能因穿刺进针及切割后组织损伤所致,而发热可能与出血吸收相关。

5. 空气栓塞 比较罕见,但致死率较高。操作时应注意防止穿入肺血管,每次穿刺后立即以针芯堵住套管针,必要时应用止咳药物避免病人术中出现剧烈咳嗽引起肺内压增高,以免空气进入血管。

6. 肿瘤的针道转移 这是人们一直争论和担忧的问题,有研究显示肿瘤针道转移发生率为 1/10 000。拔针时针芯应插入套管内作为保护,以免活检获取物沿针道脱落。

总之,通过安全、微创手段获得足量、优质的组织学及细胞学小样本,对肺癌进行准确的组织学分型及分子学检测,从而指导治疗,既是医学发展的趋势,也是对从事肺部肿瘤的医护人员提出的更高要求。

(陈良安)

参 考 文 献

1. Patzjr EF，Goodman PC，Bepler G. Screening for lung cancer. N Engl J Med，2000，343(22)：1627-1633.

2. 支修益，姜格宁．早期原发性肺癌诊断和治疗进展．中国医学前沿杂志(电子版)，2015，7(2)：1-5.

3. Emst A，Herth FJF.Principles and practice of interventional pulmonology. New 4. Meyer Kc，Raghu G，Baughman RP，et al.Anomcial American Thoracic Society clinical practice guideline：the clinical utility of bronchoalveolar lavage cellular analysis in interstitial lung disease.Am J Respir crit care Med，2012，185(9)：1004-1014.

4. Holty JE，kuschner WG，Gould MK. Accuracy of transbronchial needle aspiration for mediastinal staging of nonsmall cell lung cancer：a meta analysis.Thorax，2005，60(11)：949-955.

5. Wiener RS，Schwartz LM，Woloshin S，et al. Population-based risk for complications after transthoracic needle lung biopsy of a pulmonary nodule：an analysis of discharge records.Ann lntern Med，2011，155(3)：137-144.

6. Ishida T，Asano F，Yamazaki K，et al. Virtual bronchoscopic navigation combined with endobronchial ultrasound to diagnose small peripheral pulmonary lesions：a randomised trial.Thorax，2011，66(12)：1072，1077.

7. 唐纯丽，罗为展，钟长镐，等．径向超声联合虚拟导航引导肺活检对肺外周结节的诊断价值．中华结核和呼吸杂志，2016，39(1)：38-40.

8. 刘丹，李为民．新型影像技术在肺癌早期诊断中的应用及诊断价值．中华肺部疾病杂志，2011，4(6)：446-448.

9. 段丽梅，刘东华．支气管镜新技术在肺癌早期诊断及分期中的应用．肿瘤学杂志，2011，17(12)：942-946.

10. 金发光．支气管镜新技术在肺癌早期诊断中的应用．临床荟萃，2016，31(11)：1161-1166.

11. 杨拴盈，丽娜．支气管内超声技术在胸部肿瘤的应用现状和前景．中国肺癌杂志，2010，3(5)：393-395.

12. Dincer HE.Linear EBUS in staging non-small cell lung cancer and diagnosing benign diseases. J Bronchology IntervPulmonol，2013，20(1)：66-76.

13. Groth SS，Whitson BA，D'Cunha J，et al.Endobronchial ultrasound -guided fine-needle aspiration of mediastinal lymphnodes：a single institution's early learning curve.Ann Thorac Surg，2008，86(4)：1104-1109.

14. Hwangbo B，Kim SK，Lee HS，et al. Application of endobronchial ultrasound-guided transbronchial needle aspiration following integrated PET/CT in mediastinal staging of potentially operable non-small cell lung cancer. Chest，2009，135(5)：1280-1287.

15. Szlubowski A，Kuzdzal J，Kolodziej M，et al. Endobronchial ultrasound-guided needle aspiration in the non-small cell lung cancer staging. Eur J Cardiothorac Surg，2009，35(2)：332-336.

16. Detterbeck FC，Jantz MA，Wallace M，et al. Invasive mediastinal staging of lung cancer：ACCP evidence-based clinical practice guidelines. 2nd ed. Chest，2007，132(3Suppl)：202s-220s.

17. Ettinger DS，Akerley W，Bepler G，et al. Non-small cell lung cancer. J Natl Compr Canc Netw，2008，6(3)：228-269.

18. LeBlanc JK，Devereaux BM，Imperiale TF，et al. Endoscopic ultrasound in non-small cell lung cancer and negative mediastinum on computed tomography. Am J Respir Crit Care Med，2005，171(2)：177-182.

19. 马永富，晋帅，褚剑，等．电磁导航支气管镜的临床应用进展．中华腔镜外科杂志，2015，8(5)：361-364.

20. Rivera MP，Mehta AC，Wahidi MM. Establishing the diagnosis of lung cancer：Diagnosis and management of lung cancer. 3rd ed. American College of Chest Physicians evidence-based clinical practice guidelines. Chest，2013，143(5 Suppl)：e142S-e165S.

21. Eberhardt R，Anantham D，Ernst A，et al. Multimodality bronchoscopic diagnosis of peripheral lung lesions：a rando-mized controlled trial. Am J Respir Crit Care Med，2007，176(1)：36-41.

22. Silvestri GA，Gould MK，Margolis ML，et al. Noninvasive staging of non-small cell lung cancer：ACCP evidenced-based clinical practice guidelines. 2nd ed. Chest，2007，132(3Suppl)：178S-201S.

23. 王慧，黄礼年．支气管镜介入技术在外周肺病变中的应用．中国肺癌杂志，2016，19(8)：559-564.

24. 李强．呼吸内镜学．上海：上海科学技术出版社，2003：114-122.

25. Mazzone P，Jain P，Aitoliga AC，et al.Bronchoscopy and needle biopsy techniques for diagnosis and staging of lung cancer.Clin Chest Med，2002，23(1)：137-158，ix.

26. Rjvem MP，Mehta AC，Momen M.Establishing the diagnosis of lung cancer：Diagnosis and management of lung

cancer. 3rd ed. American College of Chest Physicians evidence-based clinical practice guideline 8.chest,2013, 143(5 suppl):e142s-165s.

27. Bodh A,Kaushal V,Kashyap S,et al. Cytohistologyical correlation in diagnosis of 1ung tumors by using fiberoptic bronchoscopy:study of 200 cases.Indian J Pathol Micmbiol,2013,56(2):84-88.

28. van der Driff MA,van der wilt GJ,Thunnissen FB,et al. Prospective study of the timing and cost-effectiveness of bronchial washing during bronchoscopy for pulmonary malignant tumors.Chest,2005,128(1):394400.

29. Van der Heijden EH,casal RF,Trisolini R,et al.Guideline for the acquisition and preparation of conventional and endobronchial ultrasound—guided transbronchial needle aspiration specimens for the diagnosis and molecular testing of patients with known or suspected lung cancer.Respiration,2014,88(6):500-517.

30. Lee Hs,Lee GK,Lee Hs,et al.Real—time endobronchial ultrasound—guided transbronchial needle aspiration in mediastinal staging of non—small cell lung cancer:how many aspirations per target lymph node station? Chest,2008,134(2):368,374.

31. Diacon AH,schuurmans MM,Theron J,et al. Transbronchial needle aspirates:how many passes per target site? Eur Respir J,2007,29(1):112-116.

32. Yamus L,Akulian J,Gilben C,et al.Optimizing endobronchial ultrasound for molecular analysis. How many passes are needed? Ann Am Thorac Soc,2013,10(6):636-643.

33. Chin R,Mccain RW,Lucia MA,et al.Transbronchial needle aspiration in diagnosing and staging lung cancer: how many aspirates are needed? Am J Respir Crit Care Med,2002,166(3):377-381.

34. Cki M,Saka H,Kitagawa C,et al.Randomized study of 21-gauge versus 22-gauge endobronchial ultrasound-guided transbronchial needle aspiration needles for sampling histology specimens.J Bronchology Interv Pulmonol,2011,18(4):306,310.

35. Yarmus LB,Akulian J,lechtzin N,et al.comparison of 21-gauge and 22-gauge aspiration needle in endobronchial ultrasound—guided transbronchial needle aspiration:results of the American college of chest Physicians Quality Improvement Registry,Education,and Evaluation Registry.Chest,2013,143(4):1036,1043.

36. Nakajima T,Yasufuku K,Takahashi R,et al.comparison of 21-gauge and 22-gauge aspiration needle during endobronchial ultrasound-guided transbronchial needle aspiration.Respirology,2011,16(1):90-94.

37. Wahidi MM,Herth F,Yasufuku K,et al.Technical Aspects of Endobronchial Ultrasound.Guided Transbronchial Needle Aspiration:Chest Guideline and Expert Panel Report.Chest,2016,149(3):816-835.

38. Stratakos G,Porfyridis I,Papas V,et al.Exclusive diagnostic contribution of the histology specimens obtained by 19-gauge transbronchial aspiration needle in suspected malignant intrathoracic lymphadenopathy.Chest,2008, 133(1):131-136.

39. Casal RF,Staerkel GA,Ost D,et al.Randomized clinical trial of endobronchial ultrasound needle biopsy with and without aspiration.Chest,2012,142(3):568-573.

40. Bulmail W,Saqi A,Poweu CA.Acquisition and processing of endobronchial ultrasound-guided transbronchial needle aspiration specimens in the era of targeted lung cancer chemotherapy.Am J Respir Crit Care Med,2012, 185(6):606-611.

41. Travis WD,Bmmbiua E,Noguchi M,et al.Diagnosis of lung cancer in small biopsies and cytology:implications of the 2011 International Association for the Study of Lung Cancer/American Thoracic society/European Respiratory society classification.Arch Pathol Lab Med,2013,137(5):668-684.

42. Thunnissen E,Kerr KM,Herth FJ,et al.The challenge of NSCLC diagnosis and predictive analysis on small samples.Practical approach of a working group.Lung cancer,2012,76(1):1-18.

43. Trisolini R,Canceuieri A,Tinelli C,et al. Rapid on-site evaluation 0f tranbronchial aspirates in the diagnosis of hilar and mediastinal adenopathy:a randomized Trial.Chest,2011,139(2):395401.

44. Oki M,Saka H,Kitagawa C,et al.Rapid 0n-site cytologic evaluation during endobronchial ultrasound—guided transbronchial needle aspiration for diagnosing lung cancer:a randomized study.Respiration,2013,85(6):486-492.

45. Griffin AC,Schwartz LE,Baloch ZW.Utility of on-site evaluation of endobronchial ultrasound—guided transbronchial needle aspiration specimens.Cyto Journal,2011,8(8):20.

46. Murakami Y, Oki M, Saka H, et al. Endobronchial ultrasound.guided transbronchial needle aspiration in the diagnosis of small cell lung cancer. Respir Investig, 2014, 52(3): 173-178.

47. Eapen GA, Shah AM, Lei X, et al. complications, consequences, and practice patterns of endobronchial ultrasound guided transbronchial needle aspiration: Results of the aquire registry. Chest, 2013, 143(4): 1044-1053.

48. Nakajima T, Yasufuku K, Saegusa F, et al. Rapid on-site cytologic evaluation during endobronchial ultrasound-guided transbronchial needle aspiration for nodal staging in patients with lung cancer. Ann Thorac Surg, 2013, 95(5): 1695-1699.

49. Trisolini R, Caneeuieri A, Tineui C, et al. Randomized trial of endobronchial ultrasound-guided transbronchial needle aspiration without rapid on-site evaluation of lung cancer genotyping. Chest, 2015, 148(6): 1430-1437.

50. Jae U, June IH, Miyeon Y, et al. Percutaneous core needle biopsy for small(≤10mm) lung nodules: accurate diagnosis and complication rates. Diagn Interv Radiol, 2012, 18(6): 527-530.

51. Li Y, Du Y, Yang HF, et al. CT-guided percutaneous core needle biopsy for small(≤20mm)pulmonary lesions. Clin Radiol, 2013, 68(1): e43-48.

第七节　自荧光支气管镜在早期肺癌诊断中的应用

肺癌是严重危害人类健康的疾病,肺癌的早期诊疗对于提高病人的生存率及延长生存时间具有决定性的作用。尽管低剂量 CT 筛查可作为早期肺癌特别是早期肺腺癌的敏感检查方法,但对于鳞状细胞癌和小细胞癌的诊断价值有限。其原因在于鳞状细胞癌和小细胞癌更常见于中央性气道,而胸部 CT 扫描对于早期中央性气道的病变检测价值有限。近年来全世界范围内腺癌的发病率上升,但鳞状细胞癌仍占整个肺癌病人人群的相当一部分。由于鳞状细胞癌原位或微浸润性癌 5 年生存率往往超过 90%,早期诊断以期治愈该种疾病对临床病人有着极其重要的意义。

支气管镜是气管、支气管黏膜早期病变唯一有效的检查手段,临床应用已十分普及。然而,气道内原位癌通常较小,即使是经验丰富的内镜医师,通过普通支气管镜检查也仅能发现 30% 的气管内原位癌。荧光支气管镜(fluorescence bronchoscopy, FB)是在传统支气管镜基础上发展起来的用于观察气管、支气管黏膜荧光现象的一种新型支气管镜技术。众所周知,当用一特殊波长的光激发正常组织时,可发出特异的荧光。病理状态时,由于疾病过程引起的相同组织的结构完整性变化可改变或抑制自荧光。但发射出的荧光强度极低,不能被肉眼看见。随着现代的精密照相机技术、计算机控制的图像分析技术进步,近年来开发的多种荧光支气管镜系统,对气道做自荧光检查,可实时采集图像,帮助检测正常气管及支气管黏膜中很小区域的荧光变化,通过指导在气管及支气管异常荧光部位黏膜的活检可增加对不典型增生、浸润前癌病变的检出率,是对传统的普通光源支气管镜检查术(white light bronchoscopy, WLB)的技术突破,可显著提高支气管镜对肺癌癌前病变早期诊断的敏感性。

在本章中,我们将讨论自荧光支气管镜(autofluorescence bronchoscopy, AFB)的光学原理,以及 AFB 在早期肺癌诊断和早期肺癌病人整体管理中的作用。

一、AFB 基本原理

当一定波长的光线照射支气管管腔黏膜表面时,光线可被吸收、反射、反向散射或产生自发性荧光。目前认为自发荧光的产生是由于组织内部的荧光蛋白基团吸收特定波长的光照后产生的。由于肿瘤组织和正常上皮组织的化学结构差异,所含荧光基团不同,导致激发

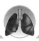

的荧光不同。但也有学者认为，上皮组织所含荧光基团较少，黏膜下层的自发荧光量比上皮高大约十倍，其中胶原和弹性蛋白是最重要的结构荧光物质。在442nm波长激光照射下，正常支气管黏膜组织吸收后可产生绿色荧光，而癌前病变和肿瘤组织细胞外基质如胶原和弹性蛋白减少，所含荧光基团少，故产生红色或棕色的荧光。据此可用于鉴别正常及病变支气管壁组织。

由于自发性荧光强度一般均较弱，并且与反射光交会在一起，肉眼无法直接观察到。90年代后随着图像信息的电脑分析处理技术迅猛发展，使得观察肺组织的自发性荧光成为可能。AFB是利用细胞自发性荧光和电脑图像分析技术开发的一种新型电子支气管镜，可使气管镜对肺癌及癌前病变早期诊断的敏感性显著提高，进一步可明确病变部位以及范围。

二、AFB 设备

目前临床所使用的自发荧光系统主要包括加拿大 Xillix 公司研制的 LIFE（lung imaging fluorescence endoscope）系统；德国 D-Light Storz 系统；日本 Pentax 公司的 SAFE-1000 系统及 SAFE-3000 系统；以及日本 Olympus 公司的 AFI 系统。

其中，LIFE 系统是目前临床上使用最广泛的荧光支气管镜系统，它采用氦-镉为光源，能发出 442nm 特定波长的蓝光照射支气管黏膜，分别产生红色（630nm）及绿色荧光（488~525nm），经过滤光镜后由光学放大系统增强，最后由电脑进行图像信息分析和处理。从 1996 年 9 月起美国 FDA、日本、加拿大和欧洲国家陆续核准其在临床中使用。因为癌前病变和恶性病变的绿色自发荧光损失较红色荧光损失更多，病变部位呈现红棕色。原始的 LIFE-Lung 装置具有用于白光和荧光检查的单独的光源，并且需要在检查之间手动改变光源。在 LIFE-Lung II 中，使用过滤弧光灯，其允许在两种检查模式之间快速切换。LIFE-Lung II 中的独特设计是其实时定量显示红/绿自发荧光比，从而减少主观颜色判断的人为误差。Xillix 的最新设备（Onco-LIFE，Richmond，Canada）则将反射和荧光成像组合。红色反射图像与绿色荧光图像组合使用可增强恶性病变与正常组织之间的对比度。由于使用反射的红光作为参考，较少被血红蛋白吸收，因此较少受与炎症相关的血管分布的影响。

目前，日本 Pentax 公司研制最新的 SAFE-3000 系统已取代 SAFE-1000 系统。该系统使用 420~480nm 范围内的过滤氙灯产生激发光，但只使用单个图像增强 CCD 传感器检测绿色光谱（490~590nm）中的荧光。既可用于普通白光支气管镜检查，也可插入激光滤片后做 AFB 检查，切换过程可自动完成，使用时可以交替观察气道黏膜在白光下的表现和荧光影像，避免了在不同视频图像之间的切换，操作时间有所缩短，进一步增强了检查效能。

德国 D-Light Storz 系统则由 RGB CCD 相机和滤光氙灯（380~460nm）组成。所采用的照射光源不是激光产生的单色光，而是氙灯发出的白光，经滤镜过滤后产生蓝光，用于照射支气管黏膜激发荧光。光源系统中有两片滤镜，过滤产生不同波长的照射光，分别用于自荧光和药物荧光两种工作模式。

近年来，国内一些单位使用的日本 OLYMPUS 公司的 AFI（autofluorescence imaging）电子荧光支气管镜在使用 395~445nm 蓝光激发 450~690nm 荧光的同时，使用 550~610nm 的反射光。利用内置的高灵敏度 CCD，可以获得明亮、清晰的自体荧光图像，而利用内镜按钮等可以很容易切换普通光和自荧光，使得整个检查操作过程非常简便。

目前不同的设备厂商，所采用的光源、波长范围、色谱连续性均不尽相同，使得其结论缺乏可比性。而对比不同设备系统效果的研究较少，已经报道的有 LIFE 与 Pentax-SAFE

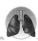

1000 系统的比较以及 LIFE 与 D-Light 系统比较、AFI 与 LIFE 系统比较等,总体来说,各种系统对气道癌前病变的检出率相仿。Herth 等在一项交叉设计研究中,对 332 例高危病人进行 LIFE 和 D-Light 系统比较,使用两种设备进行 1117 处活检,其中 817 处荧光下表现正常,113 处异常,187 处可疑。组织学结果,850 处正常,55 处为瘢痕或炎症,62 处为上皮化生或不典型增生,11 处原位癌,127 处浸润性肺癌,仅有 5 处存在差异(2 例正常、2 例不典型增生和 1 例浸润性肺癌),提示两种系统判定结果基本一致。但两者平均所需的检查时间有明显差异,LIFE 系统为 11.7 分钟,而 D-Light 系统为 7.4 分钟。

三、AFB 临床应用指征

近年来,AFB 的设备不断更新,临床应用更加便捷,过滤灯的使用使得白光和荧光模式之间可以快速切换。两种模式联合应用检查通常只在常规白光支气管检查后增加 5~10 分钟操作时间。局部麻醉和清醒镇静下病人能很好耐受,已逐渐成为常规使用的支气管镜。AFB 的主要适应证包括对早期肺癌的评估和检出癌前病变。目前的证据支持在以下临床情况下使用 AFB 检查:

1. 痰细胞学检查有重度不典型增生或恶性肿瘤细胞而胸部 X 线或 CT 扫描阴性。
2. 作为疑似肺癌病人的诊断性支气管镜检查的一部分。
3. 具有潜在可治愈性的原位癌 / 微浸润癌的病人治疗前检查。

AFB 的禁忌证除了不能耐受普通支气管镜检查者外,不适应行荧光支气管镜检查的有:①支气管黏膜出血明显者;②支气管有急性炎症者;③3 个月内接受过光动力治疗或预防性的化学治疗;④6 个月内接受过放疗或细胞毒性化疗。

四、AFB 在早期肺癌诊断中的作用

(一) AFB 在癌前病变、早期肺癌识别及定位中的应用

痰细胞学检查发现恶性肿瘤细胞而胸部 X 线或 CT 扫描阴性的病人,即所谓隐性肺癌的诊断极具挑战性。当 WLB 检查未能定位恶性细胞的来源时,需要重复支气管镜检查,而通过支气管镜对不同叶段支气管的盲刷往往耗时 1~2 小时,尽管手术可以在局部麻醉下进行,但更多的时候需要全身麻醉,并存在不同叶段部位交叉污染的问题。随着自荧光支气管镜检查的开展,这些影像学隐性肺癌很容易被检出。在过去的数十年中,欧洲、北美洲和日本的多数研究表明荧光支气管镜检查能显著提高气道内早期癌变的检出率,尤其是上皮内癌变(包括中重度不典型增生和原位癌)的检出率。

荧光支气管镜的多数临床研究报道均采用 LIFE 系统。1993 年,Lam 等首先报道了 WLB 联合 AFB 较单用 WLB 对肺癌癌前病变的敏感性提高 50%,分别为 72.5% 及 48.4%。在随后的研究中,Lam 等报道用 AFB 及 WLB 检查 223 例肺癌或有肺癌危险因素的病人,共取活检 717 处,病理显示为正常组织或炎症 338 处,化生或轻度不典型增生 203 处,中至重度不典型增生 78 处,原位癌 35 处,浸润癌 63 处。诊断中至重度不典型增生、原位癌、浸润癌的敏感性,WLB 分别为 38.5%、40%、98.4%,AFB 分别为 73.1%、91.4%、100%。可见 AFB 对癌前病变及原位癌的敏感性有明显提高。

除 LIFE 系统外,其他荧光支气管镜系统也有临床研究报道。Haussinger 等在 2005 年发表了一篇欧洲多中心随机对照研究,共入选 1173 例病人,使用的是 D-light 系统,结果 WLB、WLB+AFB 组对肺癌前病变和原位癌诊断的敏感性分别是 57.9% 和 82.3%,特异性分

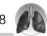

别是 62.1% 和 58.4%,结论是 WLB+AFB 联合应用对肺癌前病变的诊断显著优于单用 WLB。Mssaki Hanibuchi 等研究了荧光支气管镜(SAFE-1000 系统)在检测癌前病变和癌变组织中的价值,发现白光支气管镜的敏感性为 65%,白光支气管镜联合应用荧光支气管镜的敏感性则可提高至 96.8%。Ikeda 等将自荧光诊断系统整合到电视内镜诞生了新一代自荧光支气管镜诊断系统 SAFE-3000 系统(Pentax,Tokyo,Japan),使用该系统指导 166 例活检,最后病理结果为:88 例上皮化生,29 例不典型增生,19 例原位癌,30 例浸润癌,提示 SAFE-3000 系统能明显增加早期支气管癌变及癌前病变的检出率。

荧光支气管镜敏感性增高的同时也伴随了特异性的下降(荧光 61% 对白光 80%)。Hirseh 等报道对 55 例病人采集 391 份活检标本,对探测中 - 重度不典型增生或癌变 AFB 的敏感性明显高于 WLB((68.8% vs 21.9%)。AFB 相对敏感性(WLB=1.0)为 3.1,两者结合为 3.7。但 AFB 的特异性不如 WLB((69.6% vs 78.3%),AFB 的相对特异性(WLB=1.0)为 0.9,两者结合为 0.6。在 Xillix 和 Storz 试验中,对异常荧光部位(假阳性)活检发现大多数是由于炎症、杯状细胞增生或化生所致。虽然 AFB 的特异性较低,但通过结合 WLB 的观察并结合病理分析,最终对诊疗方案的制订并未造成很大影响。有意义的是,已发现具有“良性”病理学和异常荧光的区域比具有正常荧光的区域在比较基因组杂交检测时有更多基因改变,表明具有异常荧光的区域可能代表高风险的病变部位。已证明一些具有异常荧光而病理学良性的部位在支气管镜随访中可发生癌变。此外,有发现三个或更多个异常荧光部位的存在预测高危病人中鳞状细胞癌的发生。

（二）AFB 在气道癌前病变随访中的应用

一些研究报道痰细胞学检查发现重度异型的病人 2 年内发生肺癌的风险约 45%。在约翰霍普金斯早期肺癌检测项目中,中度异型在随后的随访中也被发现发展为肺癌的风险增加,14% 的中度异型的病人在长期随访中发生肺癌,而无异型者仅 3% 发生肺癌。在科罗拉多 SPORE 队列的高风险吸烟者和有气流阻塞的曾经吸烟者中,在排除年龄、性别、吸烟包年和吸烟状态的影响后发现,随细胞学异型的等级上升,发展为肺癌的相对风险为 1.0(正常),1.10(轻度异型),1.68(中度异型),3.18(中度异型或更严重)和 31.4(中度异型以上)。痰细胞学检查重度或极重度异型增生预示肺癌发生的高风险足以证明临床需采用白光和荧光支气管镜联合检查这一积极诊断方法。

（三）AFB 在确定气道早期癌变范围及分期中的应用

对于正在评估是否能够给予根治性手术切除的早期肺癌病人以及正在评价是否能够给予支气管腔内治疗的原位癌的病人,AFB 检查有助于描绘肿瘤边缘,并评估支气管中有无同期存在的其他病变。有报道,AFB 检查发现同期癌变的比率可高达 14%,而需要支气管镜检查随访的中度 / 重度不典型增生高达 27%。通过支气管腔内治疗如光动力治疗、电烧灼或冷冻治疗,病变≤1cm^2 的原位癌是一种潜在的可治愈性病灶。然而,WLB 检查不足以检测和划定这些病变的边缘,而 AFB 检查可改善这些隐匿性癌症的分期并影响其治疗处理。此外,在使用电烧灼等支气管腔内治疗期间,AFB 可用以确保病变得到充分治疗。

（四）AFB 在有头颈部癌病人随访中的应用

头颈部鳞状细胞癌是发展为肺鳞状细胞癌的高危因素,对于此类病人即使胸部 CT 检查对于发现肺部早期癌变敏感性亦较差,因此支气管镜检查对此类具有高风险因素的病人更具有实际的临床意义。Lee 等在 51 例不伴有淋巴结转移的头颈部肿瘤病人中使用 AFB 进行随访,平均随访时间 60 个月,发现了 42 例肺部第二原发癌,其中 12 例侵犯气管,20 例侵犯肺实质。Cetinkaya 等对 30 例因喉癌行喉切除术后的病人进行 WLB 及 AFB 的检查,检查时间平均为术后的 4.5 个月,这些病人均为吸烟的男性,结果发现有 11 例病人的气管支气管黏膜在 WLB 和 AFB 下均为正常,其余的 19 例病人共采集组织标本 27 处,经病理证实 1 例鳞癌,6 例癌前病变,WLB 在诊断肺部早期癌变方面的敏感性、特异性、阳性预测值和阴性预测值分别为 28.5%、60.87%、18.18% 和 73.68%;而 AFB 的对应参数分别为:100%、60.87%、43.75% 和 100%。由此可见,AFB 在癌前病变的监测方面比 WLB 有更高的敏感性,对有头颈癌病史的病人有着早期发现肺内癌变的重要意义。

(五) AFB 在肺癌高危人群筛查中的应用

鉴于肺癌较高的发病率及死亡率,多年来各国学者都致力于肺癌高危人群的筛查研究。目前已认识到吸烟与肺癌的关系密切。Stringer 等对 93 例无症状的重度吸烟者先后进行 WLB 及 AFB 检查,其中 51 例病人在 AFB 可见阳性表现,27 例病理异常(15 例上皮化生,12 例炎症),检出比例明显高于 WLB,提示 AFB 可较早发现支气管黏膜病变。在一项对 124 例癌前病变评估肺癌风险的随访研究中,病人每 4 到 6 个月进行一次 AFB 检查,每 6 到 12 个月接受一次胸部 CT 扫描,研究结果显示,COPD 病人更易发生黏膜不典型增生,具有高级别癌前病变的病人发展成肺癌的风险很高,AFB 监测有助于肺癌的早期诊断。由于无法判断哪些病变将进展成肿瘤,因此上述监测方案并不能真正降低发病率。AFB 检查推荐作为肺癌常规普查方法仍存有争议。德国 Häußinger 等在一项前瞻性随机多中心研究中,将 1173 例年龄 >40 岁且吸烟指数大于 20 包年的吸烟者随机分为 A 组(AFB+WLB)和 B 组(WLB),该研究中 Ⅱ、Ⅲ 级不典型增生和原位癌总的检出率为 3.9%,其中 A 组检出率 5.1%,B 组 2.7%。根据活检组织病理结果,A 组敏感度为 82.3%,B 组 57.9%,两组的特异度分别为 58.4% 和 62.1%。与 WLB 相比,AFB 使得对癌前病变(包括 Ⅱ、Ⅲ 级不典型增生)的检出率提高,但是并未提高对原位癌的检出率。目前认为,AFB 联合低剂量螺旋 CT 及痰脱落细胞学检查在肺癌筛查中有一定可行性,但尚缺乏多中心随机研究以证实。AFB 在肺癌早期筛查中的作用还需要开发基于循证医学的随访方案,并且需要在更大的前瞻性临床试验中评估其获益。

五、总结

AFB 检查是一种检测支气管黏膜上皮癌变的敏感技术。结合 WLB 检查,对于痰检阳性的肺癌病人浸润前病变的定位以及根治性治疗前腔内病变播散范围的确定、气道癌前病变的跟踪随访、气道第二原发癌的发现以及肺癌病人的术后监测有明确的临床作用。AFB 在肺癌研究中特别是在肿瘤前病变的自然发展和分子生物学的研究中以及在肺癌筛查中的重要作用,仍有待进一步的研究。

(洪群英)

参 考 文 献

1. Herth F, Becker H. Autofluorescence bronchoscopy—a comparison of two systems (LIFE and D-Light). Respiration, 2003, 70(4):395-398.

2. Lam S, MacAulay C, Hung J, et al. Detection of dysplasia and carcinoma in situ with a lung imaging fluorescence endoscope device. J Thoracic Cardiovasc Surg, 1993, 105(6):1035-1040.

3. Lam S, MacAulay C, Le Riche JC, et al. Early localisation of bronchogenic carcinoma. Diagn Ther Endosc, 1994, 1(2):75-78.

4. Häußinger K, Becker H, Stanzel F, et al. Autofluorescence bronchoscopy with white light bronchoscopy compared

with white light bronchoscopy alone for the detection of precancerous lesions：a European randomised controlled multicentre trial. Thorax，2005，60（6）：496-503.

5. Hanibuchi M，Yano S，Nishioka Y，et al.Autofluorescence bronchoscopy，a novel modality for the early detection of bronchial premalignant and malignant lesions. J Med Invest，2007，54（3-4）：261-266.

6. Ikeda N，Honda H，Hayashi A，et al. Early detection of bronchial lesions using newly developed videoendoscopy-based autofluoerscence bronchoscopy. Lung Cancer，2006，52（1）：21-27.

7. Sun J，Garfield DH，Lam B，et al. The value of autofluorescence bronchoscopy combined with white light bronchoscopy compared with white light alone in the diagnosis of intraepithelial neoplasia and invasive lung cancer：a meta-analysis. J Thorac Oncol，2011，6（8）：1336-1344.

8. Hirsch FR，Prindiville SA，Miller YE，et al. Fluorescence versus white-light bronchoscopy for detection of preneoplastic lesions：a randomized study. J Natl Cancer Inst，2001，93（18）：1385-1391.

9. Risse EJK，Vooijs GP，van't Hof MA. Diagnostic significance of'severe dysplasia'in sputum cytology. Acta Cytol，1988，32（5）：629-634.

10. Frost JK，Ball WC，Levin ML，et al. Sputum cytopathology：use and potential in monitoring the workplace environment by screening for biological effects of exposure. J Occup Med，1986，28（8）：692-703.

11. Prindville SA，Byers T，Hirsch FR，et al.Sputum cytological atypia as a predictor of incident lung cancer in a cohort of heavy smokers with airflow obstruction. Cancer Epidemiol Biomark Prev，2003，12（10）：987-993.

12. Van Rens M，Schramel F，Elbers J，et al. The clinical value of lung imaging fluorescence endoscopy for detecting synchronous lung cancer. Lung Cancer，2001，32（1）：13-18.

13. Lee P，de Bree R，Brokx HA，et al. Primary lung cancer after treatment of head and neck cancer without lymph node metastasis：is there a role for autofluorescence bronchoscopy. Lung Cancer，2008，62（3）：309-315.

14. Cetinkaya E，Veyseller B，Yildirim YS，et al. Value of autofluorescence bronchoscopy in patients with laryngeal cancer. J Laryngol Otol，2011，125（2）：181-187.

15. Stringer MR，Moghissi K，Dixon K. Autofluorescence bronchoscopy in volunteer asymptomatic smokers. Photodiagnosis Photodyn Ther，2008，5（2）：148-152.

16. Alaa M，Shibuya K，Fujiwara T，et al. Risk of lung cancer in patients with preinvasive bronchial lesions followed by autofluorescence bronchoscopy and chest computed tomography. Lung Cancer，2011，72（3）：303-308.

第八节　电磁导航支气管镜

　　电磁导航支气管镜（ENB）是 2000 年后开始使用于临床的经支气管诊断 PPL 技术，近年来临床应用日益广泛。ENB 技术是将虚拟支气管镜和电磁定位技术相结合的新一代支气管镜检查和治疗手段，可以实时准确对常规支气管镜无法到达的肺外周病灶或纵隔和肺门淋巴结进行定位，又可通过活检通道行经支气管肺活检（TBLB）或经支气管针吸活检（TBNA）获取病变组织行病理检查。同时可以对病变进行定位、介入治疗（如局部注射药物或进行放射性粒子植入等）。

　　ENB 是将胸部 CT 图像三维重建成虚拟支气管镜图像，在 ENB 系统软件中预先构划病变位置及路径。病人检查时躺在磁性板上使得全胸处于弱磁场中，插入头端带有电磁定位传感器的特殊可弯曲定位导管同时携带延长工作通道伸入支气管腔内，电磁定位传感器通过实时感知与病变的位置关系，从而引导定位导管及延长工作通道准确到达病变部位进行诊断、定位及治疗操作。与传统气管镜相比，通过术前准确定位和术中的实时导航，ENB 检查可以缩短检查时间和提高病变定位和活检的诊断率。

一、设备及操作

目前广泛使用的 ENB 系统是美敦力公司研制的 SuperDimension/InReach 系统（图 4-5）。其设备主要包括：①磁导航系统主机：包括计算机系统与监视器，通过计算机硬件平台连接 CT 及导航进行图像处理、显示、磁信号接收及实时处理；②磁导航电磁板：47cm×56cm、厚度 1cm；③导航定位导管（line generator, LG）：由 1 根直径 1mm、长 8mm 的传感器探头与末端可 360°旋转的可弯曲金属导丝组合而成；④延长工作通道（extended work channel, EWC）：长 130cm，直径为 2.6mm 的柔性导管；⑤病人感应电磁片：放置在病人胸部，感应导航定位导管末端的三维位置，与病人呼吸同步，消除呼吸造成的偏差。

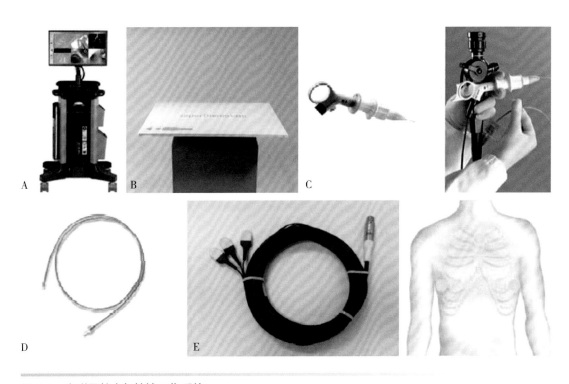

图 4-5 电磁导航支气管镜工作系统
A. 磁导航系统主机；B. 磁导航电磁板；C. 导航定位导管；D. 延长工作通道；E. 病人感应电磁片

ENB 的操作步骤如下：

（1）规划导航路径：将 DICOM 格式的 CT 数据输入导航软件进行三维重建生成虚拟支气管图像。操作者在虚拟支气管图像中标记 5 个解剖标记点和病灶位置，然后在到达病灶位置的路径上标记几个路径点。导航软件可自动生成通往目标病灶的路径以供参考，也可通过手动设定导航路径。

（2）注册：插入支气管镜，通过 EWC 置入 LG，将虚拟支气管镜图像中解剖标记点的位置与支气管镜下对应真实位置经 LG 确认，确认后即生成虚拟支气管镜导航图。

（3）实时导航：在导航阶段定位导管被实时监测，显示导管位置与病灶的关系，根据监视器显示的三维图像，操作者沿规划导航路径，按转向提示视窗显示转向并拉动手柄。当到达病灶位置，固定 EWC，撤出 LG，经 EWC 置入操作器械，进行诊断、定位或治疗。

二、学习曲线

ENB 技术培训包括路径规划、注册和实时导航三部分,其中准确的术前路径规划是成功进行 ENB 操作的重要环节,这在很大程度上取决于术前 CT 扫描的质量。新手可以通过观看 ENB 操作录像、现场观摩、模型训练、动物培训、手把手培训掌握 ENB 操作方法。部分文献提到 ENB 的学习曲线,但并无详细数据。Lamprecht 等报道 ENB 前 30 例和后 30 例诊断率分别为 80% 和 87.5%,有明显的学习曲线,但这些 ENB 操作是由三个医师共同完成的,每个医师的 ENB 学习曲线并无详细数据。Makris 等报道并未发现各个操作者有明显的 ENB 学习曲线。上海市胸科医院内镜中心进行了一项关于 ENB 学习曲线的研究(代表病例见图 4-6),以导航时间、总操作时间和诊断率评价学习曲线,结果显示同一操作者进行 14 例操作后导航时间和总操作时间保持稳定,可熟练掌握该技术;本研究诊断率为 82.5%,但并无明显学习曲线,这说明由于诊断率影响因素很多,并不能很好反映学习曲线。该研究也有一定的局限,关于电磁导航学习曲线的问题还需要更大样本的数据来说明。

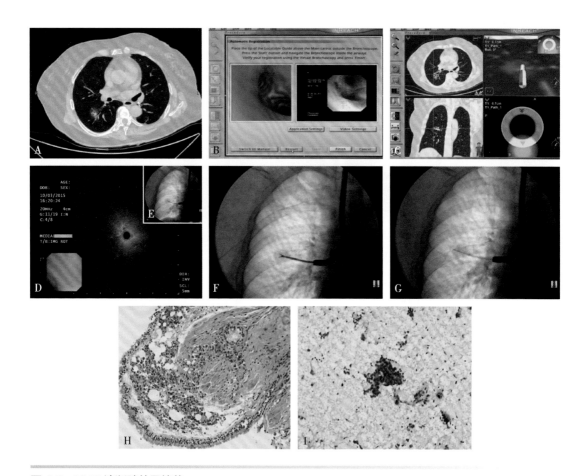

图 4-6 ENB 诊断肺外周结节

A. 术前 CT 扫描提示右下肺混合毛玻璃影;B. ENB 注册结束后产生虚拟支气管图像;C. 实时导航过程画面显示定位导线先端到达与病变最近位置;D. 径向超声探头提示混合"暴风雪征",提示定位导线先端已到达病变;E. X 线透视再次确认超声探头已到达病变;F. 在 X 线透视下使用活检钳进行病变活检;G. 在 X 线透视下使用毛刷进行病变刷检;H. 活检组织学病理提示腺癌(20×);I. 刷检细胞学病理提示腺癌(20×)

三、临床应用

(一) 诊断肺外周病变

Solomon 等在 1998 年首次报道了使用 ENB 的动物实验结果,该研究对 8 只猪进行了 ENB 引导下针吸活检实验,结果表明 ENB 能够提高 PPL 的诊断率。2000 年,Solomon 等又报道了 15 例临床病例,同时比较了胸壁体表定位与气管内定位的准确性。研究表明气管内定位法误差距离远低于体表定位法。此后,多位研究者报道了 ENB 在肺部病灶诊断中的应用情况。2014 年《中华结核和呼吸杂志》发表了有关 ENB 诊断肺内结节的准确率和安全性的荟萃分析。该分析入组了 15 个临床试验,共 1033 个肺内结节(表 4-4),ENB 整体诊断敏感性为 64.9%,准确率为 73.9%;诊断肺癌的敏感性为 71.1%,阴性预测值为 52.1%。气胸的发生率为 3.1%,其中 1.6% 的病例要求胸管引流。该分析同时得出了结节位置在肺上叶或中叶,结节大小,注册误差,CT 上是否有支气管充气征,是否与外周超声探头联合使用以及是否使用外鞘管吸引作为取样手段与电磁导航的诊断率相关。异质性分析显示使用全麻和快速现场细胞学可获得更好的诊断效果。

值得注意的是,Eberhardt 等的研究表明在使用 ENB 诊断 PPL 时,联合应用径向扫描的支气管内超声探头(RP-EBUS)及 ENB,比两者单独应用更为有效。这一前瞻、随机、多中心试验纳入了 120 例之前 CT 扫描显示 PPL 病人,根据支气管镜检查随机分为三组:单独应用 EBUS、单独应用 ENB、联合应用 EBUS 及 ENB 组,并对每组诊断率进行分析。如果这些微创技术无法得到明确结果,则进行被称为诊断"金标准"的手术活检。结果表明,单独应用 EBUS 诊断率为 69%,ENB 为 59%,但两者结合后诊断率提高至 88%,且与病灶大小无关。在本研究中,支气管镜检查的最主要副作用是气胸,单独应用 ENB 或 EBUS 的气胸发生率为 5%,而联合应用时为 8%,但无统计学差异。RP-EBUS 对周围组织有 360 度的超声波视图,可以区分肺实质与固体肿瘤病变,提高诊断率。但 EBUS 缺乏可以指导操作者从中央气道到外周病变靶区的实时监控导航系统,从而影响了诊断率的提高。

Ost 等报道了 ENB 与常规支气管镜诊断 PPL 比较的多中心真实世界研究,共 15 个中心入组 581 例病人,未使用 RP-EBUS 和 ENB 者诊断率为 63.7%,仅使用 RP-EBUS 者诊断率为 57.0%,仅使用 ENB 者诊断率为 38.5%,ENB 联合 RP-EBUS 者诊断率 47.1%。多因素分析中,使用 ENB 是造成诊断率低的影响因素。这一研究与既往研究结果 ENB 可提高诊断率截然不同,文章讨论了造成这一结果的原因有:①发表偏倚,阳性结果的小样本临床研究比阴性结果更容易发表;②研究人群的选择,小样本选择性研究人群中肺癌的患病率比日常临床工作中肺癌患病率高;③ RP-EBUS 找到病灶就不再使用 ENB,导致使用 ENB 的病例是更难以诊断的病例。Khandhar 等拟在美国和欧洲 37 个中心进行的真实世界大规模 NAVIGATE 研究中期结果已公布,因其随访时间仅 1 个月,部分诊断结果还未明确,最终的诊断率还未知,期待这项研究的最终结果阐释 ENB 的价值。

对于 ENB 获取的组织量是否足以进行病理学分析,也有研究进行了报道。Ha 等对 2008—2011 年住院诊断的 65 例肺癌病人回顾性分析显示:经 ENB 获取的组织标本足够进行组织学分型,其中 51 例(78.5%)通过形态学即可确认,而 11 例(21.5%)需经免疫组化确认。16 例经手术治疗,其中 14 例(87.5%)与 ENB 获取的组织学分型相符。腺癌 15 例中的 14 例标本量足以进行 EGFR 突变分析。2 例病人进行 *EML4-ALK* 基因重排评价,标本量也已足够。Khandhar 等的 NAVIGATE 研究中期结果也报道 80.0% 的 ENB 组织标本可以满足基因

表 4-4　电磁导航支气管镜在肺外周病变的诊断有效性

研究者，研究时间	病人入组标准	入组人数/病灶个数	肺癌发病率 %	平均直径 (mm)	麻醉方式	辅助技术	注册误差 (mm)	传感器头端与病灶中心距离 (mm)	取样技术	平均检查时间	诊断率 %
Becker, 2005	FB 无法到达的 PPL，不考虑病灶大小	30/30	83	39.8	GA	透视，RP-EBUS	6.2	8.4	活检钳，刷检，刮匙	ND	60.0
Hautmann, 2005	FB 无法到达的 PPL	16/16	ND	ND	CS	透视	ND	ND	活检钳	ND	68.8
Gildea, 2006	FB 无法到达的 PPL	49/56	74	22.8	CS	透视	6.6	9	活检钳，刷检，BAL，针吸	51	57.1
Schwarz, 2006	FB 无法到达的 PPL，不考虑病灶大小	13/13	92	33.5	CS	透视	5.7	ND	活检钳，刷检	46	69.2
Makris, 2007	FB 无法到达的 PPL，怀疑恶性，FB、TTNA、TBNA 诊断失败，外科手术高风险	40/40	85	23.5	GA	0	4	8.7	活检钳[2]	ND	62.5
Eberhardt, 2007	FB 无法到达的 PPL	89/93	76	24	GA/CS	0	4.6	9	活检钳，刷检，BAL[3]，针吸	26.9	55.9
Eberhardt, 2007	FB 无法到达的 PPL	39/39	74	28	GA/CS	0	ND	ND	活检钳	ND	59.0
Eberhardt, 2007	FB 无法到达的 PPL	40/40	78	24	GA/CS	RP-EBUS	ND	ND	活检钳	ND	87.5
Wilson, 2007	FB 无法到达的 PPL	222/271	57	21	CS	透视，ROSE	5	8	活检钳，针吸	ND	55.7
Bertoletti, 2009	PET 阳性，FB 无法到达的 PPL，外科手术高风险	54/54	78	31.2	CS[1]	0	4.7	10	活检钳，刷检	29.5	61.1
Eberhardt, 2009	小的 PPL，怀疑恶性	54/55	89	23.3	GA	RP-EBUS	3.6	9	活检钳，吸引[4]	25.7	69.1
Lamprecht, 2009	FB 无法到达的 PPL 和/或透视不能发现的小病灶	13/13	69	30	GA	ROSE	3.8	8.4	活检钳，刷检，针吸	60	76.9

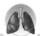

续表

研究者，研究时间	病人入组标准	入组人数/病灶个数	肺癌发病率%	平均直径(mm)	麻醉方式	辅助技术	注册误差(mm)	传感器头端与病灶中心距离(mm)	取样技术	平均检查时间	诊断率%
Seijo, 2010	PPL，外科手术或TTNA作为次要手段	51/51	72	25	CS	ROSE	4	8	活检钳、针吸	56	66.7
Mahajan, 2011	FB无法到达的PPL，外科手术高风险	48/49	57	20	CS	透视	ND	ND	活检钳、刷检、BAL	ND	49.0
Lamprecht, 2012	FB无法到达的PPL	112/112	85	27.1	GA	ROSE	ND	ND	活检钳、刷检、针吸	45.2	83.9
Pearlstein, 2012	CT和PET怀疑恶性的PPL，不适合TTNA，外科手术高风险，没有其他可以活检的部位	101/101	81	28	GA	ROSE	4	7.4	活检钳、刷检、针吸	70	66.3

注：FB：可弯曲的支气管镜；PPL：肺外周病变；TTNA：经胸壁针吸活检；PET：正电子发射型计算机断层显像；GA：全身麻醉；CS：清醒镇静；ND：无数据；RP-EBUS：径向支气管内超声探头；BAL：支气管肺泡灌洗；1：50%/50% 氧化亚氮 / 氧气混合；2：活检 9 次，代替通常其他研究的 3~5 次；3：通过延伸通道进行 BAL；4：吸引通过来回移动的精细的鞘管

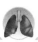

分型的需求。由此看来,ENB 获得的标本是足够行组织学分型及驱动基因检测的。

（二）淋巴结活检与肺癌分期

肺癌的准确分期对于治疗方案的选择以及预后的判断具有十分重要的意义。其中,对于可能手术的非小细胞肺癌,术前明确其纵隔淋巴结有无转移更是至关重要。近几年,支气管内超声引导针吸活检术(EBUS-TBNA)在肺癌诊断和纵隔淋巴结分期中的应用价值正日益引起人们的关注。然而,ENB 在淋巴结转移和肺癌分期上的诊断价值和安全性鲜有报道。2006 年 Gildea 等对 60 例病人经 ENB 定位活检。肺部病灶与淋巴结大小分别为 (22.8 ± 12.6) mm 及 (28.1 ± 12.8) mm,总体成功率为 80%,其中肺部病灶的取样成功率为 74% (40/54),纵隔淋巴结取样成功率为 100% (31/31);恶性病变的准确率为 74% (32/43)。该项研究结果提示使用 ENB 诊断淋巴结阳性率要高于 PPL。2015 年发表的一项研究比较了传统经支气管针吸活检(C-TBNA)与 ENB 引导下经支气管针吸活检(ENB-TBNA)对纵隔和肺门肿大淋巴结的诊断价值和安全性。研究入组了 44 个病人共 88 组淋巴结进行 ENB-TBNA 诊断,50 个病人共 64 组淋巴结进行 C-TBNA 诊断。根据病理结果,ENB-TBNA 的诊断率为 72.8%,C-TBNA 的诊断率为 42.4%。亚组分析的结果显示 ENB-TBNA 和 C-TBNA 的诊断率跟淋巴结的大小相关(表 4-5)。然而该研究在文章最后也提出:ENB-TBNA 需要和 EBUS-TBNA 进行比较,以明确电磁导航系统在 TBNA 上的诊断价值。此外 Chen 等发现,肺部的呼吸运动可能影响 ENB 的准确性,因此在进行 ENB-TBNA 时应充分评估呼吸对诊断的影响。

表 4-5　亚组分析中基于淋巴结大小的取样成功率

淋巴结大小	≤15mm	>15mm
ENB-TBNA	29/44 (65.9%)	30/37 (81.1%)
C-TBNA	5/18 (27.8%)	22/46 (47.8%)
P value	<0.05	<0.001

（三）治疗中的应用

1. 放疗基准标记的放置　立体定向放疗(stereotactic body radiation therapy,SBRT)主要用于不适合或者不愿意进行手术切除的肺实质病变的病人。SBRT 应用的主要局限在于病人呼吸时病灶位置会变动,目前采取呼吸门控、实时肿瘤追踪、腹部压迫以及基准标志定位等技术来克服。ENB 还能够用在 SBRT 时基准标记的放置。运用 ENB 系统能够提高安置放疗标记的准确性。有研究显示通过 ENB 安置放疗基准标记,9 例病变有 8 例准确定位,1 周后标记保存率为 90%。在另外的研究中,对病人实施射波刀(Cyberknife)前,215/217(99%)病人的螺旋弹簧基准标记通过 ENB 准确安置,相对于常规方法安置线性基准标记 8/17(58%)优势明显,且气胸发生率仅为 5.8%。Kupelian 等在 SBRT 中应用 ENB 引导放置定位参考标志物,并与传统方法经 CT 定位或 X 线定位进行比较:23 例肺外周病变且不适宜手术治疗的肺癌病人,病灶的平均直径为 2.6cm,其中 15 例在 CT 定位或 X 线定位下通过经皮肺穿刺完成,8 例通过 ENB 引导下经支气管镜放置的方法完成,23 例均成功放置标志物,通过 CT 或 X 线定位的 15 例中 8 例出现气胸(53%),而经 ENB 定位的病人未出现气胸等并发症。Harley 等在研究中对 43 例病人放置定位参考标志物,对于中央型肿物应用 EBUS 微探头定位,对于肺外周病灶采用 ENB 联合 EBUS 微探头定位。结果表明放置 2 周后 30 例病人的

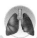

标志物未出现移位或丢失,其余13例仍至少有1个以上的标志物保留,对放疗定位没有影响。值得一提的是,入选的43例病人中平均年龄为74.4岁,其中31例伴有严重的慢性阻塞性肺疾病,14例伴有冠心病,这些病人均因不能耐受传统经皮肺穿刺操作的并发症而选择经ENB引导经支气管镜放置的方法完成。

2. 胸腔镜手术胸膜表面投放染色标记 胸腔镜手术(video-assisted thoracoscopic surgery, VATS)是常见治疗肺部微小病变的有效方法。但是对于小于1cm微小病变,胸腔镜的切除最大难点是病灶太小难以发现。肺部微小病变的ENB定位和染色标记相当于给胸腔镜安装上了一个"路标",外科医师能够在胸腔镜下看到靶点进行病灶切除。Krimsky等报道了通过ENB引导下在21个微小PPL(平均13.4mm,范围7~29mm)中,17个病变成功放置染色标志物,成功标记的染料在病变附近脏层胸膜标记,均成功行楔形切除。Marino等回顾性分析了2011至2014年进行ENB引导下染料定位的病例,其定位成功率为97.2%,Awais等的一项回顾性研究入组了29个病例,均成功进行了ENB引导下的染料定位,均无严重并发症出现。上海市胸科医院内镜中心在2014年首次对一例肺部发现6mm×5mm的磨玻璃结节的病人成功进行了胸腔镜术前ENB引导下亚甲蓝联合Hookwire定位,并成功在胸腔镜下切除(图4-7)。通过对肺外周微小病灶的定位,解决了以往对于肺外周小病灶因存在获取病理组织、手术定位困难等问题。

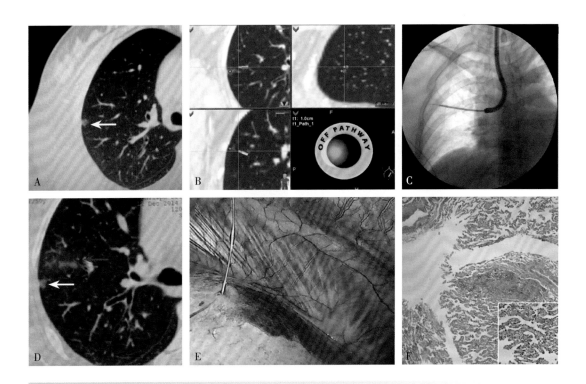

图4-7 电磁导航引导下亚甲蓝注射联合 Hookwire 定位

A. 术前CT图像显示右上叶磨玻璃阴影(白色箭头处);B.传感探头到达与病灶最近距离时的实时导航图像;C. 透视下注射亚甲蓝;D.注射亚甲蓝后CT图像在病灶上方出现棉絮状阴影(红色箭头);E.胸腔镜下可见病灶在亚甲蓝和Hookwire之间;F.手术病理证实为腺癌(4倍,右下方40倍)

3. 引导 PPL 后装放疗及消融治疗　已有学者通过在 ENB 下寻找病灶,然后用支气管内超声确认病变部位,并沿活检通道插入放疗导管。引入 IR192 放射源的总剂量为 15~30Gy,3 次 / 周。对 18 例无法手术治疗的周围型肺癌病人实施 ENB 引导气道内近距离放疗,结果表明,其中 50%(9/18)病人肿瘤疗效达到完全缓解,50%(9/18)病人取得部分缓解,未出现明显副作用。电磁导航近距离放疗对不可切除的周围型肺癌是安全、有效的,可减少对周围正常组织的损伤。上海市胸科医院内镜中心在 2015 年成功对一例不能耐受手术切除的周围型肺鳞癌病人进行了 ENB 引导下的经支气管射频消融术(图 4-8),这是国际上首次对 ENB 引导下经支气管射频消融治疗周围型肺癌的初步探索,利用 ENB 精准定位和实时导航的功能,显示了 ENB 用于周围型肺癌治疗的巨大潜力。

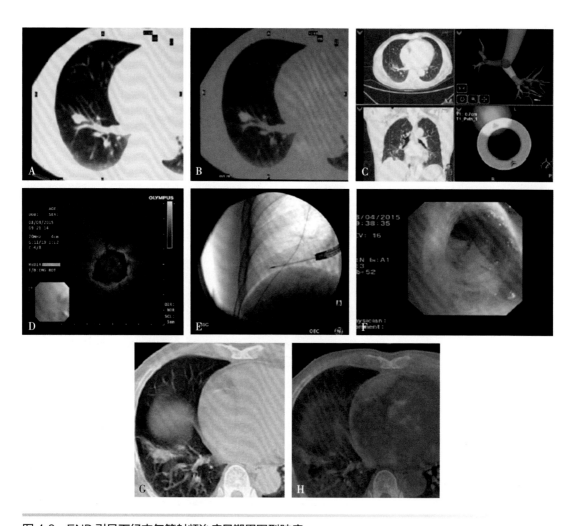

图 4-8　ENB 引导下经支气管射频治疗早期周围型肺癌
A. 术前胸部 CT;B. 术前 PET,SUV$_{max}$=3.7;C. 电磁导航支气管镜引导;D. 超声探头确认鞘管位置;E. 透视下射频消融;F. 治疗后气管镜下图像;G. 射频消融术后 3 个月 CT;H. 射频消融术后 3 个月 PET,SUV$_{max}$=1.9

四、安全性

ENB 气胸发生率与传统支气管镜检查气胸发生率相同,无其他不良反应及并发症。其他并发症及注意事项与传统支气管镜发生率相同。

五、展望

ENB 应用通过微创获得周围性肺部病变病理诊断已经成为可能,将来应侧重通过电磁导航技术,精确定位病灶后,进一步对病灶进行标记,以便外科医师术中快速确定病变的位置与精准切除的范围;或结合射频消融等消融技术,在 ENB 的引导下,直接对病灶进行消融治疗。

(孙加源)

参 考 文 献

1. Leong S,Ju H,Marshall H,et al. Electromagnetic navigation bronchoscopy:A descriptive analysis. J Thorac Dis,2012,4(2):173-185.

2. Gildea TR,Mazzone PJ,Karnak D,et al. Electromagnetic navigation diagnostic bronchoscopy:a prospective study. Am J Respir Crit Care Med,2006,174(9):982-989.

3. Pearlstein DP,Quinn CC,Burtis CC,et al. Electromagnetic navigation bronchoscopy performed by thoracic surgeons:one center's early success. Ann Thorac Surg,2012,93(3):944-949.

4. Lamprecht B,Porsch P,Wegleitner B,et al. Electromagnetic navigation bronchoscopy (ENB):Increasing diagnostic yield. Respir Med,2012,106(5):710-715.

5. Makris D,Scherpereel A,Leroy S,et al. Electromagnetic navigation diagnostic bronchoscopy for small peripheral lung lesions. Eur Respir J,2007,29(6):1187-1192.

6. Sun J,Xie F,Zheng X,et al. Learning curve of electromagnetic navigation bronchoscopy for diagnosing peripheral pulmonary nodules in a single institution. Transl Cancer Res,2017,6:541-551.

7. Solomon SB,White P,Jr.,Acker DE,et al. Real-time bronchoscope tip localization enables three-dimensional CT image guidance for transbronchial needle aspiration in swine. Chest,1998,114(5):1405-1410.

8. Solomon SB,White PJ,Wiener CM,et al. Three-dimensional CT-guided bronchoscopy with a real-time electromagnetic position sensor:a comparison of two image registration methods. Chest,2000,118(6):1783-1787.

9. Gex G,Pralong JA,Co,bescure C,et al. Diagnostic yield and safety of electromagnetic navigation bronchoscopy for lung nodules:a systematic review and meta-analysis. Respiration,2014,87(2):165-176.

10. Becker HD,Herth F,Ernst A,et al. Bronchoscopic biopsy of peripheral lung lesions under electromagnetic guidance:a pilot study. J Bronchology Interv Pulmonol,2005,12(1):9.

11. Hautmann H,Schneider A,Pinkau T,et al. Electromagnetic catheter navigation during bronchoscopy:validation of a novel method by conventional fluoroscopy. Chest,2005,128(1):382-387.

12. Schwarz Y,Greif J,Becker HD,et al. Real-time electromagnetic navigation bronchoscopy to peripheral lung lesions using overlaid CT images:the first human study. Chest,2006,129(4):988-994.

13. Eberhardt R,Anantham D,Herth F,et al. Electromagnetic navigation diagnostic bronchoscopy in peripheral lung lesions. Chest,2007,131(6):1800-1805.

14. Eberhardt R,Anantham D,Ernst A,et al. Multimodality bronchoscopic diagnosis of peripheral lung lesions:a randomized controlled trial. Am J Respir Crit Care Med,2007,176(1):36-41.

15. Wilson DS,Bartlett RJ.Improved diagnostic yield of bronchoscopy in a community practice:combination of electromagnetic navigation system and rapid on-site evaluation. J Bronchology Interv Pulmonol,2007,14(4):227-232.

16. Bertoletti L,Robert A,Cottier M,et al. Accuracy and feasibility of electromagnetic navigated bronchoscopy

under nitrous oxide sedation for pulmonary peripheral opacities: an outpatient study. Respiration, 2009, 78(3): 293-300.

17. Eberhardt R, Morgan RK, Ernst A, et al. Comparison of suction catheter versus forceps biopsy for sampling of solitary pulmonary nodules guided by electromagnetic navigational bronchoscopy. Respiration, 2010, 79(1): 54-60.

18. Lamprecht B, Porsch P, Pirich C, et al. Electromagnetic navigation bronchoscopy in combination with PET-CT and rapid on-site cytopathologic examination for diagnosis of peripheral lung lesions. Lung, 2009, 187(1): 55-59.

19. Seijo LM, de Torres JP, Lozano MD, et al. Diagnostic yield of electromagnetic navigation bronchoscopy is highly dependent on the presence of a Bronchus sign on CT imaging: results from a prospective study. Chest, 2010, 138(6): 1316-1321.

20. Mahajan AK, Patel S, Hogarth DK, et al. Electromagnetic navigational bronchoscopy: an effective and safe approach to diagnose peripheral lung lesions unreachable by conventional bronchoscopy in high-risk patients. J Bronchology Interv Pulmonol, 2011, 18(2): 133-137.

21. Ost DE, Ernst A, Lei X, et al. Diagnostic Yield and Complications of Bronchoscopy for Peripheral Lung Lesions. Results of the AQuIRE Registry. Am J Respir Crit Care Med, 2016, 193(1): 68-77.

22. Khandhar SJ, Bowling MR, Flandes J, et al. Electromagnetic navigation bronchoscopy to access lung lesions in 1,000 subjects: first results of the prospective, multicenter NAVIGATE study. BMC Pulm Med, 2017, 17(1): 59.

23. Ha D, Choi H, Almeida FA, et al. Histologic and molecular characterization of lung cancer with tissue obtained by electromagnetic navigation bronchoscopy. J Bronchology Interv Pulmonol, 2013, 20: 10-15.

24. Diken OE, Karnak D, Ciledag A, et al. Electromagnetic navigation-guided TBNA vs conventional TBNA in the diagnosis of mediastinal lymphadenopathy. Clin Respir J, 2015, 9(2): 214-220.

25. Chen A, Pastis N, Furukawa B, et al. The effect of respiratory motion on pulmonary nodule location during electromagnetic navigation bronchoscopy. Chest, 2015, 147(5): 1275-1281.

26. Anantham D, Feller-Kopman D, Shanmugham LN, et al. Electromagnetic navigation bronchoscopy-guided fiducial placement for robotic stereotactic radiosurgery of lung tumors: a feasibility study. Chest, 2007, 132(3): 930-935.

27. Schroeder C, Hejal R, Linden PA. Coil spring fiducial markers placed safely using navigation bronchoscopy in inoperable patients allows accurate delivery of CyberKnife stereotactic radiosurgery. J Thorac Cardiovasc Surg, 2010, 140(5): 1137-1142.

28. Kupelian PA, Forbes A, Willoughby TR, et al. Implantation and stability of metallic fiducials within pulmonary lesions. Int J Radiat Oncol Biol Phys, 2007, 69(3): 777-785.

29. Harley DP, Krimsky WS, Sarkar S, et al. Fiducial marker placement using endobronchial ultrasound and navigational bronchoscopy for stereotactic radiosurgery: an alternative strategy. Ann Thorac Surg, 2010, 89(2): 368-374.

30. Krimsky WS, Minnich DJ, Cattaneo SM, et al. Thoracoscopic detection of occult indeterminate pulmonary nodules using bronchoscopic pleural dye marking. J Community Hosp Intern Med Perspect, 2014, 4(1): 23084.

31. Marino KA, Sullivan JL, Weksler B. Electromagnetic Navigation Bronchoscopy for Identifying Lung Nodules for Thoracoscopic Resection. Ann Thorac Surg, 2016, 102(2): 454-457.

32. Awais O, Reidy MR, Mehta K, et al. Electromagnetic Navigation Bronchoscopy-Guided Dye Marking for Thoracoscopic Resection of Pulmonary Nodules. Ann Thorac Surg, 2016, 102(1): 223-229.

33. Sun J, Mao X, Xie F, et al. Electromagnetic navigation bronchoscopy guided injection of methylene blue combined with hookwire for preoperative localization of small pulmonary lesions in thoracoscopic surgery. J Thorac Dis, 2015, 7(12): E652-656.

34. Harms W, Krempien R, Grehn C, et al. Electromagnetically navigated brachytherapy as a new treatment option for peripheral pulmonary tumors. Strahlenther Onkol, 2006, 182(2): 108-111.

35. Xie F, Zheng X, Xiao B, et al. Navigation Bronchoscopy-Guided Radiofrequency Ablation for Nonsurgical Peripheral Pulmonary Tumors. Respiration, 2017, 94(3): 293-298.

第九节　超声气管镜诊断早期肺癌

超声支气管镜（endobronchial ultrasonography，EBUS）因搭载探头形式不同，可分为环扫探头气道内超声（radial probe EBUS，R-EBUS）和凸面探头气道内超声（convex probe EBUS，CP-EBUS）（图4-9）。环扫探头频率为12~30MHz，纵向分辨力0.1mm，可进行连续360°扫描，探及周围2~3cm组织深度，可清晰显示支气管壁5~7层结构，协助诊断肺外周结节和观察支气管壁浸润程度、范围，联合导航支气管镜检查可有利于提高肺外周结节的诊断；凸面探头搭载于纤维支气管镜前端，频率5~12MHz，近场分辨力较差，对目标区域可进行60°~75°扫描，单个扫描平面可观察到35°扇形区域，探及组织深度约5cm，最大优点为可对目标区域进行实时观测活检，还可通过多普勒模式观察血流情况，主要用于协助诊断中央型肺部肿块性质及纵隔淋巴结早期转移、判断肺癌分期。

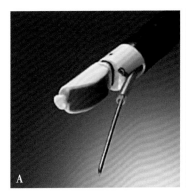
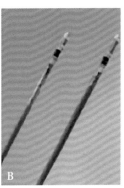

图4-9　两种气道超声探头
A. 凸面探头气道内超声（convex probe EBUS，CP-EBUS）B. 环扫探头气道内超声（radial probe EBUS，R-EBUS）

一、肺门及纵隔病变

超声支气管镜引导下经支气管针吸活检术（endobronchial ultrasound-guided transbronchial needle aspiration，EBUS-TBNA）可对段支气管以上占位性病变及肺门部肿大淋巴结病灶进行定位并实时活检，可较大程度避免传统支气管针吸活检（transbronchial needle aspiration，TBNA）盲穿的风险。对于中央型肺部肿瘤，EBUS-TBNA检查需采用CP-EBUS，我国目前广泛使用的超声支气管镜型号主要是Olympus公司生产的BF-UC260F-OL8（图4-10），PENTAX公司生产EF-1970UK。超声支气管前端装有超声探头，有别于普通支气管镜工作孔道使用的细径超声探头可以进行实时的EBUS-TBNA操作。超声支气管镜还具备彩色能量多普勒（color power Doppler，CPD）功能可以显示扫描区域血管的血流动态，引导操作者避开大血管，进行安全、准确的穿刺。图像可以冻结、存储、回放，可以测量距离、面积、周长等参数。在EBUS-TBNA操作时，穿刺针通过连接不的锁扣可以固定于支气管镜的工作通道内，外鞘上调节旋钮可以调节穿刺针外套管的位置并固定，使穿刺钳在镜下可以看到部分外鞘（图4-11）。这个设计首先是穿刺针与支气管镜保持位置固定，使得穿刺针的外鞘不会过度伸长，也避免外鞘伸出过短时针尖损伤支气管镜的前端。穿刺针的外部有操作手柄，其内芯为金属导丝，易于控制操作。EBUS-TBNA穿刺针通过连接部的锁扣可以固定于支气管镜的工作通道内，时气管镜连同穿刺针形成以个整体，实际上代替了术者固定针尾部的一只手，使得

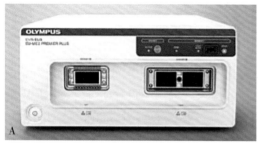

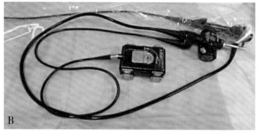

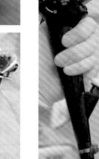

图 4-10　Olympus 超声内镜系统

A. Olympus 超声内镜图像处理装置;B. 凸面探头气
道内超声支气管镜

图 4-11　穿刺针固定于支气管镜

标准的 TBNA 的推进法技术变得简单易行。

EBUS-TBNA 自应用以来,显著提高了肺门及纵隔病变的诊断率。有研究报道 126 例高度可疑恶性肺内占位和淋巴结肿大病人行 EBUS-TBNA 检查,其诊断肺癌的敏感度、准确率分别为 97%(105/108)、98%(123/126)。EBUS-TBNA 穿刺标本量一般可用于分子检测,可对非小细胞肺癌进行分型,指导肺癌个体化治疗。同时,EBUS-TBNA 也作为术前肺癌纵隔淋巴结转移分期主要手段。纵隔镜检查结果被认为是肺癌纵隔淋巴转移分期的"金标准",但存在创伤大、风险高、并发症多、不能重复检查等不足。而肺癌淋巴结转移准确分期对治疗方案的选择及判断预后十分重要,尤其对于单一肿大淋巴结组织的活检和指导外科手术方案,淋巴结活检穿刺取样一般按照 N3 区、N2 区、N1 区的顺序,EBUS 可获取 2 区、4 区、7 区、10 区、11 区淋巴结(图 4-12),如联合超声内镜引导下经食管细针针吸活检(endoscopic ultrasound-guided fine needle aspiration,EUS-FNA)可对 5 区、8 区、9 区淋巴结取样。前期研究表明纵隔镜和 EBUS-TBNA 对诊断肺癌及其分期的敏感度、准确率及特异度差异无统计学意义。一项纳入多个研究中心的荟萃分析发现,10 个研究中心中 999 例病人进行 EBUS-TBNA 与 7 个研究中心共计 915 例病人行电视纵隔镜检查比较,两者诊断敏感度无明显差异,但纵隔镜检查有较多的并发症和相对较低的阴性预测值;另一项研究证实 EBUS-TBNA 对于淋巴结直径≤1cm 纵隔淋巴结微转移仍有较高的诊断敏感度,而 CT、PET-CT 对肺癌纵隔转移淋巴结直径≤1cm 时存在很高的假阴性。因此,推荐 EBUS-TBNA 作为肺癌纵隔淋巴结转移分期的首选手段。

二、肺外周病变

对肺外周病变的诊断通常采用荧光支气管镜肺活检,因诊断准确率较低,逐渐被 EBUS 取代成为诊断肺外周病变新的手段,ACCP 推荐将 EBUS 应用于肺外周病变的诊断。R-EBUS

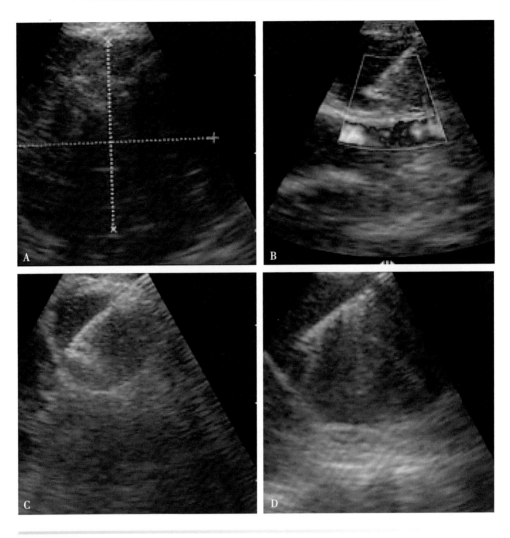

图 4-12　EBUS-TBNA 操作中超声图像
A. 超声定位病灶大小；B. 超声观测血流情况；C、D. 实时穿刺活检

可观察到病变对支气管壁侵犯的程度和范围，但不可直接进行穿刺取样。R-EBUS 可清晰地发现肺外周低回声团块和强回声边界，通过经超声支气管镜引导下支气管肺活检（endobronchial ultrasound-guided transbronchial biopsy，EBUS-TBB）可有效获取组织标本，进行组织病理诊断。但相对于 EBUS-TBNA 实时活检，EBUS-TBB 仅能通过确定病灶位置后再进行活检，其主要应用于段支气管以下的肺周围型病变，一项随机临床试验将 EBUS-TBLB（transbronchial lung biopsy）与传统的支气管镜活检进行了比较，结果显示对于直径≤2cm 的结节，两者诊断的敏感性分别为 71% 和 23%，但该方法对外周性病变的诊断敏感性相对较差。在 EBUS 技术上改进的气管超声导向鞘（endobronchial ultrasonography with a guide sheath，EBUS-GS）技术能提高对肺外周型病变的诊断敏感性。有研究报道 EBUS-GS 诊断肺外周结节准确性为 55%，影响诊断准确性的主要因素包括 CT 扫描下结节的特点（实性结节或磨玻璃结节）、结节位于肺的位置（上叶、中叶或下叶）及 GS 大小。另有研究显示，与不带鞘的支气管内超声检查 EBUS 相比，EBUS-GS 可将诊断的敏感性提高 15.3%；并且 EBUS-GS

具有较高的安全性。联合虚拟或电磁导航支气管镜能显著提高诊断率达 80% 以上,尤其对于直径 <3cm 的肺外周病灶诊断价值更高(图 4-13)。

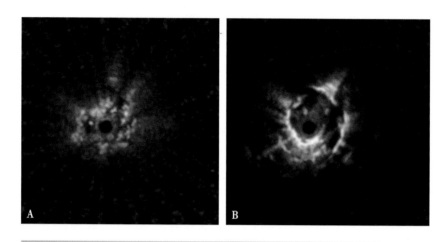

图 4-13　R-EBUS 超声环扫图像
联合电磁导航定位,REBUS 确定病灶图像,病理活检示肺腺癌

三、EBUS 的安全性

常见 EBUS-TBNA 的主要并发症包括穿刺点少量出血、气胸、穿刺后引发肺炎、纵隔炎、心包炎及败血症等,罕见大血管出血等严重的并发症为。穿刺并发症的发生率约为 1.23%,死亡率为 0.01%。而 EBUS-TBB 应用于段支气管以下病变,病人耐受性良好,并发症较更少,多见少量出血,镜下可处理,气胸、呼吸衰竭极少。

EBUS 微创、检查过程安全、并发症少,对可疑肺癌的诊断准确率高,CP-EBUS 对肺门及纵隔病变可实时活检,诊断率高,目前 ACCP 肺癌指南推荐 EBUS 可作为肺癌分期首选诊断方法之一。R-EBUS 可利用鞘管,或联合导航支气管镜、超细支气管镜确定肺外周病变位置,提高肺外周病灶的诊断率,尤其提高早期肺癌的诊断率。因此,EBUS 在诊断早期肺癌中具有重要作用,但其不足之处在于,医师的操作水平对诊断率有较高的影响,需要加强专业医师培训,提高操作诊疗水平,使医师操作水平对穿刺诊断的影响降到最低;受操作孔道结构限制,穿刺活检组织较少,对标本组织处理和病理要求高,易导致假阴性率偏高。

(刘 丹　李为民)

参 考 文 献

1. Silvestri GA, Gonzalez AV, Jantz MA, et al. Methods for staging non-small cell lung cancer:Diagnosis and management of lung cancer, 3rd ed:American College of Chest Physicians evidence-based clinical practice guidelines. Chest, 2013, 143(5 Suppl):e211S-250S.
2. 张磊,俞万钧. 气道超声在肺部疾病中的临床应用及进展. 中国介入影像与治疗学, 2016, 13(11):705-709.
3. Rivera MP, Mehta AC, Wahidi MM, et al. Establishing the diagnosis of lung cancer:Diagnosis and management of lung cancer. 3rd ed. American College of Chest Physicians evidence-based clinical practice guidelines. Chest, 2013, 143(5 Suppl):e142S-165S.

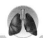

4. Lee JE,Kim HY,Lim KY,et al. Endobronchial ultrasound-guided transbronchial needle aspiration in the diagnosis of lung cancer. Lung Cancer,2010,70(1):51-56.

5. Casadio C,Guarize J,Donghi S,et al. Molecular testing for targeted therapy in advanced non-small cell lung cancer:Suitability of endobronchial ultrasound transbronchial needle aspiration. Am J Clin Pathol,2015,144(4):629-634.

6. 张良,毛锋,蔡明辉,等. 纵隔镜与 EBUS-TBNA 对肺癌诊断和分期价值的比较研究. 中国肺癌杂志,2013,16(6):289-293.

7. Ge X,Guan W,Han F,et al. Comparison of endobronchial ultrasound-guided fine needle aspiration and video-assisted mediastinoscopy for mediastinal staging of lung cancer. Lung,2015,193(5):757-766.

8. Fielding DI,Kurimoto N. EBUS-TBNA/staging of lung cancer. Clin Chest Med,2013,34(3):385-394.

9. Figueiredo VR,Jacomelli M,Rodrigues AJ,et al. Current status and clinical applicability of endobronchial ultrasound-guided transbronchial needle aspiration. J Bras Pneumol,2013,39(2):226-237.

10. Herth FJ,Eberhardt R,Vilmann P,et al. Real-time endobronchial ultrasound guided transbronchial needle aspiration for sampling mediastinal lymph nodes. Thorax,2006,61(9):795-798.

11. VarelaLema L,Fernandezvillar A,Ruanoravina. Effectiveness and safety of endobronchial ultrasound-transbronchial needle aspiration:a systematic review. Eur Respir J,2009,33(5):1156-1164.

12. Asano F,Aoe M,Ohsaki Y,et al. Complications associated with endobronchial ultrasound-guided transbronchial needle aspiration:a nationwide survey by the Japan Society for Respiratory Endoscopy. Respir Res,2013,14(1):50-58.

13. Paone G,Nicastri E,Lucantoni G,et al. Endobronchial ultrasound driven biopsy in the diagnosis of peripheral lung lesions. Chest,2005,128(5):3551-3557.

14. Chavez C,Sasada S,Izumo T,et al. Endobronchial ultrasound with a guide sheath for small malignant pulmonary nodules:a retrospective comparison between central and peripheral locations. J Thorac Dis,2015,7(4):596-602.

15. Minami D,Takigawa N,Morichika D,et al. Endobronchial ultrasound-guided transbronchial biopsy with or without a guide sheath for diagnosis of lung cancer. Respir Investig,2015,53(3):93-97.

第十节　胸部 CT 引导活检诊断早期肺癌

　　肺部肿块或结节通常需要在术前明确病理学诊断,以区分是小细胞肺癌、非小细胞肺癌或良性病变,从而决定后续的最合适的治疗方案。目前可用于诊断肺部肿块或结节的获取组织标本的方法包括普通或超声支气管镜检查、各种影像设备(B 超、CT、X 线)导引下的经皮肺穿刺、胸腔镜、纵隔镜活检等,可根据肺部病灶的大小、位置、密度、创伤的大小及病人的临床情况进行合理的选择。胸部 CT 引导下经皮肺穿刺活检对肺部病变的诊断和鉴别诊断有较高的准确率,与开胸探查手术相比,具有创伤小、并发症少、病人痛苦少、费用低等优点,故为肺癌早期诊断的重要手段之一,得到了广泛的临床应用。

一、胸部 CT 引导活检的优势

　　1883 年,Paul Erlich 首先以盲目进针的方式对 1 例肺炎病人进行了经皮肺穿刺活检,但当时因为没有影像设备导引,经皮肺穿刺诊断率较低并且并发症较高而没有得到普及。直到 20 世纪 60 年代,X 线透视应用到经皮肺活检中,使得经皮肺穿刺的成功率大大提高;1976 年,Haaga 首次开展 CT 引导下经皮肺穿刺活检,使得经皮肺穿刺活检的正确性和安全性得到了进一步的提高,因此目前已被认为是安全可靠的方法而得到广泛推广。

　　胸部 CT 可清楚显示病变大小、形态、位置及与支气管等周围结构的解剖关系;增强 CT

检查可明确病灶内的血管分布情况及与周边血管的关系,可鉴别血管瘤、血管畸形等病变,可避免穿刺引起的大出血风险。CT引导下可以准确设定进针角度和进针的深度,清楚显示穿刺针在病灶中的位置,能有效避开肺血管、肺大疱、叶间裂及重要脏器;对那些支气管镜不能有效诊断的直径1cm左右的肺部外周小结节或肺部磨玻璃样病灶,胸部CT引导下穿刺活检术显示了其特有的诊断价值,另外对位置较深的小病灶、中央型病灶和纵隔肿瘤也能进行引导穿刺;CT引导下穿刺能取得组织条,所以能为常规、免疫组化病理及分子病理检测提供足够的组织标本。另外,一般的CT机便可以满足经皮肺穿刺的要求,故也能在基层医院推广应用。缺点是比较费时、价格较高、不能实时监测穿刺过程。

二、胸部CT引导活检的适应证及禁忌证

为了提高活检成功率和诊断准确率,减少并发症的发生,操作者应严格掌握适应证和禁忌证。

(一) 胸部CT引导活检的适应证

1. 肺内结节或肿块性病变。特别适用于诊断位于周边部位的结节或肿块、纤支镜不能到达,亦不靠近脏胸膜者。

2. 肺部多发病灶的鉴别诊断。

3. 胸膜及胸壁肿块。

4. 纵隔肿块、肺门肿块。

5. 不能手术,但须确定病理类型以便为进一步治疗提供依据的肺内恶性病变。

6. 不明原因的肺部弥漫性或局限性病变,治疗效果不佳者。

(二) 禁忌证

1. 肺功能较差如严重肺气肿、肺纤维化。

2. 严重肺动脉高压。

3. 肺内病变可能为血管性病变,如动静脉畸形、动脉瘤等。

4. 凝血功能障碍者。

5. 对侧全肺切除者。

6. 病人不能合作或有控制不住的剧烈咳嗽。

7. 正压通气的病人。

8. 疑为棘球蚴病变(可能造成扩散)。

(三) 相对禁忌证

以下情况风险增加,属相对禁忌:

1. 肺气肿、穿刺路径中有肺大疱。

2. 病变紧邻纵隔和血管。

3. 高龄。

4. 上腔静脉阻塞综合征。

5. 近期心肌梗死、心绞痛、严重心律失常或心功能不全。

三、胸部CT引导活检方式的选择和准确率

常用的CT引导经皮肺穿刺方式有针吸式和切割式。临床上可以根据肺部病变大小、所在部位、病灶周围血管的分布、与重要器官的关系、肺部基础状态如是否合并肺气肿、肺纤维

化或肺动脉高压等来合理选择不同的穿刺方式。

1. 抽吸式活检　抽吸针活检对组织的损伤小，并发症少，操作简便，对邻近血管和心脏的病灶、离胸壁较远或其中心有液化坏死的病灶比较安全。抽吸针活检对恶性肺部病变的准确率亦能达95%，但对良性病变的诊断率只有10%~50%。抽吸针直径多为19~25G，由于抽吸针取材较少，只能提供细胞学标本，往往不能满足组织病理学分型诊断及基因检测所需；相比粗针穿刺，抽吸针活检对恶性病变诊断的假阴性率较高。

2. 切割式活检　CT导引下的切割活检可用于各种类型的病灶，应用最为普遍。切割针直径多为16~20G，切割针取材较多，可进行病原体培养、细胞学涂片、组织病理学、免疫组化及基因检测。近年来肺癌的治疗取得了较大的进展，其治疗方案的制定决定于肿瘤的组织学类型及基因突变状态，这就要求获取更多的组织来进行检测，所以目前在临床诊断中更多地采用切割针穿刺，尽管气胸和出血的并发症会稍增高。目前临床上多使用共轴定位针系统的穿刺针，它有较大的外套管和较细的穿刺针组成，仅需一次胸膜穿刺，穿刺针经由外套管可行多次活检，减少了多次胸膜穿刺的并发症。

研究发现粗针和细针穿刺活检对恶性病变的敏感性分别为84%~97%和65%~95%，特异性分别为91%~100%和98%~100%；两者诊断准确率能达到65%~97%，没有明显的差异。粗针穿刺的优势除能取得较多的组织样本外，在于对良性结节的诊断准确率高于细针针吸活检。由于细针针吸的细胞数量有限，可出现假阴性结果，为了提高诊断率可进行重复穿刺。另外，CT引导下经皮肺穿刺活检的准确率与肺部病灶的大小有关。对于最大直径>15mm的结节而言，有效率可达90%；对于最大直径≤15mm的结节而言，经皮肺穿刺活检的有效率约为70%~80%。那些直径为0.8~1.0cm的结节细针穿刺的准确率为92%，而直径为0.5~0.7cm的结节的准确率只有70%。对直径0.8cm以下结节多选择定期随访，对直径0.8cm以上结节可根据不同的临床状况选择抽吸式或切割式活检。

四、胸部CT引导活检常见并发症及处理

CT引导经皮肺穿刺术可能出现的并发症主要有气胸、肺出血、咯血、血胸、空气栓塞、肿瘤针道种植转移等，以气胸及肺出血最常见。在穿刺过程中需密切观察病人的反应和监测生命体征，及时发现并发症并积极处理。术后常规进行全肺CT扫描，以观察有无气胸和出血等并发症。

1. 气胸　气胸是CT引导下经皮肺穿刺的最常见并发症。据报道气胸的发生率可达24%~60%。多数气胸在操作时或操作后4小时内发生。24小时后发生气胸（迟发性气胸）少见。多为少量气胸，通常可自行吸收。如肺压缩大于25%，或原有肺部基础疾病即使少量也致胸闷气急者需抽气或胸腔闭式引流。

影响气胸发生的因素很多，研究表明气胸的发生与病灶的大小、肺气肿、病灶部位较深、使用较粗的穿刺针、多次的定位和穿刺、穿刺针与胸膜的夹角较小有关。与穿刺针在组织的停留时间长短无关。

2. 出血　经皮肺穿刺术第二常见并发症，也是最严重的并发症，出血量大可致病人死亡，但研究表明经皮肺穿刺的致死率是很低的。经皮肺穿刺术出血可表现为肺活检后咯血、CT示针道出血、或出现斑片状渗出阴影、血胸等。肺出血的发生率为5%~16.9%，多为自限性；大咯血发生率很低，少数出血量多者需支气管动脉栓塞或手术治疗。血胸的发生率低，主要是损伤了肋间和乳内动脉所致。

与经皮肺穿刺出血发生相关的危险因素有：病灶与胸壁的距离是活检出血的重要危险因素，距离大于 2cm 时出血的风险明显增加；另外，病灶血供丰富、位于中央、肺动脉高压、磨玻璃样病灶、空腔性病变、间质性病变等也易发生出血。切割针活检不宜用于多血管病变或穿刺行径通过血管和重要器官的病变。

3. 空气栓塞　偶有散在的报道，但常常是致命性的。由于空气进入肺静脉所致，进而造成心肌梗死、脑梗死、甚至死亡。

4. 肿瘤沿针道转移　临床上较罕见。

（王悦虹）

参 考 文 献

1. 王昌惠，范理宏．呼吸介入诊疗新进展．上海：上海科学技术出版社，2015：96-112.

2. 中华医学会呼吸病学分会肺癌学组，中国肺癌防治联盟专家组．肺部结节诊治中国专家共识．中华结核和呼吸杂志，2015，38（4）：249-254.

3. 中华医学会呼吸病学分会肺癌学组 中国肺癌防治联盟．原发性支气管肺癌早期诊断中国专家共识（草案）．中华结核和呼吸杂志，2014，（3）：172-176.

4. Beslic S，Zukic F，Milisic S. Percutaneous transthoracic CT guided biopsies of lung lesions：fine needle aspiration biopsy versus core biopsy. Radiol Oncol，2012，46（1）：19-22.

5. Ocak S，Duplaquet F，Jamart J，et al. Diagnostic accuracy and safety of CT-guided percutaneous transthoracic needle biopsies：14-Gauge versus 22-Gauge Needles. J Vasc Interv Radiol，2016，27（5）：674-681.

6. Zhang HF，Zeng XT，Xing F，et al. The diagnostic accuracy of CT-guided percutaneous core needle biopsy and fine needle aspiration in pulmonary lesions：a meta-analysis. Clin Radiol，2016，71（1）：e1-10.

7. Ohno Y，Hatabu H，Takenaka D，et al. CT-guided transthoracic needle aspiration biopsy of small（<or=20mm）solitary pulmonary nodules. AJR Am J Roentgenol，2003，180（6）：1665-1669.

8. Yeow KM，See LC，Lui KW，et al. Risk factors for pneumothorax and bleeding after CT-guided percutaneous coaxial cutting needle biopsy of lung lesions. J Vasc Interv Radiol，2001，12（11）：1305-1312.

第十一节　肺癌标志物诊断早期肺癌展望

肺癌占全世界范围内恶性肿瘤发病率及死亡率之首，肺癌病理类型包括小细胞肺癌（small cell lung cancer，SCLC）及非小细胞肺癌（non-small cell lung cancer，NSCLC）。我国约 75% 的肺癌病人在诊断时已属晚期，5 年生存率仅为 15.6%，而 I 期肺癌接受手术治疗后 10 年生存率达 92%。因此，降低肺癌病人死亡率的关键是肺癌的早期诊断。肺癌的 5 年生存率远远低于乳腺癌、前列腺癌及结肠癌等，主要是缺乏有效的早期检测手段。

低剂量 CT（low dose CT，LDCT）是目前诊断早期肺癌不可或缺的检查手段。美国国家癌症研究院牵头的国家肺癌筛查试验（National Lung Screening Trial，NLST）表明，LDCT 筛查可使肺癌高风险人群死亡率下降 20%。然而低剂量胸部 CT 作为肺癌筛查手段特异性只有 61%。有报道需要外科手术的病人中，术后有 24% 被诊断为良性疾病，需活检的病人中有 20% 合并并发症，表明 CT 作为早期肺癌筛查手段存在假阳性率过高和过度诊断问题。此外，反复检查造成的医源性辐射暴露也增加了潜在致癌风险。虽然支气管镜、支气管灌洗细胞学检测等有助于肺癌的早期诊断，但其敏感性和特异性不足。为达到肺癌早期诊断，迫切需要高敏、特异、创伤小的诊查手段作为 CT 检查的补充，为此，近年来生物标志物在肺癌早期诊断中的价值越来越被重视。

早在 1978 年,Herberman 首次提出了肿瘤标志物的概念,是在肿瘤发生的过程中由肿瘤细胞直接合成、分泌的或其他组织所产生的与肿瘤密切相关的、反映肿瘤自身存在的化学物质。它们通常存在于病人组织、细胞、血液或体液中。特异性和敏感性均高的标志物甚至能早于 CT、MRI 等手段早期发现肺癌。

　　随着分子检测平台的发展,生化和免疫技术的提高,使得应用临床样本在组织、细胞及分子水平早期诊断肺癌成为可能。检测标本来源也不仅仅限于组织活检样本,而是倾向于临床更易获得的生物液体样本,如外周血、唾液、痰液、支气管上皮、呼出气冷凝液、尿液等。这些多数来源于"液体活检"样本的检测指标很大程度上反映了复杂体液成分的动态变化及机体病理变化的过程,因此可以期待从中寻找到更多的用于肺癌诊断的标志物。现阶段关于肺癌早期诊断标志物的研究包括循环肿瘤细胞(circulating tumor cell,CTC)检测,反映基因水平的 DNA、RNA 检测及反映表观遗传学变化的甲基化检测等,此外还包括蛋白质、多肽及代谢产物等检测,其中部分成果已经逐渐应用于临床并取得良好成效。

一、循环肿瘤细胞

　　早在百年前即在死亡的恶性肿瘤病人的血中检测到了循环肿瘤细胞(CTC),由于技术的限制,直到近 20 年来其潜在价值才引起广泛关注。目前 CTC 定义为自发或因诊疗操作脱离实体瘤原发灶进入外周血循环的一类肿瘤细胞。它可通过主动脱落或被动的上皮间质转化过程进入血液循环。这些 CTC 包括具有干细胞特征及不具干细胞特征的肿瘤细胞。CTC 出现是肿瘤发生迁移的重要标记,它是一个动态存在于外周循环中的具有异质性的细胞池。只有具有干细胞特征的 CTC 形成的微转移灶,逃避免疫识别才可能发展成肿瘤远处转移。

　　最初在早期乳腺癌的病人中发现了 CTC。后来在早期肺癌病人的血清中也检测到了 CTC 细胞。Cell Search System 是基于免疫学常用的检测 CTC 方法,可能从少量的全血中检测到单一的肿瘤细胞,但该方法应用的抗体 EpCAM 对 EMT 细胞的特异性差(肺癌细胞入血需要 EMT 过程,因此在早期肺癌诊断的阳性率通常很低)。由于具有受体配体结合及 PCR 的两次信号放大,从而可使 1 个 CTC 信号放大约 1012 倍。因此,靶向 PCR-CTC 检测技术,具有超高灵敏度的特点。免疫磁珠负向富集靶向配体 PCR 技术可以检测到 80% 的 I/II 期肺癌,敏感性和特异性达到 81.8% 和 93.2%。

　　我国一项多中心大规模临床试验结果表明,通过叶酸受体靶向 PCR 的 CTC 检测技术,肺癌检测的灵敏度和特异性分别为 80.2% 和 88.2%,其中 I 期 NSCLC 病人的诊断灵敏度达到 67.2%。此项检测试剂盒是国内唯一经国家食品药品监督管理局(China Food and Drug Administration,CFDA)批准应用于临床的首个肺癌循环肿瘤细胞检测。除此以外,CTC 检测联合影像学检查可以大大提高肺结节诊断特异性。Ilie 等联合应用了 CTC 及 CT 扫描对患有 COPD 高潜在肺癌风险的 168 例病人进行了 4 年的跟踪研究,结果在 3% 个体的外周血中检测到了 CTC,这些个体在之后的 1 到 4 年时间内均出现了 CT 扫描下的肺结节,并被手术证实为 I A 早期肺癌。也有研究者应用高敏感检测方法将循环肺癌微栓子细胞的检测与病人 PET-CT 及临床资料结合提高了 I 期非小细胞肺癌诊断的准确率(AUC= 0.87,P=0.002)。对这些 CTC 细胞的研究及分子分析能及时引导进一步治疗策略的制订。CTC 在某种程度上能很准确地预测及提示肺癌的发生,因此成功提取完整的 CTC 细胞并对其进行 DNA、RNA 及蛋白等水平的深入研究在肺癌的早期诊断中具有重要价值。然而,通常 CTC 的含量极微,尤其在早期肺癌中,在血液中的半衰期也很短,只有几个小时,充分发挥 CTC 在肺癌

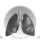

早期诊断中的作用,有赖于 CTC 提取及纯化技术的不断提高。只有 CTC 细胞能高效与其他污染细胞分离,并富集旺盛生长、增殖,才能满足进一步测序等生物学分析,这也是 CTC 应用于肺癌早诊所面临的巨大挑战。

目前微流控芯片技术被用于外周血 CTC 分离及纯化的报道逐渐增加,Zhang 等应用该技术提取肺癌病人 CTC 并使其富集生长并测序,发现 CTC 存在与原发灶相同的 *p53* 基因突变,Reddy 等采用微流控芯片免疫捕获的方法发现相比外周血标本在早期肺癌病人肺静脉血中可以更有效检测到 CTC 存在。以上均为 CTC 尽快用于肺癌早期诊断提供了新的思路。由于微流控芯片方法可使捕获的肺癌 CTC 保持良好的细胞活性,且平台具高通量及敏感性高的优势,未来应用于 CTC 细胞及肺癌的早期诊断具有潜在价值。但要将 CTC 检测大规模用于临床,仍需大样本多中心和更具说服力的研究,在此基础上应用统一的检测方法完善质量控制体系将增强其可信度。

二、染色体及基因水平的生物标志物

在染色体和基因水平的检测对肺癌早期诊断具有一定价值,染色体失衡在患肺癌高风险人群的痰液中可被检测到。进一步的研究应用 FISH 探针(EGFR、MYCC、5p15 及 CEP6)联合痰细胞学检测可在常规诊断前 18 个月预测肺癌发生,诊断敏感性和特异性分别为 76% 和 88%。但关于该方法是否可以用于高危人群肺癌的早期筛查仍需进一步的深入研究。

ctDNA 及 cfDNA:循环游离 DNA(circulating free DNA, cf DNA)是释放入血液中的被降解的 DNA 片段。血液中的游离 DNA 片段一部分来自于正常细胞,另一部分来自于凋亡或坏死的肿瘤细胞,是一种片段化的基因组 DNA 被称为 ctDNA。根据肿瘤病人的分期,肿瘤负荷的不同,ctDNA 占所有 cfDNA 的比例在 0.05% 到 90% 之间波动。理论上,所有的肿瘤都会产生 ctDNA。在 ctDNA 中能被检测到的遗传变异信息非常丰富,从简单的点突变到复杂的结构变异,甚至染色体拷贝数变异都能被检测到。ctDNA 比 CTC 更敏感,因为在肿瘤形成早期血液中往往还没有 CTCs,但是却已经开始有 ctDNA 出现了,这意味着可以通过检测 ctDNA 而发现早期的肿瘤。ctDNA 对早期肺癌阳性预测值往往高于常规肺癌标志物,这对于肿瘤早诊具有重要意义。Newman 应用深度测序高敏感性方法,在 50% 的 I 期肺癌中检测到 ctDNA。尽管如此,肿瘤发展阶段上,由于循环分子数量较少,ctDNA 含量通常在晚期或转移性肿瘤中较高,而在早期或局限性肿瘤中含量较低,虽检测的特异性强,对 I 期肺癌的敏感性尚需提高,故临床应用仍然受限。多个 ctDNA 的组合检测及分析可能进一步提高诊断的敏感性,目前 ctDNA 仅限于检测 DNA 突变,如 EGFR 突变,基因拷贝数异常,DNA 甲基化等。而基线 ctDNA 含量对于肺癌早期诊断并无重要价值。在循环游离 DNA 应用于临床早期肺癌检测之前需要解决很多技术问题,如细胞学染色可以污染 ctDNA 样本,ctDNA 样本的长期存放等。此外 ctDNA 与 cfDNA 的异质性使 ctDNA 在临床分析上进一步复杂化。

三、反映非编码 RNA 表达水平及成分改变的标志物

新型肿瘤标志物微小 RNA(microRNAs, miRNAs)和长链非编码 RNA(long non-coding RNAs, lncRNAs)作为调控分子,在肿瘤的恶性增殖、分化、凋亡及迁移等病理和生理过程中发挥关键作用,同时为肺癌的分子诊断的研究提供了一个崭新视角。

微小 RNA 是一类内源性非编码单链小分子 RNA,由 19~22 个核苷酸组成的非编码的单链 RNA,在调节转录后的基因调控过程中发挥作用。通常在细胞核中进行转录并通过不

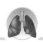

同途径释放入胞质及血液中。LncRNAs 是一类长度 > 200 个核苷酸的非编码 RNA，主要通过表观遗传学、拼接、印迹、转录及亚细胞的运输等方式调节基因的表达，其在多种肿瘤中的异常表达可调节肿瘤细胞的增殖和侵袭过程。它们在病理及不同生理状态下可能存在表达失调，其在包括肺癌在内的多种肿瘤组织中存在异常表达，在肿瘤发生发展过程中通过靶向调控癌基因及抑癌基因的表达发挥作用。大量研究发现，血液中存在循环 miRNAs 和 lncRNAs，miRNAs 稳定性高，耐受核酸酶、高温及 pH，在不同生物标本中的表达高度稳定，组织特异性强，在少量血液样本即可被检测到且较易检测。这些都是 CEA 等传统蛋白标志物所不具备的优势。miRNAs 和 lncRNA 不仅可以早期预测肿瘤的发生，还与肿瘤的远期预后密切相关，因此在肺癌早期诊断中可能代表一种新的领域。

关于 miRNAs 对于肺癌早期诊断的研究主要集中在 NSCLC。Lu 等最先强调了 MicroRNA 在肿瘤中作为诊断生物标志物的潜在价值。在肺癌相关研究中，Shen 等人发现 miR-21、miR-126、miR-210、miR-486-5p 这四个 miRNA 的组合可区别非小细胞病人和正常对照，并且诊断的敏感性和特异性分别为 22% 和 96.5%，其能鉴别 I 期非小细胞肺癌病人的敏感性和特异性分别为 73.33% 和 96.55%。也有研究确定 miR-21、miR-126、miR-210、和 miR-486-5p 四种 miRNA 联合检测区分 I 期非小细胞肺癌及健康人的敏感性和特异性分别达到 81.33% 和 86.76%。Zhang 等研究中发现血浆中 miR-145，miR-20a，miR-21 and miR-223 等四种 miRNA 在早期 NSCLC 诊断中敏感性和特异性分别为 81.8% 和 90.1%。Shao 等确定了 miR-146a，miR-222 和 miR-223 联合检测在肺腺癌早期诊断中的价值。总体而言，以循环血为样本的研究中，miRNA 对早期肺癌诊断的总的敏感性和特异性分别为 67%~100% 及 66.4%~100%。目前以痰液作为标本检测 miRNA 的研究中对肺癌早期诊断的总敏感性从 61.5% 到 100% 不等，特异性为 80%~100%。Xie 等发现在与健康人相比 NSCLC 病人痰液中 miRNA21 表达明显升高，在保证相同特异性的前提下，其诊断 NSCLC 的敏感性为 69.66%，远远超过痰脱落细胞学检测 47.82% 的敏感性。在诸多研究中 miRNA-21、31、210、155 是较公认的作为肺癌早期诊断的检测指标，miRNA-21 无论是以循环体液还是以痰液为取样本的研究中均提示其对肺癌早期诊断具有重要价值。虽然 miRNA 用于肺癌的早期诊断前景乐观，然而，到目前为止尚未发现一种 miRNA 为肺癌早期诊断的最佳选择。为了提高诊断的阳性率，miRNA 的研究方向已从单一检测转向多种 miRNA 联合检测。此外，如将 miRNA 检测联合病人病史、危险因素及影像学评估则可进一步提高早期肺癌诊断的准确性。LDCT 筛查肺癌的敏感性和特异性分别达 79% 和 81%，假阳性率为 19.4%，而 miRNA 与 LDCT 联合筛查两者均为阳性者则对大于 5mm 肺结节诊断的假阳性率降至 3.7%。另一项研究在痰液中联合检测 miR-31 和 miR-210 对包括 I 期在内的肺癌的敏感性为 65.2%，特异性为 89.7%，相比 CT 诊断肺癌的敏感性和特异性分别为 93.9% 和 83.8%，联合两种 miRNA 及胸部 CT 对肺癌诊断的特异性明显增加（91.2% vs 83.8%，$P<0.05$）。当然，miRNA 虽来源于肿瘤本身，但其水平也受机体免疫应答影响，从科研到临床广泛应用尚需时日，一些问题尚待解决，其中包括如何标准化检测方法，量化检测样本，如何保证 RNA 的稳定性，选择合适的内参等。

lncRNAs 的表达具有组织特异性，Weber 等发现 NSCLC 病人外周血 ncRNA 转移相关肺腺癌转录因子 1（metastasis-associated lung adenocarcinoma transcript 1，MALAT1）的表达水平与健康对照存在差异，以 MALAT1 区分 NSCLC 病人与健康者的敏感性为 56%，特异度为 96%；进一步研究证实，循环 lncRNAs 与肺癌的病理分型有关。提示长链 ncRNA 有望成为肺癌的另一种新型生物标志物。目前外周血非编码 RNAs 作为肺癌筛查技术的研究尚处于初期研究阶段,转化为临床实践还需进一步探讨,如选取最佳检测样本(血浆、血清和分泌物)、合适样本量以及样本验证等相关问题都亟待解决。无论如何现有的研究成果已经为肺癌的早期无创诊断开辟了一条崭新的道路。

四、反映表观遗传学 DNA 甲基化的标志物

表观遗传学是指不改变 DNA 的碱基排列顺序的前提下,通过对 DNA 碱基的修饰改变导致表型发生改变的基因表达调控机制,这种机制可以通过生殖细胞的减数分裂或体细胞的有丝分裂进行遗传。

已有研究表明,多数肿瘤形成之前就可能存在基因表观遗传学的改变,因此可作为一种新的早期肿瘤的标志物。DNA 甲基化是表观遗传学修饰的主要机制。DNA 甲基化通常发生在胞嘧啶 - 鸟嘌呤二核苷酸(CpG)中的胞嘧啶 5 位碳原子上,和甲基间的共价结合使 CpG 中胞嘧啶由此被修饰为 5 甲基胞嘧啶(5mC)。该基因启动子区的 cpG 发生甲基化异常则可致使该基因的表达受抑制。肿瘤细胞的甲基化模式改变可以分为两种类型,癌基因的低甲基化和抑癌基因的高甲基化。DNA 异常甲基化的检测敏感性高,部分异常甲基化可出现在肺部肿瘤的早期如原位癌,非常利于肿瘤的早期诊断。DNA 甲基化在肺癌早期诊断中的研究及应用,经历了从单基因检测到多基因联合检测、从组织检测到无创、微创检测的发展过程。

诸多研究证实,在肺癌病人血液、痰液、支气管灌洗液中均可检测到相关基因 DNA 甲基化的异常。Hwang SH 等发现 HOXA9 基因在肺癌组织及痰液标本中甲基化水平均明显高于肺良性及健康对照组。Millares 等报道,在临床确诊为肺鳞癌的前 3 年,在所有病人痰液中均检测到 MGMT、DAPK、RASSF1 等多个基因的甲基化存在。Kneip 等报道了以血浆样本检测 SHOX2 甲基化对肺部恶性肿瘤诊断的敏感性和特异性分别为 60% 及 90%,而诊断 I 期肺癌的敏感性为 27%。在另一项以支气管抽吸物为样本的研究中发现,SHOX2 的超甲基化可以区别肺癌及肺脓肿、感染、阻塞性肺疾病等其他良性肺部疾病,敏感性和特异性分别达到 68% 及 95%,提示在气管镜检查后组织学及细胞学结果均模棱两可的情况下,SHOX2 超甲基化可作为辅助肺癌诊断的标志物之一。Zhao 等应用 Meta 分析方法进一步肯定了肺组织样本及非侵袭性样本 SHOX2 甲基化检测在肺癌诊断中的价值。

最新一个三项独立病例对照研究中,从 3.5ml 血浆样本中提取 ctDNA 为检测对象,结果证明 SHOX2 和 PTGER4 甲基化可以区分肺癌及无肺癌病人,在 90% 特异性前提下,敏感性达 67%。DNA 甲基化具有较好的特异性,除了在液体活检样本 cfDNA 中被检测到,更有研究者在呼出气体中检测到 DNA 甲基化的存在,因此是一种非常有潜在价值的标志物。然而总体早期肺癌病人中,血液中 DNA 甲基化的敏感性与特异性还需提高,联合检测多基因甲基化水平可能更具诊断价值。随着甲基化检测手段的提高,DNA 甲基化将在肿瘤的早期诊断方面发挥重要作用。

五、肺癌蛋白质组及蛋白表达谱的变化的标志物检测

作为细胞的结构基础和实际的功能执行者,蛋白质可以提供一些 DNA 和 RNA 不能提供的信息。因此,蛋白质组学方法将为肺癌早期诊断打开一个新的窗口。通过蛋白质组学技术鉴定肿瘤组织和正常肺组织之间蛋白水平表达的差异,以期找到诊断早期肺癌的生物标志物。与基因组学相比,蛋白质检测更能体现基因功能的实时性。

Mehan 等应用蛋白质组学方法发现 7 种蛋白可以辅助区别肺部良、恶性结节。Li 及其团队在一项回顾性研究中应用多反应检测质谱的方法从血浆样本中筛选出 13 种可用于区别良恶性结节的蛋白。最近蛋白质组学的研究集中在血液小样本制备的快速检测,如糖基化蛋白组学的检测,检测样本包括血液、痰液及肺泡灌洗液等。肺癌是基因及表型异常积累的结果,事实上仅有少数的癌前病变发展为肺癌,经支气管镜进行活检对肺鳞癌的研究发现仅有 3.5% 的轻、中度支气管上皮异常增生可发展为重度异常增生,而约 37% 的重度异常增生能进展为原位癌,这其中 50% 的原位癌在 2~3 年时间内发展为侵袭性肺癌。基于支气管上皮细胞的糖基化蛋白质组学的检测可能对高风险病灶病人侵袭前即可有诊断提示作用,在一项研究中,Rho JH 等发现肺癌中 α_1- 抗胰蛋白酶、二膦酸盐 A、膜联蛋白 A_1 等 8 种糖基化蛋白表达下调,而包括膜联蛋白 A_1、脱水酶及胎球蛋白 A 等另 7 种糖蛋白则表达上调,这些都为进一步以糖基化蛋白作为高风险病人肺癌早期诊断标志物筛查的研究提供相关依据。

John Yee 等对 16 例肺癌病人 64 份动静脉血液样本进行对比检测以发现与肺癌微环境有关的蛋白表达变化,并对 28 例术前及术后外周血样本对比检测中发现,血清结缔组织活性肽Ⅲ联合中性粒细胞激活肽 2(CTAPⅢ/ NAP-2)以及触珠蛋白在病人静脉血中表达明显增高,而 CTAP Ⅲ/ NAP-2 水平增高的吸烟病人之后发展为肺癌,并且这种检测异常在临床诊断前 29 个月即可出现。CTAP Ⅲ/ NAP-2 以及触珠蛋白三者联合年龄、肺功能及吸烟史等临床特征诊断肺癌的阳性预测值达到 63%,阴性预测值达到 89%。目前蛋白质组学检测的常见临床样本也逐渐从血液扩展到痰液、胸腔积液、肺泡灌洗液、尿液等。一项最新的研究在对 90 例影像学检查后可疑肺癌的病人进行两年的跟踪随访,其中 13 例诊断为肺癌,将罹患肺癌与未患肺癌的病人的去细胞肺癌灌洗液 BAL 进行蛋白质组学比较,发现了 133 个蛋白存在明显差异表达,而这些差异与组织样本中的结果大部分重叠,提示这些 BAL 中的差异表达蛋白可能成为潜在的诊断早期肺癌的标志物。

在另一项前瞻性研究中应用凝胶电泳及质谱分析的方法发现与对照组相比肺癌病人 Balf 液中 AAPOA1、CO4A、CRP、GSTP1、SAMP、STMN1 六种蛋白组合表达水平明显增高,总的敏感性达 95%,特异性达 81%,其中包括Ⅰ及Ⅱ期病人。总之,以蛋白质组学技术为基础发现更多的肺癌早期诊断的标志物,尚需有更高通量及更大样本范围的研究。

六、血清中肿瘤相关抗原及肿瘤自身抗体检测

目前临床常用的肺癌血清肿瘤标志物包括 CEA、CYFRA 21-1、NSE、SCC、CA125、pro-GRP 等,敏感性和特异性在 50%~90% 不等,其中 pro-GRP 对区分小细胞肺癌和肺部良性病变及非小细胞肺癌优于 NSE,特异性可达 90% 以上。但这些传统的分子标志物通常到肺癌晚期才能被很好地检测,而Ⅰ期肺癌诊断的阳性率低于 10%。西班牙的一个研究小组对稳定的补体激活降解产物 C4d 进行了深入研究,发现肺癌细胞可以通过经典免疫途径激活 C4d,而 C4d 水平在早期肺癌的病人中明显高于非肺癌病人,提示 C4d 可以作为早期肺癌筛查的标志物。

随着各种检测技术的提高,自身抗体的应用价值也不断被挖掘。由于肿瘤病人体内自体蛋白可被识别为异源蛋白,从而诱导机体产生抗肿瘤相关抗原的自身抗体。免疫激活后由宿主产生的标志物,其同质性更优于肿瘤产生的标志物。机体能在肿瘤早期产生"免疫监视",同时免疫系统的持续信号放大功能,赋予肿瘤免疫抗体在肿瘤早期诊断上的独特优

势。在肿瘤发生的早期,机体免疫系统既能识别肿瘤细胞内的特异性抗原产生的抗体,因此具有高度的特异性,易于肿瘤早期鉴别诊断。由于免疫系统的记忆功能,肿瘤自身抗体一旦产生,可在血液中保持良好的稳定性。在肿瘤出现临床表现的数月或数年,自身免疫抗体就可能被检测到,甚至在极低的浓度水平下,因此敏感性高。Wang 等应用核酸可编程蛋白阵列鉴定出 5 种肿瘤自身抗体 TTC14、BRAF、ACTL6B、MORC2、CTAG1B 鉴别肺癌与吸烟对照组,灵敏度为 30%,特异性 89%。同时还检测出另几种肿瘤自身抗体包括角蛋白 8、typeⅡ、TTC14、Kruppel- 样因子 8、BRAF 和 TLK 1,其鉴别胸部 CT 阳性的良性结节的敏感性和特异性分别为 30% 和 88%。

美国胸科协会(American Thoracic Society,ATS)2015 年公布的资料显示,对肺结节病人进行的一项 3 年随访临床研究发现 7 种自身抗体谱针对 LDCT 筛查后 4~20mm 的肺小结节检测阳性准确率达 97%。Dai 等研应用七种肺癌相关抗原 14-3-3 ζ c-Myc,MDM2,NPM1,p16,p53 及 cyclin B1 的自身抗体联合检测可以发现有确切病灶的肿瘤与癌前病变,可在肺癌诊断之前 4 年已经检测到上述自身抗体异常,因此具诊断早期肺癌的潜在价值,尤其适于存在患肺癌高风险人群。国内一项基于 ELISA 方法的研究检测病人 7 种肺癌自身抗体,结果显示肺癌组抗体浓度高于肺部良性疾病组,总体敏感性达 61%,特异性达 90%。在Ⅰ期和Ⅱ期肺癌病人中也具有很高的敏感性(62% 和 59%)。该项技术已经从实验室走向临床,现研究成果 MAGE A1、SOX2、p53、GAGE 7、PGP9.5、CAGE、GBU4-5 七个指标被国家食品药品监督管理局 CFDA 首个批准用于联合低剂量螺旋 CT 进行早期肺癌检测,在肺癌早期检测领域具重要价值,这七种抗体对于 8mm 以下的结节、8~20mm 之间肺部结节都有很好的特异性。然而最新的一项研究提出了不同意见,认为应用目前针对肿瘤抗原的自身免疫抗体联合检测在预测早期肺癌方面并无特殊价值,提出可能该检测方法具有一定的生物局限性。

无论如何,以上多数研究证实了肺癌自身抗体谱的检测对肺癌Ⅰ期和Ⅱ期有很好的敏感性,有效弥补了传统血清类标志物敏感性不足的缺陷。肿瘤自身免疫抗体在肺癌的早期诊断方面具有良好前景,不能忽视的是,单独的自身抗体分子特异性和敏感性都较低,把若干自身抗体分子组合起来,进行联合检测,可极大提高诊断的特性和敏感性。

七、展望

用于肺癌早期诊断的理想标志物,检测样本应从临床获取,且有助于 LDCT 检查后的良、恶性结节的鉴别,提示哪些需要手术,检测样本需从临床获取。在保证特异性的前提下,标志物具有高度敏感性、可重复性及稳定性,并有较好的量化指标。此外,简单的检测方法,较低的费用,易被广大临床社区接受。目前对早期肺癌诊断的研究已有很多令人振奋的成果,然而肺癌是多因素致病、多基因参与的复杂过程,具有明显的异质性。其异质性不仅体现在基因、蛋白水平,也表现在组织、器官水平。此外,由于各种不同标志物自身敏感性和特异性受限,至今并未真正发现一种可作为肺癌早期诊断的可靠标志物,也无一种分子标志物可以降低肺癌的总体死亡率。当然随着各种以组学为基础的研究方法的改进,可以使研究者获得大量反映肿瘤发展过程的信息,从而发现更多可用于肺癌早期诊断的潜在分子标志物。但殷切希望与目前不尽人意结果之间的反差,提示我们要确定可用于肺癌早期诊断的有效标志物仍面临极大的挑战。

以组织为基础的生物标志物,可以反映肿瘤组织特异性分型有关的分子变化,有助于区别肺癌的亚型、原发与继发,同时也可能在体液和外周血中检测到这些反映肿瘤恶变过程的相关分子变化。然而这需要好的标本来源及敏感性高的检测手段,从科研转化到临床应用仍需克服肿瘤明显异质性、基因蛋白的复杂性等困难。与组织样本检测相比,临床上血液、痰液、脱落细胞、呼出气冷凝物等无创及微创手段的检测,由于易于获得,便于持续检测在某种程度上更受青睐。这些以液体为基础的检测可发现肿瘤细胞引起的不同类型分子的合成及改变,利于在细胞水平及分子水平收集早期肺癌的信息,利于亚临床筛查,尤其是对胸部CT发现的无症状肺结节人群。其中早期肺癌病人血液中获得 CTC 和 ctDNA,由于其本身的生物学特性如半衰期短等特点,需要检测实时性,成功提取完整的 CTC 细胞并对其进行核酸及蛋白等水平的深入研究,才能在肺癌早期诊断中体现价值。miRNA 具有敏感性及特异性高的优点具有独特的潜力,自身免疫抗体的检测已经在临床上应用并取得良好的效果,DNA 异常甲基化的检测敏感性高,可在癌前组织中通过甲基化特异性或定量的方法检测,因此具更具肺癌早期诊断价值。很多研究需要各种组学检测基础上进一步的科学验证。

目前可用于肺癌早期诊断标志物很少,原因之一是可以反映肿瘤存在的标志物丰度值低,很难将复杂的具高丰度值背景的血液或体液分子(如蛋白质)分离出来。而这些低丰度值的分子很有可能是最具希望的诊断早期肺癌的标志物之一。另外原因是很难以高通量模式确定一种标志物,缺少有效的质量控制标准也限制了一些标志物的临床应用。以体液及血液为基础的多个同类标志物及其联合检测在某种程度上可弥补单项标志物检测各种病理类型肺癌敏感性差异的缺点。而且各种组学为基础的分子生物技术改进,液相色谱、微流控芯片等高通量技术的应用,大样本和精准的研究方法将会进一步提高标志物检测的敏感性和特异性,并获得更多的标志物。

随着时间的推移、新技术新方法的不断集成应用,投入更多资源来开展更大规模的早期肺癌筛查与早期诊断研究,多种平台的联合检测,网络大数据的应用,这些必将使肺癌的早期诊断和治疗进入一个崭新的临床应用时代。

(张黎川　白春学)

参 考 文 献

1. Indovina P, Marcelli E, Maranta P, et al. Lung cancer proteomics: recent advances in biomarker discovery. Int J Proteomics, 2011, 2011 (2090-2166): 726869-726875.

2. 中华结核和呼吸杂志中华医学会呼吸病学分会肺癌学组,中国肺癌防治联盟专家组. 肺部结节诊治中国专家共识. 中华结核和呼吸杂志, 2015, 38 (4): 249-254.

3. Henschke CI, Yankelevitz DF, Libby DM, et al. Survival of patients with stage I lung cancer detected on CT screening. N Engl J Med, 2006, 355 (17): 1763-1771.

4. Siegel RL, Miller KD, Jemal A. Cancer statistics, 2016. CA Cancer J Clin, 2016, 66 (1): 7-30.

5. Aberle DR, Adams AM. Reduced lung-cancer mortality with low-dose computed tomographic screening. N Engl J Med, 2011, 365 (5): 395-409.

6. Bach P, Mirkin J, Oliver T, et al. Benefits and harms of CT screening for lung cancer. J Am Med Assoc, 2012, 307 (22): 2418-2429.

7. Lokhandwala T, Dann R, Johnson M, et al. Costs of the diagnostic workup for lung cancer: A medicare claims analysis. Int J Radiat Oncol Biol Phys, 2014, 90 (5): S9-S10.

8. Marshall HM, Bowman RV, Yang IA, et al. Screening for lung cancer with low-dose computed tomography: a review of current status. J Thorac Dis, 2013, 5 (Suppl): S 524-539.

9. De Wever W1, Stroobants S, Coolen J, et al. Integrated PET/CT in the staging of nonsmall cell lung cancer: technical aspects and clinical integration. Eur Respir J, 2009, 33 (1): 201-212.

10. Martin KJ, Fournier MV, Reddy GP, et al. A need for basic research on fluid-based early detection biomarkers.

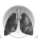
Cancer Res,2010,70(13):5203-5206.

11. De Gruttola VG,Clax P,DeMets DL,et al. Considerations in the evaluation of surrogate endpoints in clinical trials. Summary of a National Institutes of Health Workshop. Control Clin Trials,2001,22(5):485-502.

12. Murlidhar V,Ramnath N,Nagrath S,et al. Optimizing the Detection of Circulating Markers to Aid in Early Lung Cancer Detection. Cancers(Basel),2016,8(7):61-71.

13. Vargas AJ,Harris CC. Biomarker development in the precision medicine era:lung cancer as a case study. Nat Rev Cancer,2016,16(8):525-537.

14. 张梦颖,李敏,胡成平,等. 液体活检在肺癌精准医疗中的应用. 中华医学杂志,2016,96(42):3430-3432.

15. Matikas A,Syrigos KN,Agelaki S. Circulating biomarkers in non-small-cell lung cancer:Current status and future challenges. Clin Lung Cancer,2016,17(6):507-516.

16. Nakagawa T,Martinez SR,Goto Y,et al. Detection of circulating tumor cells in early-stage breast cancer metastasis to axillary lymph nodes. Clin Cancer Res,2007,13(14):4105-4110.

17. Tanaka F,Yoneda K,Kondo N,et al. Circulating tumor cells as a diagnostic marker in primary lung cancer. Clin Cancer Res,2009,15(22):6980-6986.

18. Young R,Pailler E,Billiot F,et al. Circulating tumor cells in lung cancer. Acta Cytol,2012,56(6):655-660.

19. Jiatao Lou,Suqin Ben,Guohua Yang,et al. Quantification of rare circulating tumor cells in non-small cell lung cancer by ligand-targeted PCR. PLoS One,2013,8(12):e80458.

20. Chen X,Zhou F,Li X,et al. Folate receptor-positive circulating tumor cell detected by LT-PCR-based method as a diagnostic biomarker for non-small-cell lung cancer. J Thorac Oncol,2015,10(8):1163-1171.

21. Ilie M,Hofman V,Long-Mira,et al. Circulating tumor cells allow early diagnosis of lung cancer in patients with chronic obstructive pulmonary disease. PLoS ONE,2014,9(10):e111597.

22. CarlssonA,Nair VS,Luttgen MS,et al. Circulating tumor microemboli diagnostics for patients with non-small-cell lung cancer. J Thorac Oncol,2014,9(8):1111-1119.

23. Nagrath S,Sequist LV,Maheswaran S,et al. Isolation of rare circulating tumour cells in cancer patients by microchip technology. Nature,2007,450(7173),1235-1239.

24. Zhang Z,Shiratsuchi H,Lin J,et al. Expansion of ctcs from early stage lung cancer patients using a microfluidic co-culture model. Oncotarget,2014,5(23),12383-12397.

25. Reddy RM,Murlidhar V,Zhao L,et al. Pulmonary venous blood sampling significantly increases the yieldof circulating tumor cells in early-stage lung cancer. J Thorac Cardiovasc Surg,2016,151(3):852-858.

26. Varella-Garcia M,Chen L,Powell RL,et al. Spectral karyotyping detects chromosome damage in bronchial cells of smokers and patients with cancer. Am J Respir Crit Care Med,2007,176(5):505-512.

27. Varella-Garcia M,Schulte AP,Wolf HJ,et al. The detection of chromosomal aneusomy by fluorescence in situ hybridization in sputum predicts lung cancer incidence. Cancer Prev Res(Phila),2010,3:447-453.

28. Pellman PT,Gray JW.Detecting cancer by monitoring circulating tumor DNA.Nat Med,2014,20(5):474-475.

29. Lu Y,Li S,Zhu S,et al. Methylated DNA/RNA in body fluids as biomarkers for lung cancer. biological procedures online,2017,19(1):2-11.

30. Sausen M,Parpart S,Diaz L,et al. Circulating tumor DNA moves further into the spotlight. Genome Med,2014,6(5),35-38.

31. Newman AM,Bratman SV,To J,et al. An ultrasensitive method for quantitating circulating tumor DNA with broad patient coverage. Nat Med,2014,20(5):548-554.

32. Jiang T,Ren S,Zhou C. Role of circulating-tumor DNA analysis in non-small cell lung cancer. Lung Cancer,2015,90(2),128-134.

33. Hyun KA,Kim J,Gwak H,et al. Isolation and enrichment of circulating biomarkers for cancer screening, detection,and diagnostics. Analyst,2016,141(2),382-392.

34. Sozzi G,Boeri M. Potential biomarkers for lung cancer screening. Transl. Lung Cancer Res,2014,3(3),139-148.

35. Kunej T,Obsteter J,Pogacar Z,et al. The decalog of long non-coding rna involvement in cancer diagnosis and monitoring. Crit Rev Clin Lab Sci,2014,51(6),344-357.

36. Ulivi P,Zoli W. miRNAs as non-invasive biomarkers for lung cancer diagnosis. Molecules,2014,19(6),8220-

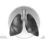

8237.

37. Lu J,Getz G,Miska EA,et al. MicroRNA expression profiles classify human cancers.Nature,2005,435(7043):834-838.

38. Shen J,Todd NW,Zhang H,et al. Plasma microRNAs as potential biomarkers for non-small-cell lung cancer. Lab Invest,2011,91(4):579-587.

39. Võsa U,Vooder T,Kolde R,et al. Meta-analysis of microRNA expression in lung cancer. Int J Cancer,2013, 132(12):2884-2893.

40. Zhang H,Mao F,Shen T,et al. Plasma miR-145,miR-20a,miR-21 and miR-223 as novel biomarkers for screening early-stage non-small cell lung cancer. Oncol Lett,2017,13(2):669-676.

41. Lv S,Xue J,Wu C,et al. Identification of A Panel of Serum microRNAs as Biomarkers for Early Detection of Lung Adenocarcinoma. J Cancer,2017,8(1):48-56.

42. Gyoba J,Shan S,Roa W,et al. Diagnosing Lung Cancers through Examination of Micro-RNA Biomarkers in Blood,Plasma,Serum and Sputum:A Review and Summary of Current Literature. Int J Mol Sci,2016,17(4):494-508.

43. Xie Y,Todd NW,Liu Z,et al. Altered miRNA expression in sputum for diagnosis of non-small cell lung cancer. Lung Cancer,2010,67(2):170-176.

44. Boeri M,Verri C,Conte D,Roz L,et al. Microrna signatures in tissues and plasma predict development and prognosis of computed tomography detected lung cancer. Proc Natl Acad Sci. USA,2011,108(9):3713-3718.

45. Shen J,Liao J,Guarnera MA,et al. Analysis of Micro RNAs in sputum to improve computedtomography for lung cancer diagnosis,2014,9(1):33-40.

46. Weber DG,Johnen G.Evaluation of long noncoding RNA MALATl as a candidate blood-based biomarker for the diagnosis of non-small cell lung cancer.BMC Res Notes,2013,6(1):518-527.

47. Berger SL,Kouzarides T,Shiekhattar R,et al. An Operational Definition of Epigenetics. Genes Dev,2009,23(7):781-783.

48. Chen L,Chen K,Lavery LA,et al. MeCP2 binds to non-CG methylated DNA as neurons mature,influencing transcription and the timing of onset for Rett syndrome. Proc Natl Acad Sci U S A,2015,112(17):5509-5514.

49. Portela A,Esteller M. Epigenetic modifications and human disease. Nat Biotechnol,2010,28(10):1057-1068.

50. Balgkouranidou I,Liloglou T,Lianidou ES. Lung cancer epigenetics:emerging biomarkers. Biomark Med,2013,7(1):49-58.

51. Schmiemann V,Bocking A,Kazimirek M,et al. Methylation assay for the diagnosis of lung cancer on bronchial aspirates:acohort study. Clin Cancer Res,2005,11(21):7728-7734.

52. Nelson HH,Marsit CJ,Christensen BC,et al. Key epigenetic changes associated with lung cancer development:results from dense methylation array profling. Epigenetics,2012,7(6):559-566.

53. Hwang SH,Kim KU,Kim JE,et al. Detection of HOXA9 gene methylation in tumor tissues and induced sputum samples from primary lung cancer patients. Clin Chem Lab Med,2011,49(4):699-704.

54. MiIkfes L,Roself A,Set6 L,et al.Variability in the measurement of the methylation status of lung cancer—related genes in bronchial secretions.Oncol Rep,2014,32(4):1435-1440.

55. Kneip C,Schmidt B,Seegebarth A,et al. SHOX2 DNA methylation isa biomarker for the diagnosis of lung cancer in plasma. J Thorac Oncol,2011,6(10):1632-1638.

56. Schmidt B,Liebenberg V,Dietrich D,et al. SHOX2 DNA methylation is a biomarker for the diagnosis of lung cancer based on bronchial aspirates. BMC Cancer,2010,10(1):1-9.

57. Zhao QT,Guo T,Wang HE,et al. Diagnostic value of SHOX2 DNA methylation in lung cancer:a meta-analysis. Onco Targets Ther,2015,8:3433-3439.

58. Weiss G,Schlegel A,Kottwitz D,et al.Validation of the SHOX2/PTGER4 DNA methylation marker panel for plasma-based discrimination between patients with malignant and nonmalignant lung disease. J Thorac Oncol,2017,12(1):77-84.

59. Han W,Wang T,Reilly AA,et al. Gene promoter methylation assayed in exhaled breath,with differences in smokers and lung cancer patients. Respir Res,2009,10(1),86-98.

60. Cheung CHY, Juan HF. Quantitative proteomics in lung cancer. J Biomed Sci, 2017, 24 (1): 37-48.

61. Mehan MR, Williams SA, Siegfried JM, et al. Validation of a blood protein signature for non-small cell lung cancer. Clin Proteomics, 2014, 11 (1): 32-44.

62. Li XJ, Hayward C, Fong PY, et al. A blood-based proteomic classifier for the molecular characterization of pulmonary nodules. Sci Transl Med, 2013, 5 (207): 207ra142-164.

63. Qing Kay Li, Ed Gabrielson, Frederic Askin, et al. Glycoproteomics using so-called 'fluid-biopsy' specimens in the discovery of lung cancer biomarkers: Promise and challenge. Proteomics Clin Appl, 2013, 7 (1-2): 55-69.

64. Kelloff GJ, Lippman SM, Dannenberg AJ, et al. Progress in chemoprevention drug development: the promise of molecular biomarkers for prevention of intraepithelial neoplasia and cancer-a plan to move forward. Clin Cancer Res, 2006, 12 (12): 3661-3697.

65. Rho JH, Roehrl MH, Wang JY. Glycoproteomic analysis of human lung adenocarcinomas using glycoarrays and tandem mass spectrometry: differential expression and glycosylation patterns of vimentin and fetuin A isoforms. Protein J, 2009, 28 (3-4): 148-160.

66. Yee J, Sadar MD, Sin DD, et al. Connective tissue-activating peptide III: a novel blood biomarker for early lung cancer detection. J Clin Oncol, 2009, 27 (17): 2787-2792.

67. Carvalho AS, Cuco CM, Lavareda C, et al. Bronchoalveolar Lavage Proteomics in Patients with Suspected Lung Cancer. Sci Rep, 2017, 7: 42190.

68. Uribarri M, Hormaeche I, Zalacain R, et al. A New Biomarker Panel in Bronchoalveolar Lavage for an Improved Lung Cancer Diagnosis Journal of Thoracic Oncology, J Thorac Oncol, 2014, 9 (10): 1504-1512.

69. Buccheri G, Torchio P, Ferrigno D. Clinical equivalence of two cytokeratinmarkers in mon-small cell lung cancer: a study of tissue polypeptide antigen and cytokeratin 19 fragments. Chest, 2003, 124 (2), 622-632.

70. Ajona D, Pajares MJ, Corrales L, et al. Investigation of complement activation product c4d as a diagnostic and prognostic biomarker for lung cancer. J Natl Cancer Inst, 2013, 105 (18), 1385-1393.

71. Liu W, Peng B, Lu Y, et al. Autoantibodies to tumor-associated antigens as biomarkers in cancer immunodiagnosis. Autoimmun Rev, 2011, 10 (6): 331-335.

72. Wang J, Shivakumar S, Barker K, et al. Comparative Study of Autoantibody Responses between Lung Adenocarcinoma and BenignPulmonary Nodules. J Thorac Oncol, 2016, 11 (3): 334-345.

73. Measuring the improvement in lung nodule cancer risk assessment when EarlyCDT-Lung is applied to a clinically-tested high-risk cohort. May 18, 2015 ATS Annual Meeting.

74. Dai L, Tsay JC, Li J, et al. Autoantibodies against tumor-associated antigens in the early detection of lung cancer. Lung Cancer, 2016, 99: 172-179.

75. Ren S, zhang S, Ma Z, et al. Validation of autoantibody panel for early detection of lung cancer in Chinese population. J Clin Oncol, 2015, 33 (15): suppl.e22143.

76. Campa MJ, Gottlin EB, et al. Rethinking Autoantibody Signature Panels for Cancer Diagnosis: A Brief Report. J Thorac Oncol, 2017, 12 (6): 1011-1014.

第十二节   呼出气筛查早期肺癌研究进展

众所周知,呼出气一氧化氮(fractional exhaled nitric oxide, FeNO)检测作为哮喘抗炎治疗效果的判断标准之一,是一种无创检测气道炎症和氧化应激的方法,已广泛应用于临床。自1971年起,更多的研究者致力于在呼出气中寻找特征性的、可用于早期筛查肺癌的标志物。

在古罗马时代,医师就已经通过病人呼出气体的气味进行疾病诊断,比如烂苹果味提示病人血糖控制不佳,而鱼腥味则提示病人肝功能异常。2006年,McCulloch等发现,经过训练后的犬类可仅通过嗅觉从不同疾病的病人中找出肺癌及乳腺癌病人,准确率甚至达到100%。因此呼出气检测被认为是一种新的可用来筛查肺癌及相关气道肿瘤的方法。另外,呼出气检测肺癌还具有非侵袭、易操作、高耐受等特点,对病人的基础状态要求较低,所以相较于其他早期诊断肺癌的方法,呼出气体检测更易于推广和应用于临床。

目前已经发现的可被检测到的呼出气成分主要分为无机化合物类、呼出气体冷凝物中的非挥发性物质类、有机挥发性物质类三大类。

一、无机化合物类

呼出气中的无机化合物包括二氧化碳、一氧化碳、氧气、FeNO 等,其中呼出气 FeNO 的检测方法已经标准化,市售的 FeNO 检测仪器使用简便,且对病人肺功能要求较小。目前 FeNO 已经被多个研究证实其在肺癌人群中的水平明显高于正常人群,但所得研究结果均提示肺癌病人 FeNO 水平低于 25ppb。另外,与哮喘病人不同的是,相较于健康人群,肺癌病人呼出气中不仅 NO 及硝酸盐水平增高,亚硝酸盐水平也有一定程度的升高,而哮喘病人呼出气中亚硝酸盐的水平无明显改变。这些结果提示,可能不仅仅是特异性的肺癌细胞参与了 NO 的产生过程,肺癌病人局部及全身非特异性的免疫及炎症反应均可参与 NO 的产生。但由于相关研究较少,且受肺癌病人肺部及全身基础状态等的影响较大,目前认为 FeNO 可作为评估肺癌病人气道炎症的生物学指标,但在肺癌诊断及预后评估中的意义仍有待商榷。

二、呼出气体冷凝物(exhaled breath condensate,EBC)

肿瘤细胞及肿瘤间质细胞中一系列生物学活动的改变会在下呼吸道表面产生各种特异性或非特异性代谢产物,使下呼吸道内衬液体里含有大量相应的物质,这些物质以气溶胶分子的形式溶解在呼出的水蒸气中,并随呼吸运动排出体外。如果我们将病人的呼出气体通过一个单向活瓣的收集器引入到一个冷凝系统,通过该冷凝系统的低温即可将呼出的溶有非挥发性物质的水蒸气冷凝成液体或雪状物,这种液体或雪状物即 EBC。

EBC 的发现为呼吸道样本的收集及检测提供了一种新的方法。相较于传统的收集方法(包括支气管肺泡灌洗液及痰液等),EBC 技术不但可得到传统方法所能得到的疾病信息,且不会损伤呼吸道平滑肌,不影响气道功能,对病人基础状态要求也较低,具有易操作、易重复、病人易接受等特点,可作为筛查肺癌高危人群及早期诊断肺癌的一种新的途径。

目前已有多个市售的用于 EBC 收集的装置,但有研究发现,不同收集装置所得的 EBC 体积以及其中生物标志物的含量及比例不同,而目前尚无标准化 EBC 收集流程。不过大样本研究发现,同一装置收集的 EBC 体积不受病人年龄、性别、疾病状态的影响。因此,选择合适的 EBC 收集装置很重要,而不同的 EBC 收集装置所得到的研究结果之间不可相互比较。

EBC 内大于 99.99% 的成分为水蒸气,所能检测到的生物标志物是以气溶胶形式溶解在其中的各种有机或无机成分。相较于哮喘、COPD 等气道炎症性疾病,肺癌相关 EBC 标志物的研究较少,但大多数研究都肯定了 EBC 内生物标志物成分及水平的变化与肿瘤的发生、发展密切相关,也因此提示 EBC 技术可以作为肺癌早期诊断的方法。

(一)遗传基因改变

肺癌病人 EBC 内可检测到的 *p53* 基因突变率达 36.4%,这与直接从肺癌组织中检测到的结果有所区别,原因可能是由于 EBC 内的 DNA 来源受到了上呼吸道、消化道及口腔等的影响,因此 EBC 中 *p53* 等基因的检测仅可作为肺癌早期诊断的一项辅助手段。而另一些研究表明,EBC-DNA 在检测肺癌病人特异性的微卫星改变(microsatellite alterations,MAs)方面有更高的敏感性,并与肺癌组织 DNA 中检测到的 MAs 完全一致,与病人吸烟史也呈正相关。

因此,EBC-MAs 可能可以作为肺癌病人早期诊断以及高危人群(尤其是长期吸烟人群)肺癌筛查的良好指标。

(二)肿瘤相关抗原

研究表明,非小细胞肺癌病人 EBC 中癌胚抗原(carcinoembryonic antigen,CEA)的水平明显高于正常对照组,且与 TNM 分期等呈正相关,与病理学类型也有一定的相关性。另外,肺癌病人 EBC 中 CEA 检测的敏感性较血清中 CEA 检测略低,但特异性较高,而联合检测 EBC 和血清中的 CEA 水平可大大增加诊断的敏感性及特异性。同时,对 EBC 中鳞状细胞癌抗原(squamous cell carcinoma antigen,SCC)等其他肿瘤相关抗原的研究也有类似的结果。因此,EBC 中肿瘤相关抗原的检测可作为早期筛查肺癌的重要指标之一,联合血清中相关抗原水平的检测对诊断的意义更大。

(三)细胞因子和蛋白质类

这类物质种类繁多,因此相关研究也较多。对 EBC 中 IL-6、IL-2、TNF-α、瘦素、内皮素 -1 等的研究均发现它们在肺癌病人中的水平明显高于正常人群,且与肺癌的临床分期、预后等有一定相关性。而有研究对比了 NSCLC 病人及 COPD 病人 EBC 内血管内皮生长因子、血管生成素、碱性成纤维细胞生长因子等的水平,结果发现 NSCLC 病人 EBC 内这些血管形成因子水平明显高于 COPD 病人。这些研究结果提示 EBC 内细胞因子及蛋白质类相关物质的检测可以作为肺癌特异性的诊断方式,但均缺乏大样本研究认证。

有研究利用蛋白质组学技术分析了肺癌病人 EBC 内的 120 种细胞因子,结果发现,肺癌病人 EBC 中有 10 种细胞因子水平较正常人群升高 2 倍以上,包括嗜酸粒细胞活化趋化因子、成纤维细胞生长因子、IL-10、巨噬细胞炎性蛋白质 -3 等,但这一发现并未经其他蛋白检测技术证实。另外,由于蛋白质组学分析的成本较高,因此利用蛋白质组学技术检测 EBC 是否能应用于肺癌早期诊断尚有待商榷。

(四)氧化应激产物

肺癌细胞的氧化应激反应会增加,因此肺癌病人气道中反应性氧化应激产物也会相应增加,比如氧化氮类、8- 异前列烷、过氧化物类等。针对这些氧化应激产物的相关研究很多,但结果不尽相同。而大量研究均发现,由于肿瘤相关氧化应激反应存在非特异性,EBC 内大多数氧化应激产物的水平均无法明确区分肺癌与其他气道炎症性疾病,尤其是早期肺癌阶段,因此,目前尚不能明确 EBC 内氧化应激产物的检测能应用于早期诊断肺癌。

此外,EBC 内还有其他大量可以被检测到的生物标志物,也有越来越多的研究在这其中寻找能够用来早期诊断肺癌的特异性标志物。但目前几乎所有的研究均为单中心、小样本、横断面的观察性研究,且所得结果均未经有效验证,因此还需进一步研究以明确 EBC 检测能否临床应用于肺癌早期筛查。

三、有机挥发性物质(volatile organic compounds,VOCs)

VOCs 是指沸点在 50~260℃之间,室温下饱和蒸气压超过 133.32Pa 的易挥发性有机化合物,它们在常温下以蒸汽的形式存在于空气中。在人体呼出气中含有上万种 VOCs,包括有饱和烃、不饱和烃、含氧化物、含硫化物、含氮化物等,大多数 VOCs 在呼出气内的浓度仅为 ρmol 级,因此仅 3000 多种 VOCs 可在呼出气中被检测到,主要为异戊二烯、烷类、甲基烷烃和苯衍生物等。

VOCs 的来源主要有两个途径:吸入(或经皮肤吸收)后呼出的外源性挥发性物质以及

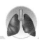

经多种生物学行为产生的内源性物质。人体各个器官、各种不同类型的细胞发生的包括氧化应激在内的多种生物学行为均可产生 VOCs，这些 VOCs 可被循环系统运送至肺部，并最终在呼出气中被检测到。因此，不仅是肺癌，全身各系统疾病相关的生物学行为的改变均可引起 VOCs 生成和清除的异常，从而影响呼出气中 VOCs 的成分及浓度；同时，环境中 VOCs 的改变也会影响呼出气 VOCs 的检测结果，这给呼出气 VOCs 的分析带来很大的困难。尽管很难进一步区分呼出气中 VOCs 的影响因素，但目前大多数研究者还是一致认同呼出气中的 VOCs 主要来源于肺泡，因此普遍认为呼出气中 VOCs 检测对肺部疾病的诊断意义更大。

由于呼出气 VOCs 受环境中 VOCs 的影响很大，大多数研究者在收集 VOCs 时都会想办法减少外源性 VOCs 的干扰，包括利用环境中的基础 VOCs 进行校正，或者在病人吸气时利用装置除去环境中的 VOCs 等，但不同收集方法所得到的研究结果不尽相同，而目前尚无标准化的收集方法。

公认的检测呼出气 VOCs 最准确且敏感的方法是气相色谱 - 质谱法(gas chromatography/mass spectrometry，GS-MS)，但这种方法较昂贵，且必须有专业人士操作并分析检测结果，因此临床应用有一定限制。随着研究的进展，更多相对简便廉价的方法被应用于呼出气 VOCs 的检测，包括：离子流动度光谱测定法、石英微量天平、比色计、金颗粒纳米传感器等等，但这些新的方法往往仅能检测到呼出气中 VOCs 的混合物，并不能区分单个 VOC 成分。目前已经市售的电子鼻(Cyranose 320)可以利用碳吸附的原理来检测呼出气 VOCs，有研究发现其检测肺癌的敏感性可达 71.4%，特异性 91.9%，因此可将其作为肺癌筛查的方法，但尚缺乏进一步研究验证。

自 1985 年起就不断有各种研究报道称，肺癌病人呼出气中 VOCs 成分及表达水平与其他人群不同，但由于受收集装置、检测方法等的影响，这些研究结果大相径庭，目前尚未发现一个肺癌特异性的 VOC；且由于呼出气 VOCs 存在很大的个体差异，因此小样本研究的可信度不高。基于呼出气 VOCs 的这些特点，目前研究者们更倾向于大样本、多中心研究，以期建立一个呼出气 VOCs 诊断肺癌的数学模型。1999 年首次进行的一项大样本横断面研究选取了 22 种 VOCs(主要包括烷烃类及苯类)作为诊断模型，结果发现这一模型用来诊断 I 期肺癌的敏感性达 100%，特异性达 81.3%；之后陆续有大样本研究的报道，但因选择的诊断模型不同，诊断的敏感性及特异性也不尽相同。不过这些研究结果均提示呼出气 VOCs 检测可作为筛查早期肺癌的方法，但尚需规范化的收集及检测流程，以及大规模多中心临床研究进行验证，这样才可保证结果的可靠性，从而使 VOCs 技术应用于临床。

综上所述，呼出气中存在多种肺癌相关的生物标志物，它们在肺癌人群中有相对特异性的表达，可被相应的方法收集并检测，因此呼出气检测可作为肺癌诊断的一个方法。相较于传统的诊断方法，呼出气检测的优点显而易见，尤其是它的安全性及简便性，使其更容易被病人接受，适用人群也更广，因此更适合作为肺癌早期筛查的方法。

但由于呼出气成分受环境、病人基础状态等各种体内、体外因素的影响较大，且目前各研究所用的呼出气收集、检测甚至数据统计的方法各不相同，因此所得的研究结果大相径庭，不能被相互验证，这使得呼出气筛查肺癌的临床应用受阻。因此，现阶段的首要任务是进行大样本、多中心的临床研究，确立标准化的呼出气收集、检测及结果分析指南，以保证研究结果的准确性及可重复性，这也是呼出气检测能够筛查早期肺癌所需解决的关键问题。

（刘芳蕾　白春学）

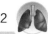
参 考 文 献

1. McCulloch M,Jezierski T,Broffman M,et al. Diagnostic accuracy of canine scent detection in early- and late-stage lung and breast cancers. Integr Cancer Ther,2006,5(1):30-39.

2. Dent AG,Sutedja TG,Zimmerman PV. Exhaled breath analysis for lung cancer. J Thorac Dis,2013,5(4):S540-550.

3. Masri FA,Comhair SA,Koeck T,et al. Abnormalities in nitric oxide and its derivatives in lung cancer.Am J Respir Crit Care Med,2005,172(5):597-605.

4. Liu CY,Wang CH,Chen TC,et al. Increased level of exhaled nitric oxide and up-regulation of inducible nitric oxide synthase in patients with primary lung cancer. Br J Cancer,1998,78(4):534-541.

5. Mutlu GM,Garey KW,Robbins RA,et al. Collection and analysis of exhaled breath condensate in humans. Am J Respir Crit Care Med,2001,164(5):731-737.

6. Liu J,Conrad DH,Chow S,et al. Collection devices influence the constituents of exhaled breath condensate. Eur Respir J,2007,30(4):807-808.

7. Liu J,Thomas PS. Relationship between exhaled breath condensate volume and measurements of lung volumes. Respiration,2007,74(2):142-145.

8. Chan HP,Lewis C,Thomas PS. Exhaled breath analysis:novel approach for early detection of lung cancer. Lung Cancer,2009,63(2):164-168.

9. Carpagnano GE,Foschino-Barbaro MP,Mule G,et al. 3p microsatellite alterations in exhaled breath condensate from patients with non-small cell lung cancer. Am J Respir Crit Care Med,2005,172(6):738-744.

10. Carpagnano GE,Spanevello A,Carpagnano F,et al. Prognostic value of exhaled microsatellite alterations at 3p in NSCLC patients. Lung Cancer,2009,64(3):334-340.

11. Zou Y,Wang L,Zhao C,et al. CEA,SCC and NSE levels in exhaled breath condensate-possible markers for early detection of lung cancer. J Breath Res,2013,7(4):047101-047111.

12. Zhong L,Coe SP,Stromberg AJ,et al. Profiling tumor-associated antibodies for early detection of non-small cell lung cancer. J Thoracic Oncol,2006,1(6):513-519.

13. Carpagnano GE,Resta O,Foschino-Barbaro MP,et al. Interleukin-6 is increased in breath condensate of patients with non-small cell lung cancer. Int J Biol Markers,2002,17(2):141-145.

14. Carpagnano GE,SpanevelloA,Curci C,et al. IL-2,TNF-alpha,and leptin:local versus systemic concentrations in NSCLC patients. Oncol Res,2007,16(8):375-381.

15. Gessnera C,Rechner B,Hammerschmidt S,et al. Angiagenic markers in breath condensate identify non-small cell lung cancer. Lung Cancer,2010,68(2):177-184.

16. Kullmann T,Barta I,Csiszér E,et al. Differential cytokine pattern in the exhaled breath of patients with lung cancer. Pathol Oncol Res,2008,14(4):481-483.

17. Horváth I,Lázár Z,Gyulai N,et al. Exhaled biomarkers in lung cancer. Eur Respir J,2009,34(1):261-275.

18. Phillips M,Herrera J,Krishnan S,et al. Variation in volatile organic compounds in the breath of normal humans. J Chromatog B Biomed Sci Appl,1999,729(1-2):75-88.

19. Miekisch W,Kischkel S,Sawacki A,et al. Impact of sampling procedures on the results of breath analysis. J Breath Res,2008,2(2):1-7.

20. Machado RF,Laskowski D,Deffenderfer O,et al. Detection of lung cancer by sensor array analyses of exhaled breath. Am J Respir Crit Care Med,2005,171(11):1286-1291.

21. Gordon SM,Szidon JP,Krotoszynski BK,et al. Volatile organic compounds in exhaled air from patients with lung cancer. Clin Chem,1985,31(8):1278-1282.

22. Phillips M,Gleeson K,Hughes JM,et al. Volatile organic compounds in breath as markers of lung cancer:a cross-sectional study. Lancet,1999,353(9168):1930-1933.

第十三节　生物电导扫描诊断早期肺癌研究进展

肺癌是全球男性中最常见的癌症,同时也是女性中第三常见的癌症。在中国,肺癌的年发病人数为 73.33 万例,占总癌症人数的 17.08%,同时肺癌的年病死人数为 61.02 万例。其年发病人数和年病死人数都居中国肿瘤之首。肺癌一般可以分为小细胞肺癌和非小细胞肺癌,其分别约占病例总数的 15% 和 85%。不论何种类型的肺癌,处于晚期的病人其五年的存活率仅为 10%~15%。但如果对处于肺癌早期的病人进行及时的检测和治疗,则病人的 5 年存活率将会提升至 50%~70%。因此肺癌的早期诊断和筛查对于提高肺癌病人的生存率具有重要意义。随着新技术的发展,涌现出大量新的肺癌检测方法。其中,基于生物电导进行肺癌检测的技术经过数年的发展已日趋成熟。笔者将其与现行的一些肺癌早期诊断方法进行比较,同时探讨其临床价值。

一、肺癌早期诊断技术

目前常用的肺癌早期诊断方法主要为医学影像学,内镜和分子生物学技术。在影像学中,除了常规的 X 线胸片,磁共振技术和正电子发射断层显像等方法外,高分辨 CT 和低剂量 CT 也在逐步的应用。在内镜方面,自荧光纤维支气管镜,超声支气管内镜,电子导航支气管镜也在慢慢的应用和推广。

(一) PET/CT

PET/CT 利用 CT 所提供的形态学的信息和 PET 所提供的细胞代谢信息提高了肿瘤的定性和定量诊断的准确性,是当今最先进的医学影像设备之一。PET/CT 诊断肺癌的灵敏度主要依赖于肺结节的大小以及其相应的代谢活跃程度。在已有的对 PET/CT 的荟萃分析中,其具有将近 90% 的灵敏度。但是 PET/CT 的特异性却比较低,在 55%~8% 之间,容易受到感染或者其他肺部疾病的干扰。虽然 PET/CT 具有如此高超的检测性能,但同时也伴随着高昂的检测费用以及相应的辐射。这些制约因素使得它无法在中国这个医疗资源相对匮乏的条件下,进行大面积的推广和早期肺癌的筛选。

(二) 低剂量螺旋 CT

低剂量螺旋 CT 是 20 世纪 90 年代 Naidich 等提出的肺癌筛选的新方法。低剂量螺旋 CT 可以保持常规 CT 的 70% 以上的灵敏度,但其放射剂量为正常 CT 的 1/6 左右,是每年环境放射暴露剂量的一半。根据国内学者的研究,低剂量螺旋 CT 的加权 CT 剂量指数为 2.8mGy,而常规 CT 为 11.6mGy。对于高危人群的的普查,低剂量螺旋 CT 具有重要的临床价值。

(三) 呼出气体分析

另一种新兴的无创无副作用的检测手段为呼出气体分析。通过质谱分析仪,检测病人呼出气体中的挥发性有机物和气道内壁组织细胞的分析,作为肺癌早期的诊断依据。但此项技术仍有诸多的问题有待研究,如肿瘤细胞产生烷烃的生化途径,体外培养的正常细胞和肿瘤细胞,体内不同类型和分期的肿瘤细胞产生挥发性气体的过程,以及决定肿瘤生长速度和环境的生物标志物水平等。基于呼出气体分析方法有诸多优点,其具有重要临床价值,但该方法难以标准化需要进一步的验证和研究。

(四) 分子生物学技术

分子生物学技术也是现行常规的肺癌诊断手段。利用肺癌病人与正常病人体内蛋

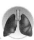

白或者基因上的差异作为诊断的依据。比如血清中的神经元特异性烯醇化酶(NSE),19片段角蛋白(CYFRA21-1),糖类抗原125(carbohydrate antigen 125,CA125),癌胚抗原(carcinoembryonic antigen,CEA)等,同一种肿瘤不同细胞类型以及不同的时期,会表达不同肿瘤标志物。因此使用单一的肿瘤标志物容易出现准确度低的情况。在实际的使用过程中,需要动态联合使用肿瘤标志物进行检测。目前的肺癌肿瘤标志物和蛋白组学的研究还不够成熟,需要进一步的改进和完善。检测 p53 基因是另一项重要的分子检测手段,因为 p53 基因的突变发生在肺癌形成的早期,尤其是原位癌阶段。尽管新的肿瘤标志物不断出现,但肺癌的多样性和复杂性使得目前还没有一种高特异性和高灵敏度的肿瘤标志物。因此分子生物学的技术手段,在肺癌诊断的过程中还需要进一步的完善(表 4-6)。

表 4-6　目前常用的肺癌早期诊断的检查方法

特性	生物电导扫描仪	PET/CT	电子支气管镜检查	肿瘤标志物联合检测
特异度	89.70%	62.20%	83.80%	75.70%
灵敏度	91.70%	100.00%	83.90%	77.40%
安全性	安全,无须注射任何化学药物	CT 检查而诱导的各种癌症的发生率正在逐步提高	根据报道支气管镜检本身引起的气胸发生率约 0.4%,而出血率约 0.2%,死亡率约 0.03% 左右。经支气管肺活检引起的气胸发生率平均约 4%,而出血率以出血量小于 50ml 计算,约 2.1%	安全
便利性	无须预约,检查完无须观察	需预约,检查后需观察	需预约,检查后需观察	无须预约,检查完无须观察

二、生物电导检测肺癌

利用生物电导检测肺癌是近年来新发展的一项肺癌检测技术。人体细胞,组织的导电性质是早已熟悉的,而且已被用于诊断,比如应用于心电图和脑电图。肿瘤组织的生物电特性,也已在很多的科学和医学文献有所论述。与那些正常组织以及良性肿块相比,肿瘤组织生物电特性显示出明显的不同。有关这种不同的生物电特性的作用,其精确的机制尚未取得广泛地认识与了解。有一种可能是因为肿瘤细胞中含有大量的水和钠离子成分,而钾、镁、钙移向细胞外。另一种可能不仅包括了膜穿透性的改变,也包括了膜的组成成分的改变:核质比的改变以及细胞内成分和密度的改变。

组织特异性的生物电导,在对各种肿瘤的检测中的功效已有报道,其中包括皮肤癌,甲状腺癌、肝癌、宫颈癌以及乳腺癌。生物电导技术已应用于乳腺癌和肺癌研究中。Silvia 对 63 名肺癌病人以及 56 名健康人群进行了生物电导和阻抗分析,发现肺癌病人的生物电信号与健康人群存在显著性差异。Rex 等人基于 Prolung 公司(前身为 Freshmedx 公司)的生物电导扫描平台,进一步的研究发现,肺癌病人与良性肺结节人群的生物电信号的差别。基于采集到的生物电信号,他们建立了相应的诊断算法,并且获得了非常好的诊断效果(89.7% 的敏感性和 91.7% 的特异性)。他们的试验中所涉及的病例涵盖了不同肺癌阶段的病人,呈现出了广泛的适用性。根据相关报道,该平台小巧便携,同时检测成本较低。在中国,该平台对于大范围的筛选具有重要的临床价值。

三、总结

在传统的肺癌筛查和检测方法应用和改进的同时,不断有新的技术和方法涌现,这为肺癌的早期诊断提供了重要的手段和依据。不同的诊断方法存在不同的缺陷,比如:有些方法因为高昂的测试费用以及设备成本,而无法大范围的推广和应用;有些则是灵敏度或特异性较低,而无法准确诊断。生物电导对肺癌诊断的研究提供了一个新的角度去理解肺癌的发生和发展,同时也为肺癌诊断提供新的思路。肺癌的早期诊断不仅需要这些新技术,同时还需要相应的预警和筛选网络,如"百千万工程"。成本更低以及更便捷的肺癌诊断技术,如生物电导等的发展,使得肺癌预警和筛选网络更加贴近于基层,同时覆盖面更广。

(杨达伟　白春学)

参 考 文 献

1. Jemal A,Siegel R,Xu J,et al. Cancer statistics,2010. CA Cancer J Clin,2010,60(5):277-300.

2. Siegel R L,Miller K D,Jemal A. Cancer statistics,2016. CA Cancer J Clin,2016,66(1):7-30.

3. Stewart B,Wild C P. World cancer report 2014. International Agency for Research on Cancer,2014.

4. Chen W,Zheng R,Baade PD,et al. Cancer statistics in China,2015. CA Cancer J Clin,2016,66(2):115-132.

5. 白春学. 通过四个一,抓住中国肺结节诊治新契机. 国际呼吸杂志,2016,8):561-562.

6. Reed MF,Molloy M,Dalton EL,et al. Survival after resection for lung cancer is the outcome that matters. Am J Surg,2004,188(5):598-602.

7. 胡海洋,林之峰,林强. 肺癌早期诊断的研究进展. 现代生物医学进展,2013,13(14):2768-2773.

8. Gould MK,Maclean CC,Kuschner WG,et al. Accuracy of positron emission tomography for diagnosis of pulmonary nodules and mass lesions:a meta-analysis. JAMA,2001,285(7):914-924.

9. 王英禹,周勇安,李小飞,et al. PET-ET 在临床肺癌诊治中的应用研究. 实用癌症杂志,2016,31(1):70-72.

10. Naidich DP,Marshall CH,Gribbin C,et al. Low-dose CT of the lungs:preliminary observations. Radiology,1990,175(3):729-731.

11. 赵海棠. 对肺部低剂量螺旋 CT 扫描放射剂量的评估. 当代医药论丛,2015,(4):36-37.

12. Bajtarevic A,Ager C,Pienz M,et al. Noninvasive detection of lung cancer by analysis of exhaled breath. BMC Cancer,2009,9(1):348-354.

13. Yang DW,Zhang XJ,Powell CA,et al. Prohabilty of cancer in high-risk patients predicted by the protein-based lung cancer biomarker panel in China:LCBP study. Cancer,2018,124(2):262-270.

14. Foster KR,Schwan HP. Dielectric-properties of tissues and biological-materials-acritical review. Crit Rev Biomed Eng,1989,17(1):25-104.

15. Morimoto T,Kimura S,Konishi Y,et al. A study of the electrical bio-impedance of tumors. J Invest Surg,1993,6(1):25-32.

16. Stojadinovic A,Nissan A,Shriver CD,et al. Electrical impedance scanning as a new breast cancer risk stratification tool for young women. J Surg Oncol,2008,97(2):112-120.

17. Stojadinovic A,Nissan A,Gallimidi Z,et al. Electrical impedance scanning for the early detection of breast cancer in young women:preliminary results of a multicenter prospective clinical trial. J Clin Oncol,2005,23(12):2703-2715.

18. Stojadinovic A,Fields S I,Shriver C D,et al. Electrical impedance scanning of thyroid nodules before thyroid surgery:a prospective study. Ann Surg Oncol,2005,12(2):152-160.

19. Toso S,Piccoli A,Gusella M,et al. Altered tissue electric properties in lung cancer patients as detected by bioelectric impedance vector analysis. Nutrition,2000,16(2):120-124.

20. Yung RC,Zeng MY,Stoddard GJ,et al. Transcutaneous computed bioconductance measurement in lung

cancer：A treatment enabling technology useful for adjunctive risk stratification in the evaluation of suspicious pulmonary lesions. J Thorac Oncol，2012，7（4）：681-689.

第十四节　早期肺癌的物联网智能辅助诊断技术

一、物联网医学现状

随着物联网技术在各个行业领域的渗透，物联网医学领域继智能交通领域之后，成为全球物联网应用第二大领域。由于牵涉范围广，涉及政府、医院、个人、厂家等多个实体，以及关联各国的医保体制、保险制度、就诊模式、法律体系等多个层面，关系到人类的健康和社会的稳定，所以物联网医学是多方竞逐和发挥智慧的焦点。

随着物联网技术产业的发展，智能手机、智能腕带、智能手表、智能眼镜、智能衣服等等各种智能设备的市场化应用，带动了大众对身体健康的实时关注。技术的迅猛进步，不仅加快了信息传递的速度，丰富了信息传递的途径，更为优化医疗服务流程、提升医疗服务效率带来了广阔空间。物联网医学顺势而发，它正在对传统医疗行业产生实质性的冲击，并且终将颠覆现有的医疗健康服务模式。

（一）物联网医学概念

物联网医学是物联网理论在医学中的应用，为远程医学的高级阶段，含有感知、传输和智能处理三大基本流程和十大功能，可广泛应用于医疗教育、预防、保健、诊断、治疗、康复和养老，可实现医院、病人与医疗设备之间整合和创立三级（三级、区级和社区医院与病人）联动的物联网医学分级诊疗平台，可全时空管理和协调网络内医师、病人和设备，大大提高医疗服务水平。

物联网医学，可把多种传感器嵌入和装备到医疗行业的设备中，将"物联网"与现有的互联网整合起来，实现医院、病人与医疗设备的整合。另外一种通俗称呼就是"互联网＋医学"。物联网医学中的"物"，就是各种与医学服务活动相关的人与事物，如健康人、亚健康人、病人、医师、护士、医疗器械、检查设备、各种传感器等等。物联网医学中的"联"，即信息交互连接，把上述"事物"产生的相关信息交互、传输和共享。

物联网医学中的"网"是通过把"物"有机地连成一张"网"，就可感知医学服务对象、各种数据的交换和无缝连接，达到对医疗卫生保健服务的实时动态监控、连续跟踪管理和精准的医疗健康决策。

物联网医学立足于信息技术和电子医学基础之上，经历了传感器技术、Internet 技术、无线通信技术、无线射频识别（radio frequency identification devices，RFID）电子标签、一维码识别、二维码识别等技术和医学相结合的应用，目前继续大规模应用于胎心监护、生命体征监测、食管 pH 监测、病房、药房以及医疗废品的管理。

物联网医学利用传感器采集信息，融合网络传输，通过云计算进行数据解析和数据挖掘，最后与医疗专业应用技术结合，具有超大规模、虚拟化、多用户的运算模式。借助物联网中物与物、人与人、人与物的多重互联、多种交互途径，拉近了医疗资源与病人之间的时间与空间，全程感知、实时监测、医疗协助，达到早期发现干预和主动管理。

物联网医学可广泛应用于医疗教育、预防、保健、诊断、治疗、康复和养老，可实现医院、病人与医疗设备之间的整合，以及创立三级联动的物联网医学分级诊疗平台，可全时空管理和协调网络内医师、病人和医疗设备,大大提高医疗服务水平。

（二）常规医学与物联网医学模式比较

当前医疗服务面临巨大挑战,需要新的解决办法。而物联网医学不仅可以监测疾病,动态协助疾病管理,包括实时快速高效监测病情和管理病人、提醒病人按时服药、GPS 定位和报警装置可协助抢救病人生命、减少住院次数,改善预后等,还可以提高名医的工作效率,任何时间、任何地点为病人服务。另外也可用于临床试验,尤其是每天均要收集的数据。与传统医学相比,物联网医学具有如下优点(表 4-7):

表 4-7 物联网医学优点

功能	优点
模式转变	使专业医疗走进家庭,干预潜在的健康危机,由被动治疗转变为主动健康管理;
个体化	针对不同人群提供个性化的诊断和治疗方案;
全方位	通过筛查、评估、预防、干预、随访和教育等多种方式对民众的健康进行全面管理;
多渠道	通过网站、电话、短信、邮件、微博、微信、语音、视频和现场等多种形式实现与医疗专家的实时高效沟通;
全周期	贯穿预防、诊断和治疗全程或终身的健康档案及各项健康管理服务;
高科技	利用传感器、无线通信和 Internet 技术,使病人足不出户即可享受专业医疗健康服务

（三）物联网医学在国外医疗健康领域的应用

目前全球发达国家已经充分重视物联网医学及其相关领域。

美国《创新战略(2011)》将卫生医疗保健领域的信息技术利用作为创新的六大优先领域之一。英特尔公司目前正在研制用于家庭护理的无线传感器网络系统,该系统是美国"应对老龄化社会技术项目"之一。他们把传感器嵌入到鞋、家具以及家用电器中,可以帮助老年人和残障人士独立地进行家庭生活,并在必要时由医务人员或社会工作者进行帮助。

在美国国防高级研究计划局(Defense Advanced Research Projects Agency,DARPA)的支持下,麻省理工学院从事极低功耗的无线传感器网络方面的研究,奥本大学则做了大量关于自组织传感器网络方面的研究,并完成了一些实验系统的研制。罗彻斯特大学的科学家使用无线传感器创建了一个智能医疗房间,使用微尘来测量居住者的重要征兆(血压、脉搏和呼吸)、睡觉姿势以及每天 24 小时的活动状况。

欧盟的 IST FP5 项目是受欧盟资助,由多家研究机构共同开发的具有保健和报警功能的腕式远程医疗监护装置。该装置可以连续采集并评估多个关键生理参数,通过智能多参数测量能够及时发现紧急情况,并利用蜂窝网连接到医学中心。

意法半导体与梅奥医疗中心(Mayo Clinic)正在合作开发创新的慢性心血管疾病远程监测平台。该平台将提供完整的非烦扰式监测解决方案,能够监测个人的特定数据和生理参数,不影响个人生活方式,并提供治疗选择。

西班牙马拉加大学和艾美利亚大学共同提出了一个关于血氧饱和度传感器的简单的、低成本的无线医疗监测系统。该系统基于一个安装在个人电脑(personal computer,PC)或 PDA 上的软件,允许同时监测不同病人的 SPO_2 信号和脉搏率。

日本政府正在加大对医疗信息化方面的投入,物联网的应用有着良好的网络和技术基础。东芝公司研制由腕表型可穿戴式传感器模块和 PDA 组成的 Life Minder 系统。使用该

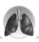

系统监测使用者的健康状况、运动情况和行为活动,可以达到提醒和指导使用者每天进行健康的饮食和适当的锻炼的目的,这对于预防与生活方式相关疾病起到非常重要的作用。通过软件编程实现了根据手腕的运动、脉搏率以及皮肤电反应值可以判断使用者的运动情况和是否开始吃饭,准确率能够达到 90%。

目前,国际上对可穿戴式生理检测技术的研究还处于起步阶段。但近几年,围绕该方面的研究越来越多,主要有:加拿大多伦多大学的可穿戴式电子器件、麻省理工学院传媒实验室的智能织物、美国乔治理工学院的穿戴式主板、欧盟 IST FP5 项目 WEALTHY 等。

（四）物联网医学在国内医疗健康领域的应用

我国在物联网应用于医疗体系建设方面已经展开了一些试点工作,这些工作主要包括药品安全监管、医疗废弃物监管、移动护士站、病人实时管理、医疗器械实时管理、电子病历、健康档案管理等。此外,多家医院、高校、科研院所等也在开展有关“物联网医学”的研究与应用。

广州华侨医院与广州电信联手打造该市首家医疗信息化医院——“e 院在线”,计划为民众提供预约挂号、远程医疗和快速信息共享等多项服务。

江苏移动联合医疗设备厂正在开发“移动医疗监护网络系统”,该系统利用移动通信和互联网技术,将实现传送病人生理数据至手机,提供远程会诊救治以及车辆和医疗人员智能调度等功能,该措施可大幅提升医院急诊效率。

北京邮电大学、南京邮电大学、南京航空航天大学、东南大学等高校也在积极研究各种无线医疗检测系统。其中,东南大学与江苏移动联合研发了一套实时健康监测系统,通过物联网为老年人提供实时的健康监测服务。

复旦大学附属中山医院,上海呼吸病研究所联合中兴通讯和妙特等企业研发出三级联动的物联网医学分级诊疗系统和配套的软硬件,可用于预防、保健以及肺癌早期诊断、哮喘、慢阻肺、睡眠呼吸暂停综合征、急、慢性呼吸衰竭管理以及老年医学应用和质量控制的系统。

香港中文大学的“卫士”（WISSH）和保健衫（H Shirt）项目,与目前已开发出的具有生理参数测量功能的电子织物服装相比,该保健衫具有无袖带式血压测量功能,并可利用液体静力学原理完成无袖带式血压测量的校准。

台湾中正大学提出来一种集合 4 种检测元件的生理信号监测系统,并可通过 WiFi 无线技术进行通信,该系统提高了病人和医护人员的可移动性和灵活性,同时进一步提高健康保健的质量。

（五）目前国内发展现状与实际需求的差距

总体看,目前国内在物联网医学方面与实际需求还有很多差距。

1. 缺乏医疗级别的传感器,大多依赖进口。国内辛辛苦苦研发出来的传感器,缺少临床验证。

2. 缺乏医院使用的医疗设备,即使采用国外的传感器,研制出的医疗系统仍达不到三甲医院的高标准要求。

3. 近几年国内出现大量的非医学领军人物设计的无损检测的可穿戴设备,但是达不到医疗机构认可的水平,只好停留在消费者娱乐和自我监测的地步。

4. 缺乏简便实用、价格实惠的用于慢病管理的系统,三级联动的分级诊疗模式的优势较难体现。

5. 缺少规模化的示范基地,出现了很多局部试点的项目型工程,难以达到大规模慢病防治和长期治疗人群的示范需要。

6. 大多数的互联网医学网站垃圾丛生、专业度太低、缺乏具有公信力、科普性的专业服务网站和软件。

7. 缺乏有效的大数据挖掘分析的计算模型,由于很多医疗机构采集的数据没有结构化、且没有一个好的共享分析机制,导致看似宝贵的数据变成历史垃圾数据。

二、物联网技术在医学领域的应用

(一) 物联网医学在分级诊疗中的潜在应用价值

现代医学正加快向早期发现、精确定量发展。另一方面,在以疾病为中心向以健康为中心的医学模式转变过程中,面向基层、家庭和个人的健康状态的感知,以及疾病预警、保健、管理和康复等已成为新的医疗改革重点。

社区医师是基础医疗服务的主要提供者,具有较全面的技能和知识,具有面向家庭的每个成员提供连续性和综合性的医疗照顾、健康维持和预防服务的资格和能力。物联网医学模式在一定程度上可满足以健康为中心、家庭为单位的新型社区医疗卫生服务需求。

社区医师一般是以门诊形式处理常见病、多发病和一般急症,且可上门服务,诊治家庭中的病人,根据病人的不同情况建立各自的家庭病床和医疗档案。以团队合作的工作方式,采用"生物—心理—社会"医学模式的诊断程序,开展以社区为基础、以家庭为单位的个体化、综合性和预防为导向的医疗保健服务,具有及时性、持续性和协调性等特点,最适合在社区开展预防、保健、诊疗和康复等医疗保健工作。

但是,由于目前医疗资源配置不均衡,社区医院条件有限,社区医师存在"三低"(高端设备覆盖率低、技术掌握度低和病人认可度低)现状,难以吸引对医疗质量要求高的民众,结果更多的病人涌到大医院求医问药,引发出入名院难、看名医难的"二难"现状。

虽然大医院医师专业水平较高,但由于日常工作繁忙等原因存在预防差、保健差、慢病管理差和康复差的"四差"问题。解决"三低""二难"和"四差"的问题是提升区域、全国甚至是所有发展中国家医疗保健水平的迫切需求,但也是传统医学面临的难题。物联网医学的出现,为解决这些问题带来了机遇。

物联网医学是有别于以往常规医疗模式的革命性诊疗技术手段。物联网医学的迅速发展,创新性地解决了许多以往常规医疗模式无法解决的问题,促进了疾病诊治和医学服务水平的不断提高。

物联网医学不但可解决"三低""二难"和"四差"等问题,也是提升中国家庭医疗保健科技水平的助推器。随着科技、医疗和生活水平的逐步提高,人们对自身健康保障的要求也越来越高,传统的"到医院看病、门诊随访"医疗模式不但越来越难以满足人们对高质量健康资源的需求,而且无法有效地做到对重要器官疾病(比如心肺停止工作6分钟即可引起即刻死亡)的提前预警、及时治疗和避免心肺疾病引起的突然死亡。这就需要引进或研发适宜的新技术,改善现有的医疗模式,才能解决这些问题,进而提高民众的医疗保健服务水平。

物联网医学可以满足我国国家卫生计生委(现为国家卫生健康委员会)提出的"端口前移,重心下沉"的医疗服务的总体要求,也就是医疗服务前移到预防疾病的环节,下沉到社区。可将目前"病发后到医院"的被动治疗模式改为"病前预警,及时主动治疗"的先进医学模式,起到"云连知名专家,端享现代医疗"的效果。

物联网医学用于临床诊断、随访、检测和服务,还有其他的优势,包括采用计算和电子程序可以避免医务人员因为工作匆忙而犯的错误和遗漏。利用庞大的数据库和长期随访，可以进行数据运算和数据挖掘，对系统和医疗模式进行二次升华，提炼真实世界医疗活动的规律。

打造物联网医学三级联动平台，利用物联网技术的全面感知、可靠传输、智能处理，通过各种相关的传感器采集用户的身体参数，结合智能手机的移动互联网应用，利用云计算、大数据、互联网等技术手段，把用户（健康人或病人）、社区医师和专家终端连接起来，形成中心社区互动，共同管理诊治的"三级联动"新型医疗模式，开展形式多样的实时交互式移动医学服务，为开展相关的医学行动打造扎实的基础。

随着3G/4G/5G的研究和大规模普及，移动培训、远程教育、专家支持等方面的普遍接受，那么全民实时医疗将成为可能。

物联网医学三级联动平台是一种涉及预防、保健、诊疗、管理和康复的物联网医学服务新模式。可实现各医疗机构间病人健康及康复信息的互通和分享；二级网络双向转诊机制，有效提高专家的服务效率、扩大服务范围。

平台主要功能包括：

（1）健康信息采集与智能提醒：居民可以通过家用智能健康信息采集终端、社区卫生服务中心健康屋的健康终端，或社区医疗点健康屋的健康采集终端进行健康信息采集。所采集信息自动上传并存储于云服务器上，并归入该居民的电子病历档案。同时物联网医学平台可以进行智能分析，对居民进行健康预警，并将预警信息推送至子女、监护人或对应的社区医师，及时进行健康干预。

（2）医疗信息采集与存储：病人到医疗中心或社区卫生服务中心就诊，通过与HIS、MUSE、PACS、LIS系统互联，物联网医学平台将自动获取病人就医信息和化验检查资料，智能归档并存储于三级联动的物联网医学平台。

（3）慢病管理：对慢性气道疾病（哮喘、慢阻肺和睡眠呼吸暂停）、高血压、糖尿病和呼吸危重症病人等慢病病人，定期的健康信息采集、定期随访就诊，电子病历档案的建立，可以在医师指导下进行慢病管理和随访，防止疾病进展、减少并发症的发生、提高生活质量。

（4）健康咨询：居民在家中或在健康屋中通过智能采集终端获取的健康信息，可以通过物联网医学平台与医务人员取得联系，进行健康咨询（包括实时和非实时），也可以通过关键词查询物联网医学平台获得健康状况分析。

（5）物联网医学服务：包括物联网医学预约、物联网医学会诊、物联网医学门诊、物联网医学教育。肿瘤预防保健、早期诊断、诊疗参考方案物联网医学智能处理。

（6）物联网医学康复与评估：对慢性气道疾病病人进行居家物联网医学康复评估，及时修正康复方案，促进病人恢复，提高生活自理能力。

物联网医学三级联动平台以提高专家服务效率，改善保健、预防、疾病管理和康复工作为目标，建立支持社区医疗及健康服务的三级联动的物联网医学平台，实现智能存储、智能分析、智能提醒、智能调阅、智能归档等功能，建立电子病历档案，为居民提供物联网医学康复、物联网医学预约、物联网医学会诊、物联网医学门诊、物联网医学教育、慢病管理、健康咨询，并进行示范应用。通过以上工作，使用户得到"云连知名专家，端享现代医疗"的效果。

物联网医学三级联动平台通过搭建完整的研究体系和试验环境，逐步建成具有国际一流水平的物联网医学海量信息处理研究室，为物联网医学的研究成果转化为实际的医疗服务产品提供专业的服务，提升整个物联网医学行业的服务水平。

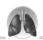

（二）物联网医学在医疗设备研发中的潜在应用价值

物联网医学具有高新技术应用密集、学科交叉广泛、技术集成融合等显著特点，是一个国家前沿技术发展水平和技术集成应用能力的集中体现，是带动和引领多学科技术发展的重要引擎，将带动国家物联网医学设备企业的发展。

虽然由于技术水平相对低下，创新能力薄弱，创新体系不完善，产、学、研、医结合不紧密等现状，我国物联网医学设备科技发展水平与发达国家相比还存在较大差距。但是，我们的起步也不晚。国外研发的心电、肺功能和呼吸音监护的传感器，多数尚需电脑和互联网与医疗中心连接，而且价格较贵、难普及。

（三）基于物联网医学的医疗新模式

物联网医学可以通过其理论和技术建立三级联动的平台，实现大小医院医师、病人与医疗设备的整合，克服资源和医师经验的差别，解决小医院"三低"现状。通过三级联动物联网医学平台，病人可在大医院确诊、评估和制订诊疗方案，由社区医师和大医院专家共同管理诊疗，从根本上消除"三低、二难和四差"问题，最后达到"三个连接（感知、传输和智能处理）全时空，融合三众（大小医院医师和病人）在其中，教育防保与诊疗，全新模式惠众生"的效果。

三、物联网医学与医疗大数据

虽然大数据已经应用多年，但是 90% 以上的人都不真正详细了解医疗大数据及其应用前景。

大数据的特性包括：大量性（volume）、多样性（variety）、快速性（velocity）、易变性（variability）、准确性（veracity）和复杂性（complexity）。

除了较早前就开始利用大数据的互联网公司，医疗行业是让大数据分析最先发扬光大的传统行业之一。医疗行业早就遇到了海量数据和非结构化数据的挑战，而近年来很多国家都在积极推进医疗信息化发展，因此，医疗行业将和银行、电信、保险等行业一起首先迈入大数据时代。

通过大数据技术可以加速医学的猜想、发现到医疗实践的转化：借助于不断增长的私密和公开医疗数据，大数据技术帮助人们存储管理好医疗大数据并从大体量、高复杂的数据中提取价值，相关的医疗技术、产品将不断涌现，将有可能给医疗行业开拓一个新的黄金时代。大数据技术在医疗行业的应用将包含以下方向：临床数据对比、药品研发、临床决策支持、实时统计分析、基本药物临床应用分析、远程病人数据分析、人口统计学分析、新农合基金数据分析、就诊行为分析、新的服务模式等。

在社区医院引入互联网技术并不是为了赶潮流，而是通过服务来掌握海量的个人健康信息，实现医疗资源的嫁接。由于长期以来的资源分割，目前传统社区医院与大医院之间几乎没有连接的渠道，也没有任何病人数据的分享。虽然有部分大医院也在做病人健康数据的收集，但大多不愿意开放数据，病人为了避免麻烦，大多选择到大医院就诊，造成大医院医疗资源紧张，挂错号等情况更是随处可见，最终导致医疗效率低下。

关于大数据与云计算和物联网的关系，在《互联网进化论》一书中提出"互联网的未来功能和结构将与人类大脑高度相似，也将具备互联网虚拟感觉，虚拟运动，虚拟中枢，虚拟记忆神经系统"，并绘制了一幅互联网虚拟大脑结构图。根据这一观点，有作者尝试分析目前互联网最流行的四个概念——大数据、云计算、物联网和移动互联网与传统互联网之间的关系。我们从中可以看出：物联网对应了互联网的感觉和运动神经系统。云计算是互联网的核心硬件层和核心软件层的集合,也是互联网中枢神经系统萌芽。大数据代表了互联网的信息层(数据海洋),是互联网智慧和意识产生的基础。包括物联网,传统互联网,移动互联网在源源不断地向互联网大数据层汇聚数据和接收数据。这一科技进步,也给医学发展带来了机遇,特别是给抗击目前严重威胁人民健康的肺癌带来了机遇。

(一) 社区医院和大数据的结合

社区医院如果能给业主提供有一定质量的医疗服务,就能掌握海量业主的健康数据。有了积累的大数据,就可以结合医疗情况进行数据分析,打造个人健康信息管理分析系统和智能专家系统,依托海量存储和计算能力实现精确定位,为居民量身定做私人诊疗方案,从而大幅提升医疗效率。

一些病情不太严重的病人就可以不必待在医院观察,而是通过可穿戴设备等手段,由社区医师监控病情,既满足了病人住院治疗的时间、经济负担,也降低了大医院的医疗压力。

此外,各种健康类可穿戴设备的出现,使得血压、心率、体重,血糖、心电图等的监测都变为现实和可能,信息的获取和分析的速度已经从原来的按"天"计算,发展到了按"小时"、按"秒"计算。

医疗大数据可以通过更多更准确的数据使得疾病能在早期被监测到,从而使治疗更容易和有效。结合和分析各种结构化和非结构化数据,以寻找与病症信息相匹配的治疗,预测疾病的高危病人或提供更多高效的医疗服务。

(二) 推广五步法物联网医疗模式

物联网医疗的目的在于由社区医师和大医院专家共同管理诊疗,从根本上消除"三低、二难和四差"问题,最后达到"三个连接(感知、传输和智能处理)全时空,融合三众(大小医院医师和病人)在其中,质控防保与诊疗,全新模式惠众生"的效果。

为达到这些目的,需要应用物联网医学五步法(5As):"询问(ask,1A)、评估(assessment,2A)、建议(advisement,3A)、安排(arrangement,4A)" 和"物联网技术辅助(assistant with internet of things,5A)"防治慢性阻塞性肺疾病、肺结节、阻塞性睡眠呼吸暂停低通气综合征(obstructive sleep apnea-hypopnea syndrome,OSAHS)、哮喘、高血压、糖尿病和急、慢性呼吸衰竭,具有以下功能和优势(表4-8)。

表 4-8　五步物联网医学分级诊疗法流程

五步法	功能	优点
第一步:询问(1A)	通过扫描二维码询问,收集就诊者相关个人信息,如年龄、性别、身高、体重、生活、吸烟和家族史、工作环境等	可利用问卷和量表,直接传到云计算器后续处理
第二步:评估(2A)	提出和获取就诊者与诊疗相关的检查结果,如诊断相关的肺功能、胸部影像学和标志物等信息,为诊断、鉴别诊断、评估和治疗提供参考意见	应用物联网传感器,端口开放和传送结果到云计算器做智能处理
第三步:建议(3A)	结合上述资料,提出诊断、鉴别诊断和进一步处理意见,以便高效精准地解决诊断和治疗的问题	可自动提醒医师引用指南或者共识意见
第四步:安排(4A)	根据第三步得到的就诊者不同信息特征及风险等级,给个体化安排教育、治疗、康复和二、三级预防建议	智能处理后提出处理意见,供分级诊疗医师参考
第五步:物联网医学辅助(5A)	通过物联网医学技术,及时交流分级诊疗意见,全面辅助分级诊疗流程和质控,确保安全和疗效,起到"云连知名专家,端享现代医疗"的三级联动作用。	应用物联网医学技术的三大基本流程和十大功能,提高分级诊疗效率

四、物联网医学在肺癌早期诊断中的应用

肺癌是当今世界死亡率最高的肿瘤性疾病,据世界卫生组织(WHO)公布的资料显示,肺癌无论是发病率还是病死率均居全球癌症首位。最近中国肿瘤中心公布的中国肿瘤年发病人数为 429.16 万例(男 251.21 万例,女 177.95 万例),其中肺癌年发病人数为 73.33 万例(男 50.93 万例,女 22.40 万例),年病死人数为 61.02 万例(男 43.24 万例,女 17.78 万例),也均居中国肿瘤之首。此外,女性肺癌的死亡率近年来呈上升趋势。

更值得我们重视的是我国肺癌 5 年存活率仅为 15.6%。早期肺癌(原位和ⅠA 期)诊断后及时治疗十年生存率可近 90%。但是,我国实际情况是 80% 以上的病人到医院就诊时,已错过外科手术和多学科根治的最佳时机。尽管目前肺癌的治疗方式、治疗理念不断更新,层出不穷的新药不断面世,但归根结底肺癌的治疗效果非常有限,生存期的提高只能以月计,疾病预后仍比较差,与我们所期望的让病人长期带瘤生存,使其成为一种慢性病的目标相距甚远。因此,极有必要研究影响肺癌预后的主要原因,并针对其提出有效的诊疗策略,指导临床合理有效地防治肺癌,最大可能地改善病人预后。

尽管影响肺癌预后的原因多种多样,包括宣传不够、预防不利、筛查不足、就诊偏晚、治疗滞后、指南和共识推广不足以及不同医院和医师之间水平差距较大等。但是,究其主要原因为缺乏简单易行的早期肺癌诊断技术和缺乏同质性早诊技术的推广方法。如果攻克这两个影响肺癌预后的难关,上述问题大多会迎刃而解。

(一) 目前早期肺癌诊断技术瓶颈

1. 缺乏简单易行的同质化早期肺癌诊断技术　肺癌是一种隐匿性的疾病,大部分病人早期无任何特殊症状或体征,而当被确诊时往往已处于晚期,失去最佳治疗时机。发达国家从 20 世纪 50 年代即开始采用每年 X 线和痰脱落细胞学检查来对其进行筛查,然而肺癌总体死亡率并无降低。近年来研究者将希望寄托于当今高分辨率、高敏感性的影像技术。

美国低剂量 CT(low-dose computed tomography,LDCT)筛查长达 10 年的大样本研究(early lung cancer action program,ELCAP)证实 LDCT 年度筛查可发现 85% 的Ⅰ期肺癌,接受手术切除的病人 10 年生存率为 92%。其后,美国国家癌症研究所又进行了一项大规模胸片和 LDCT 筛查对比随机对照研究(national lung screening trial,NLST)。该研究将 53 454 位肺癌高危人群随机分为 LDCT 组和胸片组,结果表明肺癌发病率在 LDCT 组为 645/10 000,而在胸片组仅为 572/10 000。肺癌病死率在 LDCT 组为 247/10 000,在胸片组为 309/10 000。与胸片相比,LDCT 筛查肺癌降低了 20% 的病死率,为后者筛查可降低肺癌病死率提供了有效证据,并得到美国国立综合癌症网络推荐。

要改善肺癌预后,急需要提高早期肺癌(这里将原位癌和ⅠA 期肺癌称为早期肺癌,下同)诊断率。最佳策略为将诊断肺癌的端口前移至诊断肺结节,尽可能早地诊断和治疗早期肺癌。但是,尽管有了简单易行的诊断肺结节的 CT 诊断技术,却无法在广大医院有效推广。原因主要是目前各医院和医师之间主要依靠医学影像诊断和临床医师经验,形成水平高低不一的、手工业作坊式的诊断模式,无法做到同质化。结果造成部分医院和医师的早期肺癌延误诊断率较高,部分医院和医师的早期肺癌过度治疗率较高。

2. 缺乏基于大数据管理的同质化早期肺癌诊断技术推广　普及筛查、提高早期肺癌诊断率,才有可能明显改善病人预后,应用 CT 筛查早期肺癌可以大幅度延长肺癌病人的生存时间。但是,如何应用这些方法精准地诊断早期肺癌,将目前水平高低不一的、手工业作坊

式的诊断模式,改变成国际标准的同质化科学诊断模式,在中国,甚至在全世界仍然是个有待解决的重大难题。其中主要难点有:早期诊断,特别是表现为肺结节(原位和ⅠA期)的早期肺癌诊断,主要依靠医学影像诊断和临床医师经验。但是,目前存在很多科学问题:人工重建、归纳和分析、经验差别,耗时耗力且效果又不理想。此外还有时间、空间和资源等问题。解决这些问题,需要大数据驱动的研究。所以,即使有了早期肺癌诊断技术,没有基于大数据管理的同质化推广和质控方法,简单易行的早期肺癌诊断技术也无法产生应有的社会和经济效益。

(二)早期肺癌诊断技术研究现状

1. 基于大数据的肺结节影像组学研究　为了解决简单易行的同质化肺结节(早期肺癌)诊断问题,近年来相关技术研究不断涌现。深度学习(deep learning)作为最为前沿的人工智能技术之一,在自然语言处理和图像理解等领域中取得了令人瞩目的进展。深度学习在本质上可以看作是对具有深层结构(deep architecture)的人工神经网络(artificial neural network)进行有效训练的方法。实践表明,深层网络具有优异的特征学习能力,能够很好地刻画数据的本质而无须人工对特征定义进行干预。

国内外政策和相应工作已经为实现这一宏观计划奠定了基础,形成了产业布局,大数据驱动的精准医疗势在必行。

从统计和计算的角度看,深度学习是目前最适合处理上述所提到的大数据的方法。它集中体现了当前机器学习的三个大趋势:用极多参数的模型降低模型偏差(model bias),用海量训练数据提升统计估计的准确度,用可扩展(scalable)的梯度下降算法求解大规模优化问题。传统机器学习往往被分解为几个不连贯的数据预处理步骤,比如人工抽取特征,这些步骤并非一致地优化某个整体的目标函数。而深度学习几乎是唯一的端到端机器学习系统,直接作用于原始数据,自动逐层进行特征学习,直接优化目标函数。

2. 深度学习基本和扩展模型总体概述　深层网络可以粗略地分为生成式模型和判别式模型。生成式模型[自编码器(autoencoder)、深层玻尔兹曼机和深层信念网络、和与积网络(sum-product network)等等]常常用来表达数据的高阶相关性或数据的统计分布,而判别式模型[卷积神经网络(convolutional neural network,CNN)、递归神经网络(recurrent neural network,即RNN)、深层凸网络等等]则常用作进行数据的分类或者刻画数据的后验分布。在以上若干模型的基础上,近年深度学习领域又针对不同应用衍生出许多变种模型。

(1)深度学习在物体检测、分割与识别等计算机视觉领域的现状:图像分类(image classification)和物体检测(object detection)是图像识别的两个核心问题,在信息检索、广告投放、用户分析、商品推荐等互联网应用中得到了广泛应用。前者主要对图像整体的语义内容进行类别判定,后者则定位图像中特定物体出现的区域并判定其类别。其中物体检测更加关注图像的局部区域和特定的物体类别集合,被视为更加具有挑战性的问题。传统图像分类算法中具代表性的是Yang等在2009年提出的采用稀疏编码表征图像、通过大规模数据训练支持向量机进行图像分类的方法。这类方法在2010年和2011年的ImageNet图像分类竞赛中取得了最好成绩,其主要缺陷在于稀疏编码和分类模型是在不同目标函数的监督下分开训练得到的。变革发生于2012年,Hinton等人采用卷积神经网络将ImageNet图像Top5分类识别错误率从之前的25%降低至19%。对于物体检测和语义分割方面当前最主要的方法是R-CNN及其变种。R-CNN的基本思路是先从图像中产生一些可能对应于物体的候选区域,然后基于CNN特征设计一个分类器来判别每一个候选区域是否确实对应于物体以及是什么物体。2014 年 ILSVRC 检测竞赛的冠军属于此类,正确率只有 40% 左右。

（2）深度学习针对医疗大数据领域的研究现状:随着深度学习技术的不断发展和积累,这项前沿人工智能技术也开始被应用于处理医疗大数据。Kim 等人设计了一个双层堆叠的卷积独立子空间网络（two-layer stacked convolutional independent subspace analysis network）用来做 7T 磁共振图像的海马体分割,较传统手工设计特征的方法而言取得更优的结果。Zhang 等人利用深度卷积神经网络学习 T1、T2 和 FA 磁共振图像,进而完成对幼儿脑组织图像的分割。Suk 等人提出使用多模态深度波尔兹曼受限机（Multi-modal DBM）从磁共振图像和正电子断层扫描图像中学习统一特征表达,来进行奥兹海默病及早期认知功能损伤的诊断。Liao 等人也使用深度神经网络来完成磁共振图像中前列腺组织的分割,取得了较好的实验结果。Pham 等人提出面向医学预测（个性化医疗）的端到端深度动态记忆神经网络 DeepCare,该网络以长短时记忆神经网络 LSTM 模型为基础通过对电子病历的处理分析,对病人的健康状况进行预警并给出诊疗建议。Lipton 等人也使用了 LSTM 模型来分析重症监护室 ICU 中病人的电子病历动态时序信息,从而对病患进行辅助诊断。

3. 大数据驱动的同质化肺结节诊断技术管理与决策研究　即使有了简单易行的早期肺癌诊断技术,没有同质化早期肺癌诊断技术的推广方法,其结果仍然是水平高低不一的,手工业作坊式诊疗模式,无法使大多数人群受益。为解决这一问题,从大数据驱动的同质化肺结节诊断技术管理与决策研究角度出发,白春学教授提出了基于物联网技术的肺结节诊断 5 步法（图 4-14）,有利于在人工重建、归纳和分析方面同质化,进而将目前的水平高低不一的,手工业作坊式的早期肺癌诊断模式,改变成国际标准的同质化诊断模式。

采用物联网医学五步法,可对肺结节病人进行分级诊疗,可消除医院和医师之间的经验差别,并消除时间、空间和资源差别,提高诊断效果,降低医疗成本和病人负担。

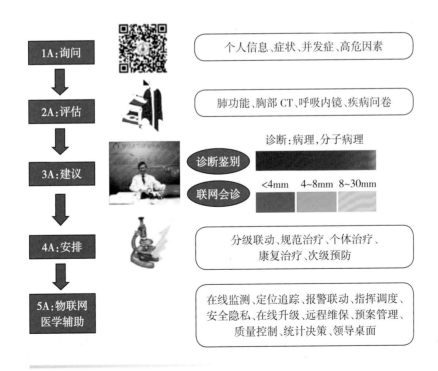

图 4-14　物联网医学分级诊疗肺结节五步法

以往,这是一项艰难的繁复的工作,但是现在已经变得简单容易,而且病人乐于接受。由白春学教授领导的团队,应用 Research Kit 开源软件架构成功开发了手机 APP 肺结节伴侣。苹果手机用户可以下载这一 Research Kit app,易于推动早期肺癌诊治工作。病人通过手机端登入肺结节伴侣,其中包括五个步骤:①询问(1A:ask);②测定(2A:assessment);③建议(3A:advice);④安排(4A:arrangement);⑤辅助(5A:assistant)。目前正在通过中国肺癌防治联盟提出的"百千万工程"进一步推动这一工作,即在全国范围内启动"百"家医院做中国肺癌防治联盟肺结节诊治分中心;在这百个分中心培养"千"名肺结节诊治专家;每年诊治十"万"例以上早期(原位癌和Ⅰa 期)肺癌,可使十万病人中 90% 生存十年以上,为病人和国家节省百亿医疗费用,同时创造更大的社会和经济效益。真正起到"顶层设计,学术引领,科技创新,智能惠众"的作用。由于这一技术具有非常好的利国利民潜能,目前应邀已经在全国百家医院分中心推广,并且正在计划开办上千家基层分中心。

　　当应用物联网辅助诊疗时,物联网医学辅助功能主要包括:提问答疑、帮助挂号、直面名家、诊断分期,提供治疗方案,协助转诊、全时空照护和协助双向转诊。物联网技术的三大基本流程和十大功能特别有利于完成这些工作,其中全面感知→可靠传送→智能处理三大基本流程,与其十大基本功能也可应用到医学上(表 4-9),进行全时空预防、保健、诊疗、康复和协助控制医疗质量。

表 4-9　物联网医学十大功能

功能	在分级诊疗上应用
在线监测	最适合在线监测肺结节病情变化和指导分级诊疗
定位追溯	可用于定位肺结节病人,发现问题及时指导治疗
报警联动	可提供监测肺结节恶性肿瘤概率的报警,以及提供三级联动的反应功能,指导分级诊疗
指挥调度	利于指导肺结节病人分级诊疗和会诊
预案管理	可预先设定肺结节病人分级诊疗管理规范,进行分级管理和及时处置高恶性肿瘤概率的报警
安全隐私	利于为肺结节病人分级诊疗提供相应的安全保障机制
远程维保	适用于肺结节病人分级诊疗的联网服务
在线升级	能保证肺结节病人分级诊疗系统的正常运行,也是物联网医学自动服务的手段之一
领导桌面	利于二、三级医院专家或管理者根据收集的海量信息,深度挖掘或者拓展诊疗功能,指导如何更好地分级诊治肺结节病人
统计决策	利于三级医院专家或管理者根据肺结节病人分级诊疗的数据进行统计分析,总结经验和发现问题,提出解决问题的方法

　　其中在线监测、定位跟踪、警报联动、随访调度功能有利于全程在线监测肺结节变化和指导治疗;预案管理、远程管理、领导桌面和统计决策功能可拓展肺结节海量信息深度挖掘功能,应用预先设定的规章全程管理和及时处置肺结节,及时诊疗;安全隐私和在线升级功能是物联网医学技术的保障,可保证物联网系统能够正常运行。

　　与传统医学相比,物联网医学管理肺结节有如下优点:①模式转变:干预潜在的健康危机,由被动治疗转变为主动健康管理;②缩小四大差别:利用无线传感设备和现代因特网技术,可缩小三级医院医师的医学知识的时间和空间差别、同时也缩小三个级别医院之间的资源以及医师经验的差别,使病人可就近享受专业医疗健康服务;③多渠道:通过网站、电话、短信、邮件、微博、微信、语音、视频和现场等多种形式实现与专家的实时高效沟通;④个体化:针对不同人群提供个体化的诊断和治疗方案。

但是,目前的基于大数据驱动的同质化肺结节诊断技术管理与决策研究研究刚刚起步,还需要做深入的理论和实践研究,其后在全国范围内广泛推广。

4. 基于大数据的肺结节影像组学智能诊断研究——肺结节发现与智能判读技术研究 肺部由气管、血管、体液、肺结节区域构成,欲实现自动智能分割判读首先需将各个部分在图像处理角度下进行详细的分析。本项目的肺结节复合特征提取策略如图 4-15 所示:

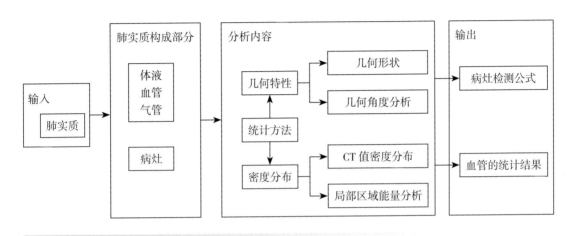

图 4-15 基于统计方法的肺部组成成分分析流程

通过融合图像纹理矩、角点、轮廓拟合参数等几何特征、梯度直方图(hidtogram of gradient,HOG)特征、密度分布、局部能量特性等能量特征算法,提出具有明显区分度的复合分类特征。肺实质组成部分的不同对象的复合特征用一个高维变量描述,每一个分量本身都代表了一定的对象区分度,以 CT 值密度分布为例,不同对象之间区分示意图如图 4-16 所示:

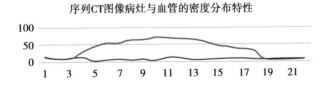

图 4-16 肺部内部对象密度分布统计
横轴为 CT 图像序列编号,纵轴为一个多层 3D 对象在不同断层片中的截面的 CT 值密度分布。红色(下方)曲线表示血管对象的密度分布值,而蓝色(上方)曲线病灶对象的密度分布。从图中可以看出典型的病灶与血管之间的密度分布值具有显著差异性

以复合分类特征与输入图像为基础,通过数学推导方法构建出肺部中病灶与非病灶对象的识别算法。该算法主要用来区分病灶和非病灶对象,复合特征为 n 维向量 $v=(x_i, i=0,1\cdots n)$,拟识别公式为:

$$P=\sum_{i=0}^{n}w_i\cdot f(x_i) \tag{1}$$

其中 P 为判别值，$w=(w_i,i=0,1\cdots n)$ 为权重向量，$f(x_i)$ 为复合特征向量分量统计结果的拟合数学模型。权重向量将通过深度学习递归神经网络进行优化。

基于递归深度神经网络的肺结节自动检测，是以上述肺部构成部分分析结果为基础，实现在病患肺实质区域的多帧连续 CT 图像中自动检测病灶位置并分割，流程框图如图 4-17 所示：

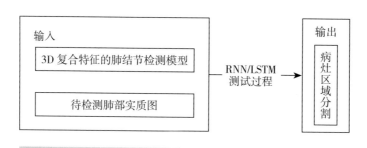

图 4-17　肺部病灶全自动分割流程

肺部构成对象的复合特征被表征为一个多维向量，作为深度递归神经网络的输入，通过递归网络进行模型参数的训练，测试对象之间输入已经训练好的模型，运算输出即得到分类识别结果。具体训练阶段研究思路为：①针对病患肺实质部分整体连续多帧扫描 CT 图像计算全部目标的高维特征；②由于训练数据集的目标是否为病灶区域已经标记，根据其多帧 3D 高维特征训练 RNN 模型参数。在测试阶段：每 n 帧图像为一个输入子集，采用隔帧扫描的方式，将所有目标计算的 3D 特征序列输入 RNN 模型，判断其输出为病灶或非病灶区域。

递归神经网络 RNN 是一种特殊的人工神经网络，其神经元之间的连接形成一个有向环，其具有一定的内部状态，因此可以表现出一定的与时间有关的动态行为。递归神经网络将过去几个时刻的隐含层数据作为当前时刻的输入，从而允许信息在时间维度上得以保留。CT 序列影像中病灶、血管等目标均具有扫描时间上的连续性，能充分发挥 RNN 模型的记忆优势。

上述 RNN 模型在参数优化过程中，会存在梯度消亡现象，其改进的长短时记忆 LSTM 模型可以解决这一问题。LSTM 接受上一时刻的输出结果，当前时刻的系统状态和当前系统输入，通过输入门、遗忘门和输出门更新系统状态并将最终的结果进行输出。

基于多层 CT 序列训练的深度递归神经网络可以对肺内结节、血管、气管等不同组织进行分别学习建模，在提高肺结节区域智能判读准确率的同时，有效改善目前判读系统误检率高的问题。

5. 基于大数据的肺结节影像组学智能诊断与鉴别诊断方法学研究　为提高鉴别诊断率，可采用多项计算机视觉领域的最新成果来进一步解决肺结节恶性程度的信息深度挖掘识别问题。首先，可采用深度学习中的卷积神经网络（convolutional neural network，CNN）作为基础模型来实现对肺结节良恶性的自动判别。此类模型可以较好刻画图像局部邻近区域的关联性，在物体检测、分割和识别等众多计算机视觉任务里都取得了非常好的效果。在前期工作中，我们探索了三维卷积神经网络的设计与实现（见图 4-1）。在超过 1000 例肺部 CT 数据上进行的结节良恶性判别实验中，三维模型与四人专家小组对比准确率达 87.4%，受试者工作特征曲线下方面积达 0.947，准确率高于二维模型，且均超出此前业界顶尖水准。

　　进一步，采用模式识别方法进行基于图像的对肿瘤基因异质性的分类判别。举例说明：从已知病况的 37 个病灶区域里面随机提取 774 个小单元（大小均为 9×9）并一一计算它们之间的相似度。从每一对单元的直方图计算得到一个标量，描述的是这两个区域的相似度。从而得到标准的 774×774 的相似度矩阵，采用 Affinity propagation 方法对该矩阵进行无监督聚类，得到描述不同标准病况的 9 个类别。标准类别训练模式见图 4-3，其中不同颜色表示不同的类别。

　　在测试病灶区域内每一个像素生成一个 9×9 的 ROI，然后通过该单元的直方图与每一个标准样本进行比较，最相似的标准样本既是测试点（像素坐标）所被划分到的类别。遍历整个病灶区域之后，所有的点都被归类到 9 个标准类别中的一类，统计病灶区域中每一类所包含的点数量并对其归一化。处理每一个病灶区域到最后输出一个已经被归一化的类别点数量直方图（见图 4-4）。通过上述的直方图，结合与多年总结出来的病况先验值可以判断出肿瘤恶化趋势及当前的危险程度。将病况分为四大类：

　　A. atypical adenomatous hyperplasia，AAH 不典型腺瘤样增生。

　　B. absent invasion（adenocarcinoma *in situ*，AIS），原位腺癌

　　C. ≤5mm invasion（minimally invasive adenocarcinoma，MIA），微浸润性腺癌

　　D. >5mm invasion（invasive adenocarcinoma，IAC），浸润性腺癌

（周　建　白春学）

参 考 文 献

1. Chen W，Zheng RS，Baade PD，et al. Cancer statistics in China，2015. CA：a cancer journal for clinicians，2016，66（2）：115-132.

2. Investigators IELCAP. Survival of patients with stage I lung cancer detected on CT screening. N Engl J Med，2006，2006（355）：1763-1771.

3. Team NLSTR. Reduced lung-cancer mortality with low-dose computed tomographic screening. N Engl J Med，2011，2011（365）：395-409.

4. Gould MK，Ananth L，Barnett PG. A clinical model to estimate the pretest probability of lung cancer in patients with solitary pulmonary nodules. Chest Journal，2007，131（2）：383-388.

5. Bai C，Choi CM，Chu CM，et al. Evaluation of pulmonary nodules：clinical practice consensus guidelines for Asia. Chest，2016.

6. 中华医学会呼吸病学分会肺癌学组，中国肺癌防治联盟专家组. 肺部结节诊治中国专家共识. 中华结核和呼吸杂志，2015，38（4）：249-254.

7. 王晓刚. 深度学习在图像识别中的研究进展与展望. CCF 计算机协会通讯，2015，11（3）.

8. Yang J，Yu K，Gong Y，et al. Linear spatial pyramid matching using sparse coding for image classification. IEEE Conference on Computer Vision and Pattern Recognition，2009：1794-1801.

9. Kim M，Wu G，Shen D. Unsupervised deep learning for hippocampus segmentation in 7.0 tesla mr images. International Workshop on Machine Learning in Medical Imaging，2013，8184：1-8.

10. Zhang W，Li R，Deng H，et al. Deep convolutional neural networks for multi-modality isointense infant brain image segmentation. NeuroImage，2015，108：214-224.

11. Suk HI，Lee SW，Shen D. Hierarchical feature representation and multimodal fusion with deep learning for AD/MCI diagnosis. NeuroImage，2014，101：569-582.

12. Liao S，Gao Y，Oto A，et al. Representation learning：a unified deep learning framework for automatic prostate MR segmentation. Springer Berlin Heidelberg，2013，8150（2）：254-261.

13. Trang Pham，Truyen Tran，Dinh Phung，et al. Deep Care：A deep dynamic memory model for predictive

medicine. Pacific-Asia Conference on Knowledge Discovery and Data Mining, 2016:30-41.

14. 白春学. 五步法物联网医学——分级诊疗的技术平台. 国际呼吸杂志,2015,35(8):561-562.

15. 白春学. 物联网医学分级诊疗手册. 北京:人民卫生出版社,2015.

16. 白春学,赵建龙. 物联网医学. 北京:科学出版社,2016.

17. 白春学. 实用物联网医学. 北京:人民卫生出版社,2014.

18. 白春学. 通过四个一,抓住中国肺结节诊治新契机. 国际呼吸杂志,2016,8(36):561-562.

19. 白春学.EU-China Joint White Paper on the Internet of Things,2016.

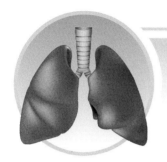

第五章

早期肺癌的非外科治疗

第一节　早期 NSCLC 的非外科处理

一、概述

目前,早期 NSCLC(即 I 期肺癌,$T_{1\sim2a}N_0M_0$)的标准治疗手段仍为外科手术,首选肺叶切除联合系统淋巴结清扫术。但是,部分病人因老龄或合并有心肺等内科疾病,不能耐受手术;此外,部分病人存在肺功能差,其中有些病人是因为既往接受过针对发生更早、分期更晚的肺癌进行的手术或放射治疗。因此,对这部分早期 NSCLC 病人的治疗,需要选择非外科手术治疗方法。

早期 NSCLC 的非外科处理策略依赖于支气管镜检查以及影像学检查来评估肿瘤的局部情况。然而,CT 可能会低估早期 NSCLC 的病灶大小和局部侵犯情况。在 CALGB 进行的一项 II 期临床试验中,58 例临床分期为 $T_1N_0M_0$ 的 NSCLC 病人接受了辅助电视胸腔镜切除术(video-assisted thoracoscopic resection,VATS),随后进行了靶向肿瘤床的体外放射治疗。术后病理结果显示,14 例病人(24%)的肿瘤期别升高,其中 13 例为 T_2 期,1 例为 T_4 期(多发病灶)。

尽管目前在评估肿瘤局部情况方面仍存在局限性,但已有许多早期 NSCLC 的非外科处理方法的研究。本章节将讨论以下方法:体外放射治疗、近距离放射治疗、射频消融术、冷冻疗法、电烙术、Nd:YAG 激光治疗以及光动力治疗。

二、体外放射治疗

早期 NSCLC 病人因不能耐受或拒绝手术时,体外放射治疗是一种可选择的有效治疗手段,包括常规分割放疗、适形放射治疗和立体定向放射治疗等。

（一）常规分割放射治疗

过去数十年来,主要采用每次照射剂量 1.8~2.0Gy,每天 1 次,每周 5 天,总剂量为 60~74Gy

的常规分割放疗方案。建议照射靶区包括影像学检查发现的肿瘤,而不做淋巴引流区域的预防性照射。采用常规分割放疗治疗不能耐受手术的早期 NSCLC 病人的局部控制率为30%~60%,5 年生存率为 5%~30%。在一定范围内,增加常规分割放疗的总照射剂量可提高早期 NSCLC 病人的局部控制率。但是,在传统的照射野设计原则和常规照射技术下,照射剂量的增加会增加对正常组织的放射性损伤,从而增加放射性肺炎等严重并发症的发生率,影响生存质量。此外,照射剂量的增加需要更长的总治疗时间,由于加速再增殖的存在,病人的总体生存时间会缩短。

(二) 适形放射治疗

随着以三维适形放疗(3-dimensional conformal radiation therapy,3DCRT)和强调适形放疗(intensity modulated radiotherapy,IMRT)为代表的适形放疗技术的发展,实现了肿瘤区域高剂量和正常组织低剂量的优越剂量分布,提高了放疗技术用于治疗早期 NSCLC 的疗效。

3DCRT 的优势在于既能提高辐照靶区的精确性,确保靶区内放疗剂量的均匀分布,提高靶区剂量,又能降低靶区周围正常组织的照射剂量,降低不良反应的发生率。来自 MSKCC 的 Rosenzweig 及其同事进行了一项采用剂量递增的 3DCRT 治疗不能耐受手术的 NSCLC 病人的 I 期试验。纳入的 104 例病人中有 30 例(28%)为 I/II 期 NSCLC 病人,且均未接受其他辅助治疗。该研究中,将总照射剂量从 70.2Gy 逐渐递增至 75.6Gy、81.0Gy、84.0Gy、90.0Gy,发现 84.0Gy 为最大耐受剂量。采用 84.0Gy 治疗时,不良反应发生率为 7%,2 年局部控制率、无疾病进展生存率和总体生存率分别为 52%、33% 和 40%;采用高于 80.0Gy 剂量时,总体生存得到显著改善。IMRT 较 3DCRT 具有更好的适形性,能显著降低正常重要组织结构(如心脏、肺、食管、脊髓等)的照射剂量,因而在保持 3DCRT 相同的放射性损伤的基础上,能进一步提高总辐照剂量,从而有望进一步提高其疗效。但目前尚无 IMRT 治疗早期 NSCLC 的临床研究数据。

(三) 立体定向放射治疗

立体定向放疗(stereotactic body radiation therapy,SBRT),也称作立体定向消融放射治疗(stereotacticablative body radiotherapy,SABR),于 1951 年由瑞典神经外科学家 Lars Leksell 首先应用于脑部肿瘤,随后应用于颅外肿瘤,如肺癌和肝癌。与常规放疗技术相比,SBRT 具有以下特点:采用立体定位框架进行病人体位固定,应用各种呼吸控制技术减少呼吸运动对治疗的影响,每次治疗前进行影像引导,在这些技术的基础之上实现了肿瘤靶区高剂量,肿瘤生物有效剂量(biologically effective doses,BED)一般≥100Gy,高度适形,靶区外剂量迅速跌落。

近年来的多项临床研究已经证实,SBRT 是不能耐受手术的早期 NSCLC 安全有效的治疗方法。Timmerman 于 2010 年报道了美国肿瘤放射治疗协助组织(Radiation Therapy Oncology Group,RTOG)0236 研究的结果,该研究是一项对 55 例不能耐受手术的早期 NSCLC 病人进行 SBRT 的前瞻性 II 期临床试验,所有纳入病例均为直径小于 5cm 的周围型肺癌,采用的分割模式为 54Gy 分 3 次。中位随访时间是 34.4 个月,3 年局部控制率、无疾病进展生存率和总体生存率分别为 97.6%、48.3% 和 55.8%。这项研究结果非常令人鼓舞,并且随后许多研究得出与之一致的结果,认为 SBRT 应该成为不能耐受手术的周围型早期 NSCLC 病人的标准治疗方法。2014 年,RTOG0236 研究发布了最新的 5 年研究数据,5 年局部控制率和总体生存率分别为 26% 和 40%,15 例病人出现 3 级不良反应,2 例病人出现 4 级不良反应,没有放射治疗相关死亡。

然而,对于 SBRT 治疗早期中央型 NSCLC,由于要考虑重要组织结构(包括近端支气管树、食管、心脏、脊髓等)的剂量限制,因此选择合适的分割模式非常重要。目前的研究多采用 45~50Gy,4 次分割;50~60Gy,5 次分割;60Gy,8 次分割以及 70Gy,10 次分割模式。然而,治疗效果最佳的剂量分割方式仍不清楚。RTOG0813 I/II 期试验正是针对中心型肺癌比较不同分割模式的治疗结果,但结果尚未公布。

三、近距离放射治疗

近距离放射治疗是相对于体外放疗而言,是指通过各种手段将放射源直接放置入肿瘤体内或放入肿瘤附近的人体固有管腔内,进行放射治疗。主要包括腔内或管内照射、组织间照射、术中放置导管的照射、敷贴照射等。与体外放疗相比,近距离放疗最突出的特点是近放射源处的照射剂量很高,然后剂量陡然下降,使得肿瘤组织获得相对邻近正常组织的高剂量辐照,这是因为辐照剂量分布遵循"平方反比定律"。然而,近距离放疗不可避免地会照射至邻近正常组织结构,如正常支气管黏膜或肺血管。随着后装技术的发展,放射源微型化和标准化,影像学技术的发展及计算机制订计划系统的出现,已可实现最大限度地减少正常组织的照射量。

(一) 支气管内近距离放疗

支气管内近距离放射治疗的概念及技术于 19 世纪 60 年代由 Henschke 提出,他提出将一个放射源置于一个小且细的导管(后装)在支气管内治疗气道恶性肿瘤。一个计算过的,远程的后装技术能达到安全运送放射源到支气管内病灶,使得病变能在很短的时间接受高剂量照射,同时大大减少工作人员的放射性接触。最常用的放射性同位素是制造成薄的柔性金属丝铱 -192。高剂量率近距离支气管放射治疗(high dose rate endobronchial brachytherapy,HDREB)能在短时间内向病变组织发送高能辐射。美国近距离治疗协会推荐在 1cm 旁,照射 3 周分割方案每周一次 7.5Gy,或 2 次分割每次 10Gy,或 4 次分割每次 6Gy。HDREB 在咯血、呼吸困难、阻塞性肺炎及中央型病变的病人治疗效果很好。此外,联合体外放疗及 HDREB 可以更加明显的控制症状,尤其是不能手术或支气管阻塞导致肺不张的病人。

(二) 组织间近距离放疗

20 世纪 60 年代,Henschke 首次报道了组织间近距离放疗治疗肺癌,对 117 例肺癌病人进行了术中放射性粒子植入治疗。目前,碘 -125(^{125}I)粒子植入治疗在肺癌上的应用最为常见,且其临床疗效得到了肯定。Chen 等采用 ^{125}I 粒子植入对 23 例 I 期 NSCLC 病人进行治疗。中位随访时间为 11 个月,3 例病人发生远处转移,没有出现局部复发。

四、射频消融术

射频消融术(radiofrequency ablation,RFA)是目前治疗实体肿瘤应用最广泛的热消融技术,其原理是将射频电极穿刺入肿瘤组织中,在 200~650kHz 的高频交变电流作用下,肿瘤组织内的离子相互摩擦、碰撞而产生热生物学效应,局部温度可达 60~120℃,当组织被加热至60℃以上时,引起细胞凝固性坏死。此外,RFA 还可使肿瘤组织周围的血管凝固,有利于防止肿瘤转移。肺癌是 RFA 的理想对象,因为邻近正常肺组织内的气体起到了绝热作用,既有利于能量积聚在肿瘤中心,同时又很好保护正常肺组织。然而,对于直径 >3cm 的肺癌病灶,随着肿瘤靶体积增大,外周接受的能量降低,达不到消融温度,不完全消融的可能性越大。

自 2000 年首次报道 RFA 治疗肺癌以来,因其微创、有效、可重复等优势,RFA 现已广泛应用于不能耐受手术的肺癌病人的治疗。2007 年 12 月美国 FDA 批准了 RFA 可以用于肺部肿瘤的治疗,2009 年以来非小细胞肺癌 NCCN 指南、中国《原发性肺癌诊疗规范(2011 年版)》均推荐 RFA 可以用于早期不能耐受手术肺癌病人的治疗。Lanuti 等报道了 RFA 治疗 31 例不能耐受手术周围型早期 NSCLC 病人的 34 个病灶的临床结果。中位随访时间为 17 个月,2 年和 4 年总体生存率分别为 78% 和 47%,中位生存期为 30 个月;主要并发症有气胸(13%),肺炎(16%),胸腔积液(21%)。Hiraki 等采用 RFA 治疗 50 例不能耐受手术或拒绝手术的 I 期肺癌病人,平均随访 37 个月,1、2、3 年的无病生存率分别为 82%、64%、53%,1、2、3 年总生存率分别为 94%、86%、74%。Dupuy 等联合 RFA 和放疗对 24 例不能耐受手术 I 期 NSCLC 病人进行序贯治疗。平均随访 26.7 个月,发现两者联合在肿瘤局部控制率及病人生存率(2 年和 5 年总生存率为 50% 和 39%)方面明显优于单纯放疗,且未增加致死性并发症。联合这两种治疗方法的理论依据在于肿瘤存在可抵抗辐射的相对缺氧的中心区域,而对于直径 >3cm 的癌肿,RFA 治疗时易发生肿瘤外周的不完全消融,两者可相互弥补。

五、冷冻疗法

目前用于肺癌的冷冻疗法有经皮氩 - 氦冷冻消融术和经支气管液氮冷冻疗法。冷冻疗法的原理是短时间极冷和升温过程产生的温度梯度变化可导致靶组织蛋白质变性,细胞内外渗透压改变和"结冰"效应造成细胞裂解,微血管栓塞引起组织缺血坏死等。冷冻疗法被认为是非常安全的治疗方法,且一般耐受性良好。

关于冷冻疗法用于早期 NSCLC 的临床研究报道少,但疗效令人满意。Yamauchi 等报道了经皮氩 - 氦冷冻消融术治疗 22 例不能耐受手术 I 期 NSCLC 病人的 34 个肿瘤的临床结果,肿瘤中位直径为 1.4cm,中位随访时间为 23 个月,只有 1 例病人出现肿瘤局部进展(3%),2 年、3 年无病生存期分别为 78% 和 67%,2 年、3 年总生存期分别为 88% 和 88%。Deygas 等报道了经支气管冷冻治疗 35 例累及气道上皮的原位癌的临床结果,4 年局部控制率、总生存率分别为 72%、50%,无不良反应发生。

六、电烙术

经支气管镜电烙术是指通过硬质或纤维支气管镜引入电探针或套圈进入病人气道,通过电流产生的热来治疗肿瘤。由于活体组织电阻比较高,当电流通过活体组织时可以转化为热能,一个小探针可以作为一个活动电极,使热能集中于一个比较小的区域,造成组织凝固或气化。对组织造成的破坏取决于电流强度的大小,探针与组织接触的时间、面积以及组织密度和含水量。对于一些极早期 NSCLC 病人,肿瘤病变范围很小,经支气管镜电烙术可产生长期效用(肺癌现代非手术治疗)。

七、Nd:YAG 激光治疗

激光治疗早期 NSCLC 的原理在于利用光能产生热能使受照射组织出现凝固坏死、汽化或碳化而达到去除病变的目的;而且激光也是一种电磁波,可产生电磁场效应,可使组织离化或分解。Nd:YAG 激光波长为 1064nm,位于不可视的红外线波长范围内,使用时需要指示灯,组织穿透力强,且可与硬质或纤维支气管镜配合,是目前用于气道肿瘤最多的激光。

八、光动力疗法

在 19 世纪 80 年代出现了利用光动力疗法(photodynamic therapy,PDT)治疗恶性肿瘤的治疗方法。PDT 是体内注入一种可吸收特定波长的光敏剂,被一定波长的光照射后激发介质,使介质光敏化,产生氧自由基和单态氧,具有高度活性的氧直接损伤细胞,导致细胞凋亡和细胞坏死,还可通过损伤肿瘤血管和局部抗肿瘤细胞因子的炎性反应间接杀伤肿瘤细胞。肺癌中最常用的光敏剂是血卟啉衍生物,卟吩姆钠(photofrin)与他拉泊芬钠(laserphyrin)。这些试剂通过静脉注射使用,24 小时内在血管外组织内达到的药物溶度峰值。同时周围组织器官中的光敏剂的浓度会在接下来的 2~3 天下降,而肿瘤组织会选择性的保留这些化学物质更长的时间。因此下一阶段的光活化一般不会在 24~72 小时内进行而是在肿瘤正常组织溶度比达到最佳值时进行。光动力疗法耐受性一般比较好,可在任何既往化疗,放疗或手术的病人进行使用。在此过程中,从石英导管发出红色或近红外光的二极管激光源由柔性支气管镜递送到腔内的肿瘤细胞。目前,美国食品药品管理局推荐的光剂量为 $200J/cm^2$,时长共 500 秒。在光活化后的 48 小时,随着肿瘤细胞死亡,坏死组织及碎片会在气道中堆积。此时推荐重复的进行支气管镜检查,以便清创和预防梗阻。对于残留的肿瘤细胞,在 30 天内可进行最多 3 次治疗。尽管 PDT 的耐受性比较好,光敏反应会以晒伤的形式在注射后长达 6 周。PDT 的最大缺点与近距离放射治疗一样,是迟发的光活化后反应。因此,如果需要立刻解决气道梗阻问题,PDT 不是一个非常适合的方法。

九、总结

尽管手术仍是早期 NSCLC 的标准治疗方法,但目前已有多种非手术治疗手段可用于早期 NSCLC。特别是 SBRT 及 RFA,均显示出令人满意的疗效的同时,治疗相关并发症发生率也较低,但最终仍需大宗前瞻性的随机研究进一步证实(早期非小细胞肺癌立体定向消融放疗现状)。

常规体外放疗,即使采用较高剂量,仍无法达到与手术相当的局部控制率。立体定向放疗治疗早期 NSCLC 病人的局部控制率和总体生存率较理想。RTOC 小组将启动评估在此方法的疗效多中心。

支气管内近距离放疗可用于黏膜下及支气管周围病变的治疗,但肿瘤消退通常较 Nd:Yag 激光、电烙术及光动力疗法延迟。须注意操作技巧和放射剂量,以免造成瘘的发生和肺动脉的侵蚀。支气管内近距离放疗治疗原位瘤还未被评估。组织间支气管内近距离放疗作为一种有效预防性治疗,用于早期 NSCLC 经亚肺叶切除术后。

射频消融治疗早期 NSCLC 处于起步阶段,有望获得理想疗效,且射频消融可经皮进行,是为数不多的治疗外周型小 NSCLC 的非手术治疗方法的一种。

对于原位癌或最大直径 <1cm 的病灶,有数种治疗方法可选择。电烙术、冷冻疗法、Nd:YAG 激光治疗及光动力疗法均可获得较好的局部控制结果。光动力作用常推迟,需多次支气管镜检和清创以及再治疗。而毒副反应,主要是光敏性,是一个问题。Nd:YAG 激光治疗及光动力疗法花费高。冷冻疗法花费相对较低,且对于支气管镜检医师更易操作。此外,支气管镜检医师的经验提示冷冻疗法较其他治疗方法导致瘢痕和黏膜下纤维的可能性更小。

目前尚无对比早期 NSCLC 的非手术治疗方法的前瞻性随机试验报道。日本启动的一项前瞻性研究正在进行,结论尚未得出。此研究先给予早期 NSCLC 病人 PDT 治疗,后根据他们的反应给予进一步的治疗。

(罗汶鑫　李为民)

参 考 文 献

1. 刘德若,张真榕.筛查发现的小体积非小细胞肺癌治疗相关的问题探讨—术中定位、切除范围、淋巴结清扫.中国肺癌杂志,2016,19(6):347-350.
2. 支修益,石远凯,于金明.中国原发性肺癌诊疗规范(2015年版).中华肿瘤杂志,2015,37(1):67-78.
3. 王济东,颜学庆,王俊杰.早期肺癌局部非手术治疗的研究进展.癌症进展,2016,14(7):623-628.
4. 丁翠敏,金普乐.肺癌现代非手术治疗.北京:科学技术文献出版社,2008.
5. Ryu Peter Hambrook Tofts,Peter MJ Lee,Arthur Wai Sung.介入性肺脏病学在早期非小细胞肺癌诊断及治疗中的应用.中国胸心血管外科临床杂志,2015,22(4):344-355.
6. 叶欣,范卫君.热消融治疗原发性和转移性肺部肿瘤的专家共识(2014年版).2014,19(6):347-350.

第二节　早期肺癌的放射治疗

一、早期非小细胞肺癌的放射治疗

(一) 早期非小细胞肺癌的立体定向放射治疗

根治性手术切除是早期非小细胞肺癌(NSCLC)的传统根治性治疗手段,5年生存率为60%~90%。最常见的手术方式为肺叶切除联合纵隔淋巴结清扫。当病人由于肺功能不足、心功能差、糖尿病、血管疾病、一般功能状态差或其他合并症不能耐受肺叶切除时,根治性放射治疗则是早期NSCLC标准治疗手段。立体定向放射治疗(stereotactic body radiation therapy,SBRT 或 stereotactic ablative radiotherapy,SABR)已成为不适合手术切除的早期NSCLC的首选治疗。

SABR 是一种高精度放射治疗方式,是先进放疗技术如三维适形放疗(three dimensional radiation therapy,3DCRT)、调强适形放疗(intensity modulated radiation therapy,IMRT)、四维CT(4DCT)、主动呼吸控制(active breathing control,ABC)、机载影像(onboard imaging,OBI)、图像高精度图像融合功能和精确的施照技术等多种先进放疗技术的综合结果。具有以下特点:①靶区体积小,目前主要用于T_1期病变,在T_2期病变中也已开始尝试;②高度可重复固定以减少病人治疗期间的移动;③单次剂量高,治疗分次少,具有非常高的放射生物剂量;④肿瘤剂量分布高度适形,周围正常组织剂量快速递减以减少正常组织毒性;⑤在成像、治疗计划和治疗过程中肿瘤运动个体化监测和控制措施。SABR照射技术主要为弧形,或5~9个共面或非共面固定MLC野;布野方向原则采用尽量短的照射路径,避开敏感器官。NCCN指南推荐的SABR常采用的放疗剂量及适应证见表5-1。

表 5-1　NCCN 指南推荐 SABR 剂量分割模式

总剂量	分割次数	适应证
25~34Gy	1	周围型,肿瘤最大径 <2cm,距离胸壁 >1cm
45~60Gy	3	周围型,距离胸壁 >1cm
48~50Gy	4	中心型或者外周型 <4~5cm,尤其距离胸壁 >1cm
50~55Gy	5	中心型或者外周型 <4~5cm,距离胸壁 >1cm
60~70Gy	8~1025	中心型肿瘤

1. 周围型I期不可手术 NSCLC 的 SABR 治疗　常规分割放疗曾是早期不可手术非小细胞肺癌的治疗选择之一，为保护正常组织，常规分割处方剂量限制在 60~66Gy/1.8~2Gy。虽少数病人可获治愈，总体预后不佳，5 年局控率 30%~50%，生存率 5%~30%。与常规分割放疗相比，SABR 显著提高了早期 NSCLC 的生存。日本放射治疗医师应用配备图像引导 CT 的直线加速器开启了肺癌 SABR 的先河，并且基于使用不同剂量分割方案的多中心研究（n=245）结果，显示等效生物剂量（biological equivalent dose，BED）≥100Gy 和 <100Gy 的局部复发率分别为 8.1% 和 26.4%，具有统计学差异，从而建立了 SABR 的 BED 应≥100Gy 的理念，目前已被业内广泛接受并应用。另外，荷兰 VU 大学医学院也早在 2003 年就开展了 SABR 治疗技术，通常 SABR 的总剂量 60Gy 可根据肿瘤的大小和部位分 3、5 或 8 次给予。2012 年总结发表了该大学 676 例早期 NSCLC 接受 SABR 治疗的长期随访结果。所有病人均进行 PET/CT 分期，中位年龄 73 岁，采用 54~60Gy/3F，55~60Gy/5F 及 60Gy/8F 三种剂量分割模式，中位随访时间 32.9 个月，中位生存时间为 40.7 个月，5 年局部、区域及远处失败率分别为 10.5%、12.7% 和 19.9%。北美的第一项 SABR 的前瞻性临床研究 RTOG 0236 开始于 2004 年，截至 2006 年共治疗 59 例I期 NSCLC 病人。结果显示 3 年局控率可高达 98%，3 年生存率为 56%。2014 年，RTOG 0236 研究还更新报道了其 5 年随访结果，显示 5 年肿瘤局部控制率为 71%，生存率为 40%。表 5-2 总结了 SABR 治疗I期周围型 NSCLC 的前瞻性临床研究结果，显示局部控制率为 71%~98%，总生存率为 30%~83%，癌症专项生存率 73%~88%，3 级及以上急性及远期毒性发生率小于 10%。基于这些结果，SABR 已取代常规放疗成为不能手术切除的早期 NSCLC 病人的标准治疗（表 5-2）。

表 5-2　SABR 治疗早期不能耐受手术的 NSCLC 的前瞻性临床结果

作者	病人数	剂量（Gy）	局部控制	OS	CSS	毒性
Timmerman R，2014	55	54Gy/3f	71%（5 年）	40%（5 年）	–	3 级 27%，4 级 3.6%
Taremi M，2012	108	48-60Gy/3~10f	89%（4 年）	30%	77%	急性：3 级 3.7%，晚期：3 级 5.6%
Ricardi U，2010	62	45Gy/3f	87.8%（3 年）	57.1%	72.5%	3 级肺炎 3.2%，骨折 1.6%，慢性胸痛 4.8%
Baumann P，2009	57	45Gy/3f	92%（3 年）	60%	88%	3 级 28%
Fakiris AJ，2009	70	60（T_1），66（T_2）/3f	88.1%（3 年）	42.7%	81.7%	3~5 级：周围型 10.4%，中央型 27.3%
Koto M，2007	31	45Gy/3f，60Gy/8f	77.9%（T_1），40.0%（T_2）	71.7%	83.5%（3 年）	2 级以上 16.1%
Zimmermann FB，2006	68	24~40Gy/3~5f	88%（3 年）	53%	73%	急性：3 级肺炎 3%，晚期：3 级肺炎 1%，骨折 3%
Nagata Y，2005	45	48Gy/4f	97.8%（3 年）	83%（IA），72%（IB）	–	无 3 级以上反应

2. 周围型 I 期可手术 NSCLC 的 SABR 治疗　对于可手术的早期 NSCLC,根治性手术仍是首选的治疗手段。迄今为止,SABR 治疗可手术切除早期 NSCLC 的治疗结果相对有限,SABR 能否成为可手术早期 NSCLC 的另一可选治疗选择尚不明确。美国的一项回顾性研究比较了 I 期 NSCLC 的 SABR 与楔形手术切除的转归,结果显示在 SABR 组病人的年龄显著高于手术组的前提下,虽然总生存时间略低于手术组,但 SABR 组的局部控制率优于手术组,区域控制率以及局部 - 区域控制率与手术组无显著差别,肿瘤专项生存与手术组无显著差别。日本的一项多中心回顾性研究显示,可手术的 T_1 和 T_2 期 NSCLC 经 SABR 治疗的 5年局控率分别为 92% 和 73%,5 年生存率分别为 72% 和 62%;这个结果与比较肺楔形切除和肺叶切除的 LCSG821 试验的肺叶切除组的 5 年预后相近。另有 4 项基于可手术切除 I 期NSCLC 回顾性数据的配对分析研究,结果均显示接受 SABR 与手术的两组病人的 OS 和局部区域控制率均无统计学差别。基于这一系列回顾性研究,荟萃分析结果同样显示 SABR获得了与手术相似的 2 年 OS,局部控制和肿瘤专项生存。一项基于 SEER 数据库 9093 例早期 NSCLC 的分析结果显示,不论是 OS 还是 CSS,亚叶切除均差于肺叶切除,但 SABR 与肺叶切除却无统计学差别。关于前瞻性数据,荷兰和日本学者分别报道了其单臂研究结果。荷兰的大样本前瞻性研究的二次分析报告显示,SABR 在具有手术可能的 I 期 NSCLC 中获得了 94.7% 的 1 年生存率和 84.7% 的 3 年总生存,局控率分别为 98% 和 93%;3 年区域和远处失败率皆为 9.7%;SABR 后 30 天死亡率为 0。来自日本的 JCOG 0403 是另一项针对可手术 NSCLC 的 II 期临床研究,采用 48Gy/4F 的分割方式,经过中位 45.4 个月的随访,3 年生存率为 76%,3 年无进展生存率、无局部进展生存率及无事件生存率分别为 54.5%,68.5%及 51.4%,与历史对照的手术结果相似。RTOG 0618 是一项进行中的 II 期临床研究,旨在观察 SABR 在可手术早期 NSCLC 中的 2 年局控率、治疗相关毒性、2 年无病生存时间、失败模式以及治疗相关并发症,并探索能够预测 2 年局控和 ≥2 级治疗相关毒性的生物标志物。研究者于 2013 年 ASCO 会议上报告了初步结果,共入组 33 例病人,其中 26 例可评估,包括23 例 T_1 和 3 例 T_2 病变;中位年龄 72 岁,中位随访 25 个月,2 年局部区域复发率和远处转移率分别为 19.2% 和 15.4%,2 年 PFS 和 OS 分别为 65.4% 和 84.4%,3 级治疗相关毒性发生率为 16%,无 4~5 级毒性发生。ROSEL 和 STARS 是两项最早开展的对比 SABR 和根治性切除治疗可手术 I 期 NSCLC 的 III 期随机对照研究,然而均由于入组缓慢而提前关闭。2015年,一项整合这两项研究的汇总分析结果发表。共 58 例病人(31 例 SABR vs 27 例手术)纳入分析,SABR 组和手术组的 3 年生存率分别为 95% 和 79%(P=0.037),3 年无复发生存率分别为 86% 和 80%(P=0.54),SABR 组 3 级毒性发生率为 10%,无 4 级或 5 级毒性发生;手术组 3~4 级毒性发生率为 44%,并有 1 例病人死于手术并发症。该研究作者得出如下结论:由于本研究入组病例少而且随访时间相对较短,统计学效力尚不足;但基于该初步结果,显示I 期可手术 NSCLC 采用 SABR 安全,总体耐受性好,生存时间至少不差于手术,提示值得进一步开展更大样本的随机对照研究比较 SABR 和根治性手术治疗可手术或临界可手术 I 期NSCLC 的临床疗效。目前正在进行中的临床研究包括:RTOG 1021、VALOR、SABRTooth 以及 POSTILV/RTOG foundation 3502 研究,将可能解答 SABR 是否能够成为可手术 I 期 NSCLC的另一治疗选择。

3. SABR 治疗毒性　关于 SABR 治疗周围型早期 NSCLC 的治疗相关毒性,前述各项研究都进行了相关报告,大多数研究的 3 级以上治疗相关毒性发生率均低于 10%。早期急性毒性主要包括乏力、皮肤反应、胸痛、放射性食管炎及放射性肺炎,报告的远期毒性包括肺损伤、胸痛、肋骨骨折等。总体而言,SABR在Ⅰ期NSCLC中的应用是安全的,相关毒性也是可接受的。荷兰VU大学基于382例接受SABR治疗的早期NSCLC进行了前瞻性的生活质量量表评分,显示临床中采用SABR治疗的早期NSCLC病人的基线生活质量评分要差于文献报告的采用手术治疗的病人;经过了中位40个月的随访,2年生存率66%,局部、区域及远处转移率分别为6%、13%和22%;SABR治疗病人报告的生活质量评分却无显著下降,而既往报告的Ⅰ期NSCLC病人手术后数月内生活质量评分下降明显,提示SABR对生活质量的影响更小。

4. 中心型Ⅰ期NSCLC的SABR治疗　尽管SABR已在周围型Ⅰ期NSCLC中得以广泛研究和应用,但SABR能否用于治疗中心型Ⅰ期NSCLC治疗尚存争议,主要顾虑在于高BED的放射治疗可能对气管、食管及大血管等重要中线结构造成不可逆的严重损伤。美国印第安纳大学开展了一项前瞻性Ⅱ期研究,纳入T_1N_0及T_2N_0的NSCLC各35例,分别接受60Gy/3f和66Gy/3F的SABR治疗,结果显示58例病人发生了1~2级治疗相关毒性,8例发生了3~4级毒性,最终6例病人发生了治疗相关死亡,包括4例细菌性肺炎,1例心包压塞,1例咯血。由于这项研究的发表,距离支气管树2cm范围内的肿瘤被认为是SABR的"禁飞区"。然而,后续一系列小规模临床研究显示中等剂量分割模式的SABR对于中心型Ⅰ期NSCLC安全有效。表5-3总结了中央型NSCLC接受SABR治疗的临床结果,显示2年局控率为76%~96%,生存率为60%~83%,大部分研究显示3级及以上治疗相关毒性小于10%,个别研究报告比例略高。美国MD Anderson医学中心对中央型肺癌SABR的相关文献进行系统综述,提出如果正常组织的剂量体积限量能够达到要求,应给予45~50Gy/4f或50~60Gy/5f的方案;更加保守的情况下,可以给予60Gy/8f或70Gy/10f的方案。由此可见,中心型肺癌不是SABR的绝对禁忌,需在综合考虑肿瘤大小、分割剂量、总剂量、照射间隔时间及危险器官受照剂量等因素的前提下谨慎应用SABR。已经入组结束的RTOG 0813均为探索SABR治疗早期中心型NSCLC最大耐受剂量的Ⅰ/Ⅱ期临床研究,从总剂量50Gy/5F开始爬坡。2015年北美放射治疗年会上,RTOG 0813首次报告确认60Gy/5F为最大耐受剂量;2016年北美放射治疗年会报告了Ⅱ期结果,分析了接受55Gy/5F和60Gy/5F两个剂量组共71例病人的毒性谱及临床疗效,两组中位年龄分别为71和72岁,结果显示两组分别有5例(13.2%)和4例(12.1%)病人发生3级毒性反应,无4~5级早期毒性发生,分别有1例(3.1%)和3例(9.7%)发生晚期3级以上毒性反应,并分别有2例(6.3%)和1例(3.2%)发生可能的治疗相关原因死亡,1例考虑可能为食管溃疡浸润至大血管导致出血所致,2例考虑为支气管肺大出血;2年局部控制率分别89.4%和87.7%,2年PFS分别为52.2%和54.5%,2年OS分别为70.2%和72.7%。由此可见,SABR治疗中心型不可手术切除、具有基础合并症的老年病人获得的2年局部控制率高达88%,2年生存率超过70%,G3+毒性发生率可接受,与外周型早期肿瘤的预后相似。另有一项正在进行中的Ⅰ期临床研究JROSG10-1,从总剂量60Gy/8F开始爬坡,以前瞻性探索SABR治疗早期中心型NSCLC最大耐受剂量(表5-3)。

(二) Ⅱ期NSCLC的放射治疗

Ⅱ期NSCLC的首选治疗手段为根治性手术切除,R_0切除术后病理分期证实为Ⅱ期的NSCLC不需行术后放疗。对于不可手术切除的Ⅱ期NSCLC,首选治疗方式为根治性放疗。通常采用常规分割为主,剂量应≥60Gy,可考虑根据肿瘤周围正常组织受量进行剂量递增以达到更好的局控。关于同步化疗的应用尚无明确定论。

表5-3　中央型NSCLC接受SABR治疗的临床结果

作者	病例数	剂量Gy	LCR	OS	毒性
Park HS,2014	111	50Gy/4-5f	87.1%(2年)	71.6%	急性:≥3级4.5%,晚期:≥3级8.1%
Modh A,2014	125	45Gy/5f	79%(2年)	83%	3级8.0%
Chang JY,2014	81	50Gy/4f	96.5%(3年)	70.5%	肺炎和胸痛与周围型无差异
Mangona VS,2014	125	48-60Gy/4-5f	88.1%(3年)	42.7%	3~5级:周围型10.4%,中央型27.3%
Rowe 2012	47	Majority with 50Gy/4F	94%(2年)	NA	3~5级:10.6%,5级1例
Haasbeek CJ,2011	63	60Gy/8f	93%(3年)	64.3%	3级6.3%
Nuyttens 2012	56	48Gy/6F 45~60Gy/5F	76%(2年)	60%	3级10.7%,无G4~5

　　肺上沟瘤(pancoast tumor)是一类发生率较低的特殊类型的肿瘤,往往伴有邻近结构如臂丛、脊柱、纵隔、胸膜或肋骨的直接受侵,分期通常为T_3至T_4。尽管目前现有研究多为回顾性,且样本量较小,尚缺乏随机对照研究结果,同步放化疗联合手术切除被认为是可切除肺上沟肿瘤的首选治疗,术前放疗通常采用45Gy常规分割方式,R0切除率约76%~97%,5年生存率约44%~59%。对于不可手术切除的肺上沟肿瘤,同步放化疗仍考虑为标准治疗,给予根治性放疗剂量常规分割60~74Gy,报道的5年生存率约15%~23%。在AJCC第7版分期中,对于同一肺叶内多发肿瘤结节不伴淋巴结转移的病变($T_3N_0M_0$)也被划为ⅡB期。对于该期病变,首选手术切除,主要为肺叶切除,R0切除后给予辅助化疗,非R0切除后需行术后放化疗以改善局控。

二、早期小细胞肺癌的放射治疗

　　$T_{1\sim2}N_0$期SCLC的可选治疗手段包括根治性肺叶切除联合纵隔淋巴结清扫或根治性同步放化疗。除$T_{1\sim2}N_0$以外,其他治疗前系统评估为局限期的SCLC,均需行标准的根治性同步放化疗,化疗主要采用铂类+依托泊苷方案,共4~6个周期。一项基于2000余例SCLC病人的荟萃分析显示,胸部放疗的加入相比于单纯全身化疗,局部复发率降低25%~30%,2年生存率提高了5%~7%,同步放化疗相较续贯放化疗能够显著提高总生存时间。同步放化疗中放疗的最佳时机在化疗的第1~2周期开始。最近发表的一项包括2668例SCLC病人的荟萃分析结果显示,放疗早期开始能够显著改善5年OS(HR 0.79;95%CI 0.69~0.91),伴随急性放射性食管炎的发生率升高。放疗靶区的设计应基于初始治疗前的PET/CT或CT来确定,总体原则为选择性淋巴结照射(elective nodal irradiation,ENI),即对非受累的淋巴引流区也进行选择性照射。然而近期有一系列研究显示受累淋巴结照射,即INI(involved nodal irradiation)并未显著增加淋巴结区域复发率,尤其是当采用PET/CT进行靶区勾画时。对于放疗开始前接受过化疗的SCLC病人,原发灶GTV建议仅包括化疗后影像CT或PET/CT可见大体肿瘤,以降低正常组织损伤;淋巴引流区的靶区则需包括化疗前的所有受累淋巴结区域。目前应用较广泛的局限期SCLC的放疗剂量分割模式包括45Gy/1.5Gy/BID和60~66Gy/2Gy/30~33F。目前北美应用最广泛的剂量分割模式45Gy/1.5Gy/BID,Ⅲ期随机对照研究显示45Gy/1.5Gy/BID对比45Gy/1.8Gy/25F/QD,结果显示BID组的中位生存时间显著优于 QD 组(23 个月 vs 19 个月),5 年生存率分别为 26% 和 16%。Ⅲ期随机对照研究 CONVERT 对比了 45Gy/1.5Gy/BID/19D 方案和 66Gy/2Gy/33F/45D 两种剂量分割方案,结果显示每日两次治疗组和单次治疗组的中位生存时间分别为 30 个月和 25 个月,2 年生存率分别为 56% 和 51%,皆无统计学差异。目前正在进行的Ⅲ期随机对照研究 CALGB 30610/RTOG 0538 研究旨在比较 45Gy/1.5Gy/BID 和 70Gy/2Gy/7W 两种剂量分割方案治疗局限期 SCLC 的临床疗效和治疗相关毒性。对于放化疗结束后达 CR 或 PR 的局限期 SCLC 病人,预防性脑照射(prophylactic cranial irradiation,PCI)能够降低颅内转移率和总生存率。一项荟萃分析纳入了所有 PCI 治疗 SCLC 的研究,结果显示 PCI 能够使 3 年颅内复发率降低 25%,3 年总生存率提高 5.4%。因此目前 PCI 成为系统治疗后达 CR 或 PR 病人的标准治疗,NCCN 推荐为 1 类证据。最佳的 PCI 剂量为 25Gy/10F,随机对照研究显示 PCI 剂量提高至 36Gy 并未进一步改善局部控制,反而增加了治疗相关毒性。

(王绿化)

参 考 文 献

1. Terzi A,Lonardoni A,Falezza G,et al. Sleeve lobectomy for non-small cell lung cancer and carcinoids:results in 160 cases. Eur J Cardiothorac Surg,2002,21(5):888-893.

2. Smythe WR,American College of Chest P. Treatment of stage I non-small cell lung carcinoma. Chest,2003,123(1):181S-187S.

3. Iwasaki A,Shirakusa T,Shiraishi T,et al. Results of video-assisted thoracic surgery for stage I/II non-small cell lung cancer. Eur J Cardiothorac Surg,2004,26(1):158-164.

4. Hsu CP,Hsia JY,Chang GC,et al. Surgical-pathologic factors affect long-term outcomes in stage IB(pT2 N0 M0) non-small cell lung cancer:a heterogeneous disease. J Thorac Cardiovasc Surg,2009,138(2):426-433.

5. 帕斯. 肺癌. 周清华,孙燕,译. 北京:科学出版社,2013.

6. Halperin EC,Wazer DE,Perez CA,et al. Principles and practice of radiation oncology,Six Edition.Wolters Kluwer/Lippincott Williams & Wilkins,2013.

7. Benedict SH,Yenice KM,Followill D,et al. Stereotactic body radiation therapy:the report of AAPM Task Group 101. Med Phys,2010,37(8):4078-4101.

8. National Comprehensive Cancer Network. Non-Small Cell Lung Cancer(Version 5.2017). http://www.nccn.org/ professionals/physician_gls/pdf/nsclc.pdf. Accessed[2017-04-28].

9. Rowell NP,Williams CJ. Radical radiotherapy for stage I/II non-small cell lung cancer in patients not sufficiently fit for or declining surgery(medically inoperable). Thorax,2001,56(8):628-638.

10. Jeremic B,Classen J,Bamberg M. Radiotherapy alone in technically operable,medically inoperable,early-stage (I/II)non-small-cell lung cancer. Int J Radiat Oncol Biol Phys,2002,54(1):119-130.

11. Uematsu M,Shioda A,Suda A,et al. Computed tomography-guided frameless stereotactic radiotherapy for stage I non-small cell lung cancer:a 5-year experience. Int J Radiat Oncol Biol Phys,2001,51(3):666-670.

12. Onishi H,Araki T,Shirato H,et al. Stereotactic hypofractionated high-dose irradiation for stage I nonsmall cell lung carcinoma:clinical outcomes in 245 subjects in a Japanese multi-institutional study. Cancer,2004,101: 1623-1631.

13. Lagerwaard FJ,Haasbeek CJ,Smit EF,et al. Outcomes of risk-adapted fractionated stereotactic radiotherapy for stage I non-small-cell lung cancer. Int J Radiat Oncol Biol Phys,2008,70(3):685-692.

14. Senthi S,Lagerwaard FJ,Haasbeek CJ,et al. Patterns of disease recurrence after stereotactic ablative radiotherapy for early stage non-small-cell lung cancer:a retrospective analysis. Lancet Oncol,2012,13(8): 802-809.

15. Timmerman R,Paulus R,Galvin J,et al. Stereotactic body radiation therapy for inoperable early stage lung cancer. JAMA,2010,303(11):1070-1076.

16. Timmerman R, Hu C, Michalski J, et al. Long-term results of RTOG 0236: a phase Ⅱ trial of stereotactic body radiation therapy (SBRT) in the treatment of patients with medically inoperable stage Ⅰ Non-small cell lung cancer. Int J Radiat Oncol Biol Phys, 2014, 90 (1): s30-s30.

17. Nagata Y, Takayama K, Matsuo Y, et al. Clinical outcomes of a phase Ⅰ/Ⅱ study of 48Gy of stereotactic body radiotherapy in 4 fractions for primary lung cancer using a stereotactic body frame. Int J Radiat Oncol Biol Phys, 2005, 63 (5): 1427-1431.

18. Zimmermann FB, Geinitz H, Schill S, et al. Stereotactic hypofractionated radiotherapy in stage Ⅰ (T1-2 N0 M0) non-small-cell lung cancer (NSCLC). Acta Oncol, 2006, 45 (7): 796-801.

19. Koto M, Takai Y, Ogawa Y, et al. A phase Ⅱ study on stereotactic body radiotherapy for stage Ⅰ non-small cell lung cancer. Radiother Oncol, 2007, 85 (3): 429-434.

20. Baumann P, Nyman J, Hoyer M, et al. Outcome in a Prospective Phase Ⅱ Trial of Medically Inoperable Stage Ⅰ Non-Small-Cell Lung Cancer Patients Treated With Stereotactic Body Radiotherapy. J Clin Oncol, 2009, 27(20): 3290-3296.

21. Fakiris AJ, McGarry RC, Yiannoutsos CT, et al. Stereotactic body radiation therapy for early-stage non-small-cell lung carcinoma: four-year results of a prospective phase Ⅱ study. Int J Radiat Oncol Biol Phys, 2009, 75(3): 677-682.

22. Ricardi U, Filippi AR, Guarneri A, et al. Stereotactic body radiation therapy for early stage non-small cell lung cancer: results of a prospective trial. Lung Cancer, 2010, 68 (1): 72-77.

23. Taremi M, Hope A, Dahele M, et al. Stereotactic Body Radiotherapy for Medically Inoperable Lung Cancer: Prospective, Single-Center Study Of 108 Consecutive Patients. Int J Radiat Oncol Biol Phys, 2012, 82 (2): 967-973.

24. Grills IS, Mangona VS, Welsh R, et al. Outcomes after stereotactic lung radiotherapy or wedge resection for stage Ⅰ non-small-cell lung cancer. J Clin Oncol, 2010, 28 (6): 928-935.

25. Onishi H, Shirato H, Nagata Y, et al. Stereotactic body radiotherapy (SBRT) for operable stage Ⅰ non-small-cell lung cancer: can SBRT be comparable to surgery? Int J Radiat Oncol Biol Phys, 2011, 81 (5): 1352-1358.

26. Ginsberg RJ, Rubinstein LV. Randomized trial of lobectomy versus limited resection for T1 N0 non-small cell lung cancer. Lung Cancer Study Group. Ann Thorac Surg, 1995, 60 (3): 615-622.

27. Crabtree TD, Denlinger CE, Meyers BF, et al. Stereotactic body radiation therapy versus surgical resection for stage Ⅰ non-small cell lung cancer. J Thorac Cardiovasc Surg, 2010, 140 (2): 377-386.

28. Palma D, Lagerwaard F, Rodrigues G, et al. Curative treatment of Stage Ⅰ non-small-cell lung cancer in patients with severe COPD: stereotactic radiotherapy outcomes and systematic review. Int J Radiat Oncol Biol Phys, 2012, 82 (3): 1149-1156.

29. Varlotto J, Fakiris A, Flickinger J, et al. Matched-pair and propensity score comparisons of outcomes of patients with clinical stage Ⅰ non-small cell lung cancer treated with resection or stereotactic radiosurgery. Cancer, 2013, 119 (15): 2683-2691.

30. Puri V, Crabtree T, Bell J, et al. Treatment Outcomes in Stage Ⅰ Lung Cancer: A Comparison of Surgery and Stereotactic Body Radiation Therapy. J Thorac Oncol, 2016, 11 (5): 1776-1784.

31. Zheng X, Schipper M, Kidwell K, et al. Survival outcome after stereotactic body radiation therapy and surgery for stage Ⅰ non-small cell lung cancer: a meta-analysis. Int J Radiat Oncol Biol Phys, 2014, 90 (3): 603-611.

32. Shirvani SM, Jiang J, Chang JY, et al. Lobectomy, sublobar resection, and stereotactic ablative radiotherapy for early-stage non-small cell lung cancers in the elderly. JAMA Surg, 2014, 149 (12): 1244-1253.

33. Lagerwaard FJ, Verstegen NE, Haasbeek CJ, et al. Outcomes of stereotactic ablative radiotherapy in patients with potentially operable stage Ⅰ non-small cell lung cancer. Int J Radiat Oncol Biol Phys, 2012, 83 (1): 348-353.

34. Nagata Y, Hiraoka M, Shibata T, et al. Prospective Trial of Stereotactic Body Radiation Therapy for Both Operable and Inoperable T1N0M0 Non-Small Cell Lung Cancer: Japan Clinical Oncology Group Study JCOG0403. Int J Radiat Oncol Biol Phys, 2015, 93 (5): 989-996.

35. Timmerman RD, Paulus R, Pass HI, et al. Stereotactic body radiation therapy (SBRT) to treat operable early-stage lung cancer patients. Journal of Clinical Oncology, 2013, 31 (15 suppl): 7523-7523.

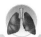

36. Chang JY, Senan S, Paul MA, et al. Stereotactic ablative radiotherapy versus lobectomy for operable stage I non-small-cell lung cancer: a pooled analysis of two randomised trials. Lancet Oncol, 2015, 16(6): 630-637.

37. Lagerwaard FJ, Aaronson NK, Gundy CM, et al. Patient-reported quality of life after stereotactic ablative radiotherapy for early-stage lung cancer. J Thorac Oncol, 2012, 7(7): 1148-1154.

38. Timmerman R, McGarry R, Yiannoutsos C, et al. Excessive toxicity when treating central tumors in a phase II study of stereotactic body radiation therapy for medically inoperable early-stage lung cancer. J Clin Oncol, 2006, 24(30): 4833-4839.

39. Haasbeek CJ, Lagerwaard FJ, Slotman BJ, et al. Outcomes of stereotactic ablative radiotherapy for centrally located early-stage lung cancer. J Thorac Oncol, 2011, 6(12): 2036-2043.

40. Nuyttens JJ, van der Voort van Zyp NC, Praag J, et al. Outcome of four-dimensional stereotactic radiotherapy for centrally located lung tumors. Radiother Oncol, 2012, 102(3): 383-387.

41. Rowe BP, Boffa DJ, Wilson LD, et al. Stereotactic body radiotherapy for central lung tumors. J Thorac Oncol, 2012, 7(9): 1394-1399.

42. Chang JY, Li QQ, Xu QY, et al. Stereotactic Ablative Radiation Therapy for Centrally Located Early Stage or Isolated Parenchymal Recurrences of Non-Small Cell Lung Cancer: How to Fly in a "No Fly Zone". International Journal Of Radiation Oncology Biology Physics, 2014, 88(5): 1120-1128.

43. Modh A, Rimner A, Williams E, et al. Local control and toxicity in a large cohort of central lung tumors treated with stereotactic body radiation therapy. Int J Radiat Oncol Biol Phys, 2014, 90(5): 1168-1176.

44. Mangona VS, Aneese AM, Marina O, et al. Toxicity after central versus peripheral lung stereotactic body radiation therapy: a propensity score matched-pair analysis. Int J Radiat Oncol Biol Phys, 2015, 91(1): 124-132.

45. Park HS, Harder EM, Mancini BR, et al. Central versus peripheral tumor location: Influence on survival, local control, and toxicity following stereotactic body radiotherapy for primary non-small-cell lung cancer. J Thorac Oncol, 2015, 10(5): 832-837.

46. Chang JY, Bezjak A, Mornex F, et al. Stereotactic ablative radiotherapy for centrally located early stage non-small-cell lung cancer: what we have learned. J Thorac Oncol, 2015, 10(4): 577-585.

47. Bradley JD, Gao F, Parikh PJ, et al. Prospective phase 2 clinical trial of radiation dose-escalated stereotactic body radiation therapy (SBRT) for centrally located lung cancer: An institutional trial. Int J Radiat Oncol Biol Phys, 2015, 93(3): s101-s101.

48. Bezjak A, Paulus R, Gaspar LE, et al. Efficacy and toxicity analysis of NRG oncology/RTOG 0813 trial of stereotactic body radiation therapy (SBRT) for centrally located non-small cell lung cancer (NSCLC). Int J Radiat Oncol Biol Phys, 2016, 94(1): 5-6.

49. Barnes JB, Johnson SB, Dahiya RS, et al. Concomitant weekly cisplatin and thoracic radiotherapy for Pancoast tumors of the lung: pilot experience of the San Antonio Cancer Institute. Am J Clin Oncol, 2002, 25(1): 90-92.

50. Kwong KF, Edelman MJ, Suntharalingam M, et al. High-dose radiotherapy in trimodality treatment of Pancoast tumors results in high pathologic complete response rates and excellent long-term survival. J Thorac Cardiovasc Surg, 2005, 129(6): 1250-1257.

51. Rusch VW, Giroux DJ, Kraut MJ, et al. Induction chemoradiation and surgical resection for superior sulcus non-small-cell lung carcinomas: long-term results of Southwest Oncology Group Trial 9416 (Intergroup Trial 0160). J Clin Oncol, 2007, 25(3): 313-318.

52. Peedell C, Dunning J, Bapusamy A. Is there a standard of care for the radical management of non-small cell lung cancer involving the apical chest wall (Pancoast tumours)? Clin Oncol (R Coll Radiol), 2010, 22(5): 334-346.

53. Takada M, Fukuoka M, Kawahara M, et al. Phase III study of concurrent versus sequential thoracic radiotherapy in combination with cisplatin and etoposide for limited-stage small-cell lung cancer: results of the Japan Clinical Oncology Group Study 9104. J Clin Oncol, 2002, 20(14): 3054-3060.

54. Pignon JP, Arriagada R, Ihde DC, et al. A meta-analysis of thoracic radiotherapy for small-cell lung cancer. N Engl J Med, 1992, 327(23): 1618-1624.

55. Warde P, Payne D. Does thoracic irradiation improve survival and local control in limited-stage small-cell

carcinoma of the lung? A meta-analysis. J Clin Oncol,1990,19(6):890-895.

56. Murray N,Coy P,Pater JL,et al. Importance of timing for thoracic irradiation in the combined modality treatment of limited-stage small-cell lung cancer. The National Cancer Institute of Canada Clinical Trials Group. J Clin Oncol,1993,11(2):336-344.

57. Fried DB,Morris DE,Poole C,et al. Systematic review evaluating the timing of thoracic radiation therapy in combined modality therapy for limited-stage small-cell lung cancer. J Clin Oncol,2004,22(23):4837-4845.

58. Pijls-Johannesma M,De Ruysscher D,Vansteenkiste J,et al. Timing of chest radiotherapy in patients with limited stage small cell lung cancer:a systematic review and meta-analysis of randomised controlled trials. Cancer Treat Rev,2007,33(5):461-473.

59. De Ruysscher D,Lueza B,Le Pechoux C,et al. Impact of thoracic radiotherapy timing in limited-stage small-cell lung cancer:usefulness of the individual patient data meta-analysis. Ann Oncol,2016,27(10):1818-1828.

60. De Ruysscher D,Bremer RH,Koppe F,et al. Omission of elective node irradiation on basis of CT-scans in patients with limited disease small cell lung cancer:a phase II trial. Radiother Oncol,2006,80(3):307-312.

61. van Loon J,De Ruysscher D,Wanders R,et al. Selective nodal irradiation on basis of (18)FDG-PET scans in limited-disease small cell lung cancer:a prospective study. Int J Radiat Oncol Biol Phys,2010,77(2):329-336.

62. Colaco R,Sheikh H,Lorigan P,et al. Omitting elective nodal irradiation during thoracic irradiation in limited-stage small cell lung cancer--evidence from a phase II trial. Lung Cancer,2012,76(1):72-77.

63. Hu X,Bao Y,Zhang L,et al. Omitting elective nodal irradiation and irradiating postinduction versus preinduction chemotherapy tumor extent for limited-stage small cell lung cancer:interim analysis of a prospective randomized noninferiority trial. Cancer Treat Rev,2012,118(1):278-287.

64. Shirvani SM,Komaki R,Heymach JV,et al. Positron emission tomography/computed tomography-guided intensity-modulated radiotherapy for limited-stage small-cell lung cancer. Int J Radiat Oncol Biol Phys,2012, 82(1):e91-97.

65. Xia B,Chen GY,Cai XW,et al. Is involved-field radiotherapy based on CT safe for patients with limited-stage small-cell lung cancer? Radiother Oncol,2012,102(2):258-262.

66. Liengswangwong V,Bonner JA,Shaw EG,et al. Limited-stage small-cell lung cancer:patterns of intrathoracic recurrence and the implications for thoracic radiotherapy. J Clin Oncol,1994,12(3):496-502.

67. RJ Stephens. Twice-daily compared with once-daily thoracic radiotherapy in limited small-cell lung cancer treated concurrently with cisplatin and etoposide. N Engl J Med,1999,340(4):265-271.

68. Bogart JA,Herndon JE,Lyss AP,et al. 70Gy thoracic radiotherapy is feasible concurrent with chemotherapy for limited-stage small-cell lung cancer:analysis of Cancer and Leukemia Group B study 39808. Int J Radiat Oncol Biol Phys,2004,59(2):460-468.

69. Schild SE,Bonner JA,Shanahan TG,et al. Long-term results of a phase III trial comparing once-daily radiotherapy with twice-daily radiotherapy in limited-stage small-cell lung cancer. Int J Radiat Oncol Biol Phys, 2004,59(4):943-951.

70. Faivre-Finn C,Snee M,Ashcroft L,et al. Concurrent once-daily versus twice-daily chemoradiotherapy in patients with limited-stage small-cell lung cancer (CONVERT):an open-label,phase 3,randomised,superiority trial. Lancet Oncol,2017,18:1116-1125.

71. Auperin A,Arriagada R,Pignon JP,et al. Prophylactic cranial irradiation for patients with small-cell lung cancer in complete remission. Prophylactic Cranial Irradiation Overview Collaborative Group. N Engl J Med,1999, 341:476-484.

72. Arriagada R,Le Chevalier T,Riviere A,et al. Patterns of failure after prophylactic cranial irradiation in small-cell lung cancer:analysis of 505 randomized patients. Ann Oncol,2002,13(5):748-754.

73. Le Pechoux C,Dunant A,Senan S,et al. Standard-dose versus higher-dose prophylactic cranial irradiation(PCI) in patients with limited-stage small-cell lung cancer in complete remission after chemotherapy and thoracic radiotherapy (PCI 99-01,EORTC 22003-08004,RTOG 0212,and IFCT 99-01):a randomised clinical trial. Lancet Oncol,2009,10(5):467-474.

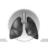

第三节 早期肺癌的微创治疗及展望

早期肺癌的定义在 1976 年就被提出,分别为中心型和周围型,分为两种类型。周围型肺癌中,肿瘤应位于亚段或更外周的支气管,病变直径应小于 2cm,无远处转移,往往没有临床症状。在中心型早期肺癌中,大部分病人往往有咳嗽、咳痰,或痰中带血的症状,肿瘤位于亚段支气管之上,为原位癌或仅仅侵犯支气管壁,又称为气道内早期肺癌(early airways lung cancer)。目前外科手术是早期非小细胞肺癌(none small cell lung cancer,NSCLC)的标准治疗方法,I 期、II 期、III 期 NSCLC 5 年生存率分别为 47%~53%、36%~43%、26%~29%。随着低剂量 CT(low dosage CT,LDCT)、自荧光和窄谱成像(narrow band image,NBI)等技术的普及,越来越多无症状的早期肺癌能够被发现,早期干预能进一步提高肺癌的治愈率。但病人如果合并严重心肺功能不全、全身状况不佳、存在严重基础疾病、病人不接受等情况,则外科手术难以实施,临床医师需要寻求创伤更小的治疗方法。

随着医疗技术的发展,微创手术或治疗成为疾病治疗的一个重要方向。然而就肺癌而言,内科医师和外科医师对微创的理解存在很大的差别。外科医师希望更小的切口、尽可能保留更多的正常肺组织(从常规的肺叶切除到肺段、楔形切除),而内科医师则更希望使用创伤更小的经呼吸内镜或经皮消融技术进行治疗。无论哪种方式,目的都是为了减少病人的痛苦,并在保证治疗成功率的前提下,尽量减少治疗过程中带来的创伤。

本文中涉及的非手术治疗方式主要指体外、经皮或经支气管镜对肿瘤进行局部治疗,这些治疗方式风险相对低,在有限的临床数据下,有一定的临床疗效,能提高病人生活质量和生存时间,也可以配合其他治疗方式如药物治疗(化疗和靶向药物治疗)等。在现有的许多研究表明,经支气管镜治疗的早期肺癌病人也有不错的长期生存率,更说明了它的治愈潜力,即使治疗后随访发现的部分早期复发,亦可以再次治疗。现将体外、经皮及经支气管镜治疗早期肺癌的各种治疗方式综述如下。

一、经皮治疗早期肺癌

(一) 射频消融治疗(radiofrequency ablation,RFA)

RFA 治疗肿瘤的工作原理为当电子发生器产生中高频率的射频波(460kHz)时,通过裸露的电极针使其周围组织产生高速离子振动和摩擦,继而转化为热能,局部温度可达 90~120℃,从而使局部肿瘤细胞发生热变性和凝固性坏死。射频消融治疗的最大优点是可以局麻下在门诊进行,用于肺癌的优势在于肺内的空气是最好的隔热材料,避免正常组织的损伤。RFA 治疗主要缺点是病灶附近若存在 3mm 以上的血管,血液循环会带走热量,导致能量损失,称为 "heat-sink effect"。大于 3cm 的病灶外周能量损失多,难以达到良好的治疗效果。RFA 的禁忌证是病灶周围 1cm 内存在大血管、食管、气管和主支气管。常见并发症为气胸、咯血、支气管胸膜瘘和肋骨骨折。

对 RFA 疗效的研究多为回顾性,且包含原发 NSCLC 和转移癌的疗效数据。Beland 等人回顾 79 名 NSCLC 病人,平均肿瘤大小 2.5cm(1~5.5cm),81% 为外周型,57% 病人局部无复发,无疾病生存期(disease-free survival)23 个月。Lanuti 等报道 31 名病人 34 个外周原发肺癌(29 个 T_1N_0 和 5 个 T_2N_0),平均肿瘤大小 2cm,随访 17 个月,68.5% 局部控制。1 年、2 年、3 年总生存期分别为 85%、78%、47%;无疾病生存期 2 年为 57%,3 年为 39%,平均无疾

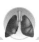

病生存期为 25.5 个月。虽然 RFA 的疗效与操作技术有关,但文献报告其局部控制率显著低于 SBRT。Bi 等人报道就 I 期 NSCLC 而言,RFA 和 SBRT 的 3 年局部控制率分别为 55% 和 88%,但总生存时间并无差异。因此对早期肺癌 SBRT 仍是优先选择,但并不排斥在某些不适合 SBRT 的病人使用 RFA。

（二）微波消融（microwave ablation,MWA）

微波治疗是一种较新的类似 RFA 的治疗方法。其原理是探头激发和震荡周围的水分子引起电磁波效应。当人体组织受到微波作用时,组织内水分子吸收微波能量后高速运动,摩擦产生热量,使组织温度增高,达到一定温度时（60℃以上）组织凝固毁损,达到治疗的目的。采用微波消融病灶中心最高温度可达 100~120℃,周边也可达到 60℃,凝固病灶周围的血管,出血并发症少。相比 RFA,微波治疗优势在于有热凝效果,可以用于治疗中心型病灶。经皮微波治疗的并发症与 RFA 相似。虽然理论上存在优势,但有限的研究数据并没有显示出较 RFA 具有更好的疗效。Wolf 等对 50 名病人,82 个原发和转移肿瘤病灶进行 CT 引导下经皮微波消融治疗,平均随访 10 个月,1 年、2 年、3 年总生存期分别为 83%、73%、61%。1 年局部控制率为 67%。

（三）冷冻消融治疗

冷冻治疗系统分为开放型和闭合型。开放型系统是将液氮直接喷洒于靶组织表面,主要用于浅表病变的治疗。闭合冷冻系统是通过冷冻探针将制冷剂引入冷冻环路内,通过由高压到低压的减压,产生焦耳-托马斯效应导致局部温度降低。其探头可达的最低温度与制冷剂相关,常用的是氩氦气。氩气氦气冷冻系统是根据,高压气体经过狭窄的探针尖端,温度突然降低。不同气体热力学系数各异,引起相应的热交换,氩气引起温度降低（可达到 −187℃）,氦气可使温度升高（67℃）。冷冻治疗对靶组织的消融效应可以是即刻的,也有延迟效应。前者包括细胞外冰晶形成、细胞内冰晶形成,后者包括微血管衰竭和免疫效应。冷冻治疗的有效性取决于冷冻消融彻底与否。−40℃被认为是引起靶细胞死亡的临界温度。冷冻温度越低,对靶细胞破坏越多。目前氩氦冷冻系统（通常称为氩氦刀）可以使冷冻区中心温度降至 −160~−190℃,因此中心区域靶细胞会全部死亡。但在冷冻区边缘则会有存活细胞。为扩大治疗范围,可增加探针数目和直径。不同组织含水不同,冷冻治疗的最佳持续时间存在差异。动物实验表明,冷冻 5 分钟后组织温度开始迅速降低,20 分钟达最低水平。因此,临床上单次冷冻时间建议在 15~20 分钟。两次冷冻及复温的循环,对病变细胞破坏大于单个循环,二次冷冻循环产生的冷冻区域也大于一次循环。前列腺癌中,单循环冷冻治疗可破坏 80% 肿瘤细胞,而二次循环在同样温度下破坏 100% 肿瘤细胞。二次循环和三次循环对肿瘤杀伤并无明显差异。因此临床上建议二次冷冻循环。冷冻治疗不会破坏大血管,而且气道软骨对冷冻消融不敏感,不会破坏气道的支撑结构。并发症类似于 RFA 和 MWA,但对胸壁和胸膜的刺激小,产生的疼痛感轻。Yamauchi 报道 22 名不能手术的 I 期 NSCLC 病人,共 34 个病灶,平均直径 1.4cm,经氩氦冷冻消融后,平均随访 23 个月,仅 1 个肿瘤局部进展,2 年和 3 年无疾病生存期分别为 78% 和 67%,总生存期 68 个月。

（四）体外放疗（external beam radiotherapy,EBRT）

EBRT 是早期 NSCLC 的一种治疗选择。传统使用 1.8~2Gy/d 的放射剂量,局部治疗失败率超过 50%,长期生存率仅为 15%~30%。累计剂量超过 85Gy 可能达到 50% 以上的缓解率,但会明显延长治疗时间。

立体定向放射治疗（stereotactic body radiation therapy,SBRT）是一类新型放疗技术。首

先利用现代影像技术确定靶区并精准定位,而后通过计算机将非共面、动态或静态的放射线束空间聚焦,形成高度适形、梯度陡峭的剂量分布,用很少的次数?(1~10次)对肿瘤进行高剂量的照射(通常单次剂量7~20Gy)从而杀伤肿瘤细胞。SBRT具有精确性高、分次剂量高、适形度高、治疗次数少的特点。肺部肿瘤可以随着呼吸移动最大2.5cm,大多是0.5~1cm。为提高精确性,除靶区精确定位外,还需通过呼吸动度控制技术来实现靶区的精确照射。目前临床上已采用了很多减小呼吸动度影响的方法,包括抑制、门控、追踪等技术。抑制包括利用屏气、腹部加压来减小呼吸动度;根据病人呼吸的特定时相来进行门控;射线束肿瘤追踪等技术。

SBRT是非常有效的局部治疗,但它对正常组织造成严重间接损害的可能性很高,因此不适合辅助及预防性治疗。SBRT消除较大肿瘤病灶非常有效,但对于可能发生区域或远处扩散的肿瘤,或疾病分期尚不准确时,不建议使用SBRT作为唯一的治疗手段。此外,局部肺转移,尤其是经历了其他较好的全身控制,更适合SBRT治疗。

SBRT存在量-效关系,即剂量越高控制率越好。但高剂量带来更严重的不良反应。不能手术的I期肺癌病人中,单次等效剂量40Gy,2~3年肿瘤控制率为75%~80%。50Gy更高,肿瘤控制率超过90%,已经可以与外科手术媲美。对于能手术的病人,SBRT与手术的疗效比较还需要更多证据。虽然已经发表了很多关于SBRT治疗早期NSCLC的文章,但绝大部分病例都是不能手术的。针对能手术病人SBRT的研究都是随访期较短、回顾性分析的小样本研究。目前的数据看来,SBRT由于良好的局部控制率,有可以挑战外科手术的趋势。Shivani等比较了SBRT与肺叶或肺段切除及传统放疗的疗效,SBRT与肺叶、肺段切除术的总生存率并无显著差异。Grills等回顾了124名I期NSCLC的病人,分别接受了肺楔形切除或SBRT。尽管接受SBRT的病人年龄更大,并发症更多,但是局部控制率更高。另一方面来说,对于高危病人,尤其是严重COPD,外科手术风险高,这些病人术后30天内的死亡率达到10%,而SBRT为0%。

(五)不同治疗方法的比较

早期不能手术的NSCLC病人,应选择上述何种方法作为标准治疗尚难定论。RFA是目前研究最多的方法。Zemlyak等回顾分析了64名不能手术切除的I期NSCLC病人,平均随访33个月,肺段切除、RFA、PCT的3年疾病特异生存率分别为90.6%、87.5%、87.5%,总生存率分别为60.8%、87.1%、77%)。Bilal等的荟萃分析显示RFA和SBRT治疗1年、3年总生存率无显著差异,5年生存率SBRT(47%)优于RFA(20.1%~27%),对比常规放疗、SBRT、RFA效费比,SBRT最佳。

二、经支气管镜治疗早期肺癌

经支气管镜治疗的适应证是不能外科手术治疗的气道内早期肿瘤,或是晚期肿瘤的姑息治疗。气道内早期肺癌,主要指上皮来源肿瘤局限在上皮和肌层内,而未侵犯到软骨。Konaka等研究表明腔内肿瘤的大小和形态与浸润深度有关。图5-1显示了肿瘤在气道的不同浸润深度。Konaka的研究表明支气管镜下表现为微小的腔内病变(最大直径<10mm),68.6%侵犯不超过肌层,增生性病变(仅表现为局部肥厚)66.7%侵犯不超过肌层。已经有气管软骨浸润的肿瘤很难通过腔内治疗达到根治效果。自荧光(AFI)及窄带成像(NBI)支气管镜可用于发现气道内早期肺癌,并判断肿瘤范围;径向超声(R-EBUS)可以用于判断气道壁的结构及肿瘤侵犯程度(见图5-2)。

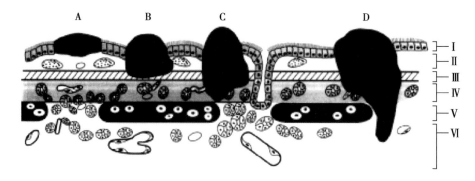

图 5-1　肿瘤在气道的不同浸润深度

Ⅰ至Ⅵ分别为上皮层、上皮下层、肌层、肌外层、软骨层、软骨外层。A. 原位癌（CIS）:仅侵犯上皮层。B. 微小癌:仅侵犯不超过肌层。C. 微小癌:侵犯不超过软骨层。D. 浸润肿瘤:侵犯超过软骨层

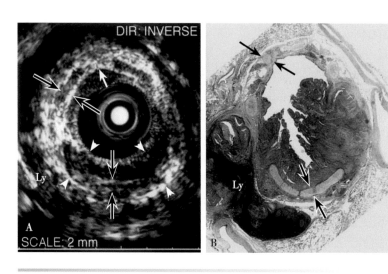

图 5-2　通过 R-EBUS 发现肿瘤浸润范围超过软骨，并得到病理证实

　　支气管镜下消融治疗方式分为热消融治疗及冷消融治疗,热消融治疗包括高频电刀、激光、微波、射频等治疗,冷消融治疗指冷冻消融治疗。微波及射频治疗由于效果差,治疗范围小,已经越来越少用于气道内病变治疗。Vonk-Noordegraaf A 等报道 32 名不能手术的气道内早期肺癌病人,病灶均 <1cm,5 名使用 PDT,1 名使用 Nd:YAG 激光,24 名使用高频电刀,2 名使用 APC 治疗,平均随访 5 年(2~10 年),3 名病人局部复发,再次使用高频电刀治疗,7 名病人死于非肿瘤相关疾病,16 名长期存活。有限的数据表明,支气管腔内治疗可用于治疗气道内早期肺癌。

　　(一) 冷冻

　　冷冻治疗的原理前已述及。支气管内的冷冻治疗为了安全一般不用温度更低的液氮,目前最常用的是二氧化碳。探针分为硬质和软质两种,分别适用于硬质气管镜和可弯曲支气管镜。目前主要用于恶性肿瘤的姑息治疗,仅有 1 篇较早的文献报道用于早期支气管肿瘤的治疗。35 名无法进行手术的病人共有 41 个早期腔内肿瘤,1 年治愈率在 91%,成功随访 22 人,50% 长期存活。腔内冷冻治疗的安全性已经多有报道,在此不再赘述。但其治疗

早期腔内肿瘤的确切疗效尚需要更多数据支持。

（二）高频电刀

高频电刀是外科最常用的设备，1926年问世，1981年 *Practice Fiberoptic Bronchoscopy* 第2版最早记录了日本东京医科大学经支气管镜使用高频电刀治疗气道病变。随着介入呼吸病学的蓬勃发展，高频电刀已广泛用于支气管镜腔内治疗，也是目前最为经济的治疗手段之一。目前主要用于良性肿瘤的切除及恶性肿瘤的姑息治疗。但少有高频电刀用于气道内早期肺癌腔内治疗的研究。Van Boxem 等治疗12名病人的15个早期肺癌病灶，平均随访22个月，80%达到完全缓解。常见并发症为出血、气道穿孔和气道内着火。

氩等离子体凝固（argon plasma coagulation，APC）是近年来临床应用的新一代电凝技术。1991年被引入消化内镜治疗，1994年被引入了支气管镜治疗，并发症类似于高频电刀，引起气道穿孔的概率小于高频电刀，但着火的可能性高于高频电刀。

（三）激光

自从1976年首次报道激光技术应用于气道疾病以来，介入呼吸病学专家对于各种不同类型的激光在气道应用积累了大量的经验，Nd:YAG 和钬激光是目前气道最常用的激光，CO_2 激光由于不能通过光导纤维传导，需要使用硬镜，应用范围局限。理论上，使用激光消融对早期肿瘤进行消融可行，但是 Nd:YAG 由于穿透力强，易出现气道穿孔，因此美国胸科医师协会不推荐使用 Nd:YAG 激光治疗气道早期肺癌。钬激光由于穿透力低，不容易引起严重并发症，可用于气道早期肺癌的消融，但是需要更多的临床数据证实长期疗效。

（四）气道内近距离放疗（后装放疗及放射性粒子植入）

后装放疗通常先根据影像学检查结果，术前先精确计算靶位所需的照射剂量，而后结合放射源的放射强度确定放射源在靶位的停留时间，从而达到精确照射的目的。通过支气管镜工作孔道插入后装导管，可借助透视辅助进行精确定位。之后再将导管接至后装治疗机，由计算机自动输送控制放射源至体内，自动控制抵达的部位及停留时间进行近距离放疗。根据放射源放射性的强弱，治疗剂量率被分为低剂量率（LDR）、中积累率（IDR）和高剂量率（HDR）。LDR 设备简单便宜，但病人需要连续照射30~72小时，不易难受。HDR 所需时间短，病人耐受度高，但所需设备昂贵及更严格的放射防护。目前主要适应证是不能手术的腔内肿瘤姑息治疗。对于肺癌术后切缘癌残留或残端复发不能再次手术的病人也有不错的疗效。由于近距离放疗起效相对慢，不适合重度中心气道狭窄的紧急治疗。严重并发症包括致命性大咯血、气管食管瘘。Hennequin 等报道了106例不能手术的肺癌，其中43例为术后复发，27例为 EBRT 后复发，36例为早期肺癌但肺功能差不能手术，3年及5年的局部控制率、总生存率、疾病特异生存率分别为60.3%和51.6%、47.4%和24%、67.9%和48.5%，但5名病人死于治疗相关并发症（咯血及支气管坏死）。

放射性粒子植入治疗是将放射性粒子直接植入肿瘤内从而近距离杀死癌细胞，而对周围正常组织影响较小的一种放射疗法。目前多使用 ^{125}I 放射性粒子。它是一种人工合成的同位素，为低剂量的单一微型放射源，其半衰期为60天。^{125}I 粒子释放能量为27.4~31.4keV 的 X 射线及35.5keV 的 γ 射线，有效半径为1.7cm。目前已较为广泛地应用于早期前列腺癌的治疗，但治疗肺癌报告不多，多用于姑息治疗。国内柯明耀等使用 CT 引导植入 ^{125}I 放射性粒子治疗16例外周 I 期不能手术的 NSCLC，1、2、3、4年生存率分别为60%、54%、50%、33%，中位生存时间为14个月。使用放射性粒子需要注意病人、家属及医护人员的防护，并注意放射性粒子咳出，防止污染环境。也有经支气管镜植入放射性粒子及支架捆绑粒子置入的报道,但均为姑息治疗。气道内粒子植入治疗一个值得关注的问题是粒子的脱落和异位问题。如果放射性粒子植入浅或肿瘤大量坏死排出,则可能使粒子脱离原有部位,导致排出体外污染环境或异位至非治疗靶位带来相应问题。因此粒子宜置入到气道腔外以防止这种情况的发生。

（五）光动力治疗（photodynamic therapy,PDT）

光动力疗法是一种非产热性光化学反应,需要氧气、光敏剂和激光同时参与。光敏剂能直接进入细胞膜内,而不进入细胞核。与正常组织相比,肿瘤组织对光敏剂摄取更多,停留时间亦更长。24~48 小时后,肿瘤与正常组织内光敏剂浓度之比可达 12 ： 1。光敏剂被适宜波长的光激活后,催化分子氧分解,产生激发态反应性单态氧,后者在于邻近的分子(氨基酸、脂肪酸、核酸)等相互反应,产生毒性光化学产物,引发直接的细胞毒性和局部微血管损伤,导致肿瘤细胞凋亡和坏死。

1980 年日本最早报道支气管镜下光动力治疗,并越来越多地用于气道早期肺癌的治疗。PDT 具有常规治疗所不具备的优点,它的光化学反应主要作用在癌细胞,而对正常组织无损伤。另外,PDT 可及时治疗临床上的隐性癌,消灭手术遗留下的一些看不到的癌灶。PDT 的疗效受激光剂量、病变部位、病变类型和病变深度等因素影响。由于激光在组织中的穿透深度有限,单纯 PDT 治疗仅适用于体积较小,特别是表浅的病变。如肿瘤浸润过深,PDT 往往不能杀死深层的肿瘤细胞,因此有一定的局限性。因此联合自荧光支气管镜及 EBUS 有助于准确判断病变的范围及浸润深度,提高 PDT 治疗的成功率。Furuse 等报道使用 PDT 治疗 49 名病人,59 个病灶,平均随访 14 个月,85% 达到 CR,病灶小于 5mm 100% 达到 CR,大于 20mm 仅 38% 达到 CR。Kato 等于 1980 年至 2005 年使用 PDT 治疗 204 名病人 264 个气道病灶,70% 为 0 期,30% 为 I 期,85% 病人达到 CR,15 达到 PR,CR 率与病灶直径直接相关,病灶小于 5mm、5~9mm、10~20mm、大于 20mm 病灶达到 CR 的分别为 95%、94%、80%、44%,而且这部分病人大都是高龄、心肺功能差的病人。

总之,随着各种治疗技术的发展,经皮或经支气管镜的治疗早期 NSCLC 已经越来越为大家所关注。目前对周围型早期肺癌而言,SBRT 的循证医学证据最多,为首选治疗方式。PCT、RF、MWA 则是非常有潜力的治疗方式,但尚需要更多的临床数据支持。气道内的早期肺癌,PDT 拥有最多循证医学证据,可作为首选治疗,其他治疗包括经支气管镜冷冻治疗、高频电刀、近距离放疗均有一定的疗效。相信随着呼吸内镜技术的发展,自荧光、NBI 支气管镜能发现更多影像学阴性的气道早期肺癌。而经支气管镜或经皮的导航技术则可使对外周型早期肺癌进行精确定位,加之各类治疗技术的发展,极大促进早期的肺癌的非外科手术治疗。未来应进行更多的临床研究评估各种方法的疗效、适应证及安全性,这一过程中多学科的协作又是至关重要。

（程　渊　王广发）

参 考 文 献

1. Ikeda S, Amemiya Rt. Atlas of early cancer of major bronchi. Tōkyō: Igaku Shoin, 1976.

2. Vonk-Noordegraaf A, Postmus PE, Sutedja TG. Bronchoscopic treatment of patients with intraluminal microinvasive radiographically occult lung cancer not eligible for surgical resection: a follow-up study. Lung cancer, 2003, 39(1):49-53.

3. Sharma A, Abtin F, Shepard JA. Image-guided ablative therapies for lung cancer. Radiologic clinics of North America, 2012, 50(5):975-999.

4. Beland MD, Wasser EJ, Mayo-Smith WW, et al. Primary non-small cell lung cancer: review of frequency, location, and time of recurrence after radiofrequency ablation. Radiology, 2010, 254(1): 301-307.

5. Bi N, Shedden K, Zheng X, et al. Comparison of the effectiveness of radiofrequency ablation with stereotactic body radiation therapy in inoperable stage I non-small cell lung cancer: A systemic review and meta-analysis. Practical radiation oncology, 2013, 3(2 Suppl 1): S19.

6. Wolf FJ, Grand DJ, Machan JT, et al. Microwave ablation of lung malignancies: effectiveness, CT findings, and safety in 50 patients. Radiology, 2008, 247(3): 871-879.

7. Seifert JK, Gerharz CD, Mattes F, et al. A pig model of hepatic cryotherapy. In vivo temperature distribution during freezing and histopathological changes. Cryobiology, 2003, 47(3): 214-226.

8. Tatsutani K, Rubinsky B, Onik G, et al. Effect of thermal variables on frozen human primary prostatic adenocarcinoma cells. Urology, 1996, 48(3): 441-447.

9. Robinson D, Halperin N, Nevo Z. Two freezing cycles ensure interface sterilization by cryosurgery during bone tumor resection. Cryobiology, 2001, 43(1): 4-10.

10. Yamauchi Y, Izumi Y, Hashimoto K, et al. Percutaneous cryoablation for the treatment of medically inoperable stage I non-small cell lung cancer. PloS one, 2012, 7(3): e33223.

11. Herfarth KK, Debus J, Lohr F, et al. Extracranial stereotactic radiation therapy: set-up accuracy of patients treated for liver metastases. International journal of radiation oncology, biology, physics, 2000, 46(2): 329-335.

12. Nagata Y, Negoro Y, Aoki T, et al. [Three-dimensional conformal radiotherapy for extracranial tumors using a stereotactic body frame]. Igaku butsuri : Nihon Igaku Butsuri Gakkai kikanshi = Japanese journal of medical physics: an official journal of Japan Society of Medical Physics, 2001, 21(1): 28-34.

13. Kimura T, Hirokawa Y, Murakami Y, et al. Reproducibility of organ position using voluntary breath-hold method with spirometer for extracranial stereotactic radiotherapy. International Journal of Radiation Oncology, Biology, Physics, 2004, 60(4): 1307-1313.

14. Sharp GC, Jiang SB, Shimizu S, Shirato H. Prediction of respiratory tumour motion for real-time image-guided radiotherapy. Physics in Medicine and Biology, 2004, 49(3): 425-440.

15. Wulf J, Baier K, Mueller G, Flentje MP. Dose-response in stereotactic irradiation of lung tumors. Radiotherapy and oncology. Journal of the European Society for Therapeutic Radiology and Oncology, 2005, 77(1): 83-87.

16. Shirvani SM, Jiang J, Chang JY, et al. Comparative effectiveness of 5 treatment strategies for early-stage non-small cell lung cancer in the elderly. International Journal of Radiation Oncology, Biology, Physics, 2012, 84(5): 1060-1070.

17. Grills IS, Mangona VS, Welsh R, et al. Outcomes after stereotactic lung radiotherapy or wedge resection for stage I non-small-cell lung cancer. Journal of clinical oncology. Official Journal of the American Society of Clinical Oncology, 2010, 28(6): 928-935.

18. Zemlyak A, Moore WH, Bilfinger TV. Comparison of survival after sublobar resections and ablative therapies for stage I non-small cell lung cancer. Journal of the American College of Surgeons, 2010, 211(1): 68-72.

19. Sher DJ, Wee JO, Punglia RS. Cost-effectiveness analysis of stereotactic body radiotherapy and radiofrequency ablation for medically inoperable, early-stage non-small cell lung cancer. International Journal of Radiation Oncology, Biology, Physics, 2011, 81(5): e767-774.

20. Konaka C, Hirano T, Kato H, et al. Comparison of endoscopic features of early-stage squamous cell lung cancer and histological findings. British Journal of Cancer, 1999, 80(9): 1435-1439.

21. Deygas N, Froudarakis M, Ozenne G, Vergnon JM. Cryotherapy in early superficial bronchogenic carcinoma. Chest, 2001, 120(1): 26-31.

22. van Boxem TJ, Venmans BJ, Schramel FM, et al. Radiographically occult lung cancer treated with fibreoptic bronchoscopic electrocautery: a pilot study of a simple and inexpensive technique. The European Respiratory Journal, 1998, 11(1): 169-172.

23. Wisnivesky JP, Yung RC, Mathur PN, et al. Diagnosis and treatment of bronchial intraepithelial neoplasia and early lung cancer of the central airways: Diagnosis and management of lung cancer. 3rd ed. American College of Chest Physicians evidence-based clinical practice guidelines. Chest, 2013, 143(5 Suppl): e263S-277S.

24. Hennequin C, Bleichner O, Tredaniel J, et al. Long-term results of endobronchial brachytherapy: A curative treatment? International Journal of Radiation Oncology, Biology, Physics, 2007, 67(2): 425-430.

25. 柯明耀, 雍雅智, 罗炳清, 等. 经皮植入 125 I 放射性粒子治疗老年 I 期周围型非小细胞肺癌探讨. 中华放射肿瘤学杂志, 2011, 20(5): 394-396.

26. Miyazu Y, Miyazawa T, Kurimoto N, et al. Endobronchial ultrasonography in the assessment of centrally located early-stage lung cancer before photodynamic therapy. American journal of respiratory and critical care medicine, 2002, 165(6): 832-837.

27. Ikeda N, Hiyoshi T, Kakihana M, et al. Histopathological evaluation of fluorescence bronchoscopy using resected lungs in cases of lung cancer. Lung Cancer, 2003, 41(3): 303-309.

28. Furuse K, Fukuoka M, Kato H, et al. A prospective phase II study on photodynamic therapy with photofrin II for centrally located early-stage lung cancer. The Japan Lung Cancer Photodynamic Therapy Study Group. Journal of clinical oncology: Official Journal of the American Society of Clinical Oncology, 1993, 11(10): 1852-1857.

29. Kato H, Usuda J, Okunaka T, et al. Basic and clinical research on photodynamic therapy at Tokyo Medical University Hospital. Lasers in surgery and medicine, 2006, 38(5): 371-375.

30. Baba M, Sekine Y, Suzuki M, et al. Correlation between endobronchial ultrasonography (EBUS) images and histologic findings in normal and tumor-invaded bronchial wall. Lung cancer, 2002, 35(1): 65-71.

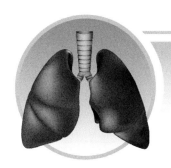

第六章

肺癌预防及管理

第一节 戒烟预防肺癌

一、吸烟是肺癌的首要危险因素

支气管肺癌(简称肺癌)是人类最常见的恶性肿瘤之一。目前普遍认为环境污染、石棉、氡的职业暴露以及遗传等因素与肺癌的发生密切相关,其中,吸烟是肺癌的首要危险因素。然而,20世纪以前吸烟和肺癌的关系并不为大众所知,甚至大部分医师不知道吸烟可以导致肺癌。

20世纪初,随着肺癌发病率和死亡率的大幅上升,人们逐渐认识到吸烟与肺癌的关系。1912年,Adler在专著中提出吸烟与肺癌有关;1931年Roffo通过动物实验证实卷烟焦油可使小鼠致癌;1939年Muller通过回顾性病例分析表明吸烟是肺癌发病的重要危险因素;1941年,Ochsner和Debakey发现吸烟人数增加趋势与肺癌发病率增高的趋势一致,但仍缺乏大型病例对照研究以证实吸烟是引起肺癌的主要原因。

1950年,Wynder和Graham发表具有里程碑意义的文章,发现"长期过量的烟草使用,特别是卷烟,是导致支气管肺癌发生的重要原因"。此后,英国牛津大学Richard Doll爵士自1951年起开展的前瞻性研究"英国男性吸烟医师队列",随访60余年,结果发现非吸烟者肺癌实际死亡人数与期望死亡人数比为0.9,但每日吸烟者肺癌实际死亡人数与期望死亡人数比高达15.9,其中45~55岁、55~65岁、65~75岁及75~85岁每日吸烟者肺癌死亡率分别为0.6‰、1.8‰、6.2‰和8.7‰,以确凿的数据说明吸烟者比不吸烟者更易发生肺癌,且吸烟量愈大、肺癌患病风险愈大。

美国自1964年开始动态发布的《美国卫生总监报告》,广泛收集世界范围内有关烟草问题的流行病学和实验研究数据,以大量的科学证据详细阐述吸烟与癌症的因果关系及发病机制。2004年发布的报告指出,每日吸烟量越多,吸烟年限越长,发生肺癌的风险越高。

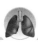

我国在 20 世纪 80 年代对城乡地区 100 万人开展的死因调查是在发展中国家进行的第一项针对吸烟危害的全国性调查,结果显示,我国 52.3% 的肺癌死亡可归因于吸烟。对 1881—1990 年、1990—2001 年、1995—2007 年发表的国人肺癌危险因素研究分析也表明,吸烟者患肺癌的风险分别是不吸烟者的 2.19 倍、3.04 倍和 2.78 倍,且吸烟者每日吸烟量越多、吸烟年限越长、开始吸烟年龄越早,患肺癌的风险越高。

此外,王辰院士控烟团队编写的《中国吸烟危害健康报告》,通过汇总国内外吸烟危害健康的研究文献,从研究的一致性、证据强度、特异性、时间关系及连贯性五个方面,系统展示吸烟及二手烟暴露对健康危害的影响,明确指出吸烟是肺癌发生的首要危险因素这一不争的医学事实。

近期研究更是证实吸烟和肺癌的紧密联系。2012 年中国医学科学院肿瘤研究所乔友林教授团队开展的中国癌症负担系统评估分析,首次综合评价我国环境和行为危险因素对癌症发病和死亡的风险,结果表明,我国常见癌症发病的第一危险因素是慢性感染(29.4%),其次为吸烟(22.6%),其他因素如饮酒、职业性致癌因素暴露、口服避孕药等不足 5%。分析还认为,我国癌症死亡中 45% 的归因于吸烟和慢性感染的死亡是完全可以避免和预防的。

2015 年我国的一项病例对照研究以 1∶1 的比例收集肺癌新发病例和匹配的健康对照人群共 2606 例,结果发现,吸烟是男性肺癌的重要危险因素(OR=4.974,95%CI:3.93~6.29);随着开始吸烟年龄提前、吸烟年限延长、日吸烟量、吸烟包年以及吸烟深度的增加,患肺癌危险性增高,呈剂量反应关系;二手烟暴露是非吸烟者肺癌的危险因素(OR=1.91,95%CI:1.49~2.46);68.04% 男性肺癌的发生可归因于吸烟,26.51% 非吸烟者肺癌的发生可归因于二手烟暴露。

2016 年发表在 CHEST 上的研究分析评价吸烟对不同呼吸系统疾病发生的影响,结果发现主动吸烟人群发生肺癌的概率是不吸烟人群的 10.92 倍(95%CI:8.28~14.40),而二手烟暴露可增加肺癌患病风险 1.41 倍(95%CI:1.21~1.65)(图 6-1)。

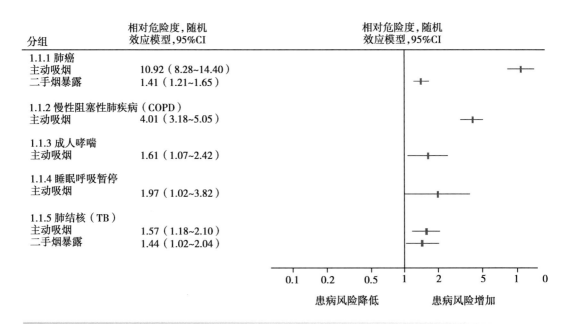

图 6-1 吸烟对不同呼吸系统疾病患病风险的 meta 分析

2016 年国家癌症中心赫捷院士、陈万青教授等人通过对我国 72 个地区癌症登记处收集的样本进行分析,发现肺癌新发病例 73.3 万例、死亡病例 61.0 万例,成为中国人罹癌或因癌致死的最大疾病威胁。最重要的是,研究认为吸烟可造成我国 23% 到 25% 的癌症死亡,尤其对于肺癌导致的死亡,更是与我国人群大量吸烟息息相关。

2017 年美国癌症协会《肿瘤学年鉴》的文章进一步验证吸烟是肺癌发生的第一危险因素。研究显示,在吸烟导致的癌症死亡人数中,肺癌最多,其次为肝癌、胃癌等,相应的人群归因危险度,肺癌为 42.7%(男性 57%,女性 13%),而肝癌、胃癌仅为 13%。此外,我国近 26% 的男性癌症死亡可以归因于吸烟,而女性中因二手烟暴露造成的肺癌死亡人数显著超过因直接吸烟导致的死亡人数(图 6-2)。

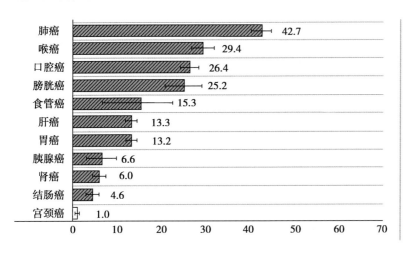

图 6-2 我国 2013 年归因于吸烟的癌症死亡人数及人群归因危险度分析

二、戒烟是预防肺癌的首要措施

(一)戒烟可以降低肺癌的发病风险

美国癌症学会于 1996 年为美国癌症防治设定目标,计划 2015 年时能够降低 50% 的美国癌症死亡率。20 年后,美国整体癌症死亡率较 1990 年下降 26%,其中肺癌死亡率下降 45%,更重要的是,研究将肺癌死亡率下降主要归功于烟草控制,而肺癌死亡率在性别上的差异与美国的烟草销售策略密切相关(图 6-3)。

《2017 美国癌症报告》进一步明确了控烟在降低肺癌死亡率中的作用,文章指出,在过去的二十多年里,由于吸烟危害健康观念的普及、全面烟草控制的实施以及早诊早治,使得 1990~2014 年男性肺癌死亡率降低 43%、2002—2014 年女性肺癌死亡率降低 17%。

(二)戒烟时间越长,肺癌的发病风险降低越多

Khuder 等对 1970—1999 年发表的 27 项相关研究进行的 Meta 分析结果表明,戒烟有助于降低肺癌的发病风险,且戒烟时间越长,风险降低越多。以肺鳞癌为例,与现在吸烟者相比,戒烟时间为 1~4 年、5~9 年和 ≥10 年者发生肺癌的风险逐渐降低,OR 值分别为 0.84 (95%CI:0.78~0.90)、0.61(95%CI:0.49~0.75)和 0.41(95%CI:0.28~0.60)。

针对我国人群,Nakamura 等的 Meta 分析发现,现在吸烟者的肺癌发病和死亡风险是不吸烟者的 2.78 倍(RR=2.78,95%CI:1.63~4.75),而戒烟者肺癌的发病和死亡风险为不吸烟者

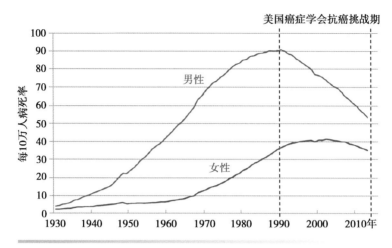

图6-3　美国肺癌死亡率因控烟显著降低

的 1.96 倍（RR=1.96,95%CI：1.38~2.79）；Wong 等以 45 900 名 45~74 岁的健康中国人为研究对象,开展基于人群的队列研究,结果显示,调整性别、年龄、随访年限、体重指数、教育程度、饮酒等因素后,与现在吸烟者相比,从基线时（1993—1998 年）开始戒烟者,在随访结束时（2007 年 12 月）的肺癌发病风险降低（HR=0.72,95%CI：0.53~0.98）；而在基线时已戒烟并一直持续至随访结束者患肺癌的风险降低更多（HR=0.42,95%CI：0.32~0.56）。此外,以韩国和日本人群为对象的研究也得出了一致的结论。

英国牛津大学的“英国百万女性队列研究”自上世纪 90 年代中期起,共纳入 130 多万名女性研究对象,经过长达 12 年的随访,极为精确和清晰的指出,女性肺癌中吸烟者的死亡风险是从不吸烟者的 21 倍（95% CI：19.7~23.2）,而 30 岁前戒烟可避免 97% 的超额死亡风险,即使是 40 岁之前戒烟,也可避免 90% 以上的超额死亡风险。

“美国医师健康研究（Physicians' Health Study）”通过分析 19 705 例医师的吸烟与肺癌死亡情况,认为戒烟 20 年后,吸烟者肺癌死亡风险可显著降低到非吸烟人群水平（图 6-4）。

我国大型人群研究“开滦队列”的结果表明,在调整年龄、教育程度、饮酒、工作环境等因素后,与持续吸烟者相比,戒烟者肺癌发病风险降低（HR=0.36,95%CI：0.20~0.65）,其中戒烟小于 10 年者和大于 10 年者的肺癌发病风险分别是持续吸烟者的 0.54 倍（95% CI：0.26~1.10）和 0.19 倍（95%：0.06~0.58）,表明随着戒烟时间的延长,肺癌发病风险呈现逐渐下降的趋势。

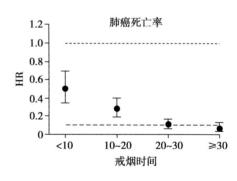

图6-4　戒烟时间与肺癌死亡率的关系

上条虚线为吸烟人群罹患肺癌风险度,黑色圆圈为戒烟人群肺癌死亡风险度,下条虚线为不吸烟人群罹患肺癌风险度

（三）戒烟可以降低肺癌死亡风险

即使在肺癌诊断后,戒烟的益处仍能体现。许多吸烟者,甚至医师,认为在肺癌诊断后戒烟已为时已晚,但在 *BMJ* 杂志上发表的一篇系统评价结果显示,早期肺癌病人戒烟后死亡风险减半,例如在早期非小细胞肺癌（NSCLC）病人中,吸烟组的总死亡风险（HR=2.94）和复发风险（HR=1.86）明显高于戒烟组；局限期 NSCLC 病人中,吸烟组的总死亡风险

（HR=1.86）、新发肿瘤风险（HR=4.31）和肺癌复发风险（HR=1.26）亦高于戒烟组。年龄≥65岁的早期 NSCLC 病人的 5 年生存率，吸烟组和戒烟组分别为 33% 和 70%，而对于局限期 NSCLC 病人分别为 29% 和 63%，提示即使患了肺癌，亦应及时戒烟。

此外，美国国家优先预防委员会（National Commission on Prevention Priorities）在 2006 年通过循证医学方法评估 25 项疾病预防策略，从降低疾病负担和成本效益两个角度为每项策略打分，结果显示成人吸烟筛查及戒烟干预属于最应该优先采用的疾病预防策略之一。2016 年，该委员会对疾病预防策略进行再次评定，成人吸烟筛查及戒烟干预依然得最高分（10 分），优于癌症筛查（6 分），进一步明确吸烟筛查及戒烟干预在疾病预防策略中的优先级。研究还显示，吸烟筛查及戒烟干预普及率约 50%，若提升到 90%，在每四百万人中就可减少 6.99 万吸烟相关死亡人数、降低 3.8% 吸烟率、增加质量调整寿命年（quality-adjusted life year，QALYs）10.4 万。

三、烟草依赖

（一）烟草依赖的表现

吸烟可以成瘾，称为烟草依赖。烟草依赖不是一种行为习惯，而是一种慢性疾病，国际疾病分类（ICD-10）编码为 F17.2。

烟草依赖常表现为躯体依赖和心理依赖两个方面。躯体依赖表现为，在停止吸烟或减少吸烟量后，吸烟者将会产生一系列不易忍受的症状和体征，即戒断症状，包括吸烟渴求、焦虑、抑郁、不安、头痛、唾液腺分泌增加、注意力不集中、睡眠障碍、血压升高和心率加快等，部分戒烟者还会出现体重增加。一般情况下，戒断症状可在停止吸烟后数小时内开始出现，在戒烟最初 14 天内表现最为强烈，大约 1 个月后开始减轻，部分病人对吸烟的渴求会持续 1 年以上。精神依赖表现为，主观上强烈渴求吸烟。许多吸烟者知道吸烟的危害，并有意愿戒烟，但可因烟草依赖而不能控制吸烟行为，部分烟草依赖者甚至在罹患吸烟相关疾病后依旧不能彻底戒烟。

（二）烟草依赖的形成机制

烟草中导致烟草依赖的物质是尼古丁。尼古丁是一种精神活性物质，使用后可产生"欣快"感，暂时改善工作表现、认知能力，延长注意力集中时间，减轻焦虑和抑郁等不良情绪。吸烟是摄入尼古丁并产生精神活性效应特别有效的方式，尼古丁被吸入肺部后能够迅速透过肺泡膜进入肺毛细血管，并在数秒内到达中枢神经系统，作用于脑内的尼古丁受体。其他的尼古丁吸收方式，如通过口腔黏膜或鼻黏膜吸收，不能如此迅速地增加血与脑中的尼古丁浓度，因此具有较少的精神活性效应，成瘾性也相对较低。

烟草依赖形成的机制主要在于奖赏效应，中脑边缘系统中多巴胺奖赏回路是与依赖关系最紧密的脑区，该脑区主要由腹侧被盖区（ventral tegmental area，VTA）、伏隔核和杏仁核等构成。尼古丁与尼古丁受体结合后激活脑部 VTA 的多巴胺神经元，释放兴奋性神经递质多巴胺，使吸烟者产生"愉悦"感以及其他奖赏感受（图 6-5）。

在烟草依赖者的吸烟动机中，体验尼古丁所带来的较不吸烟者增加的欣快感极为有限，而更主要的动机是为了避免、解除或缓解戒断症状。因此，吸烟者在吸烟时所体验到的愉悦感是避免戒断症状而产生的相对愉悦，而不是"幸福度"水平的绝对提高。也就是说，是由"负幸福度"向"正常幸福度"的回归，而不是产生了"增加幸福度"。此外，研究还发现，基因多态性与吸烟行为相关，这说明遗传因素在烟草依赖的发病中发挥一定作用。

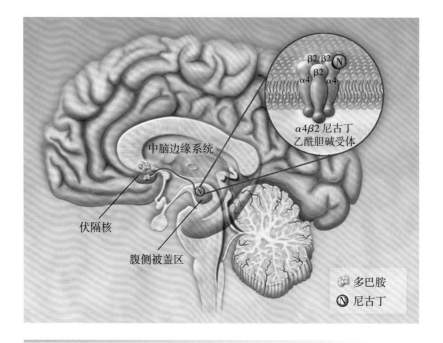

图 6-5　尼古丁依赖的形成机制

（三）烟草依赖的诊断标准与严重程度评估

《中国临床戒烟指南（2015 年版）》推荐的烟草依赖诊断标准为：在过去 1 年内体验过或表现出下列 6 项中的至少 3 项：①强烈渴求吸烟；②难以控制吸烟行为；③当停止吸烟或减少吸烟量后有时会出现戒断症状；④出现烟草耐受表现，即需要增加吸烟量才能获得过去吸较少烟量即可获得的吸烟感受；⑤为吸烟而放弃或减少其他活动及喜好；⑥不顾吸烟的危害而坚持吸烟。

吸烟成瘾者的烟草依赖程度可根据临床烟草依赖评定量表进行评估，主要包括Fagerström 烟草依赖评估量表（Fagerström test for nicotine dependence，FTND）（表 6-1）和吸烟强度指数（heaviness of smoking index，HSI）（表 6-2）。

表 6-1　Fagerström 烟草依赖评估量表（Fagerström test for nicotine dependence，FTND）

评估内容	0 分	1 分	2 分	3 分
您早晨醒来后多长时间吸第一支烟?	>60 分钟	31~60 分钟	6~30 分钟	≤5 分钟
您是否在许多禁烟场所很难控制吸烟	否	是		
您认为哪一支烟您最不愿意放弃?	其他时间	早晨第一支		
您每天抽多少支卷烟?	≤10 支	11~20 支	21~30 支	>30 支
您早晨醒来后第 1 个小时是否比其他时间吸烟多?	否	是		
您卧病在床时仍旧吸烟吗?	否	是		

注:0 到 3 分为轻度依赖;4 到 6 分为中度依赖;≥7 分为重度依赖

表 6-2　吸烟强度指数(heaviness of smoking index, HSI)

评估内容	0 分	1 分	2 分	3 分
您早晨醒来后多长时间吸第一支烟?	>60 分钟	31~60 分钟	6~30 分钟	≤5 分钟
您每天抽多少支卷烟?	≤10 支	11~20 支	21~30 支	>30 支

注:总分为 6 分,≥4 分评为重度烟草依赖

四、戒烟干预方法

降低吸烟对健康危害的唯一手段就是戒烟或避免二手烟暴露。目前戒烟干预的方法主要依据《中国临床戒烟指南(2015 版)》和美国治疗烟草使用和依赖的临床实践指南(2008 版),注重心理干预和药物治疗,向病人讲解吸烟的害处,做病人戒烟的心理辅导,科学引导病人安全戒烟。

(一) 戒烟的不同阶段及行为特点

不同阶段的吸烟者对戒烟的看法不同,宜应采取不同的干预措施。处于尚未准备戒烟期的吸烟者不想戒烟;随着对吸烟危害认识的增加,吸烟者会进入思考期,开始考虑戒烟,并且能够接受医师关于吸烟危害和戒烟益处的建议。这一阶段的吸烟者往往处于进退两难的境地,一方面认识到应该戒烟,另一方面仍对烟草难以割舍。经过一段时间的思考,吸烟者将进入准备期,处于准备阶段的吸烟者开始计划戒烟。接着他们把戒烟付诸实施,即进入行动期。紧随行动期的是维持期,在这一阶段戒烟成果得到巩固。如果戒烟成果不能维持下去,吸烟者将进入复吸期,再次回到思考期或思考前期(表 6-3)。对吸烟者来说,很少有人能在最开始的戒烟尝试中成功通过所有阶段。在最终戒烟成功前,可能要反复几次。

表 6-3　改变模型

阶段期	行为表现
尚未准备戒烟	未来六个月内未打算戒烟
戒烟思考期	打算在未来六个月内戒烟
戒烟准备期	打算在未来一个月内戒烟
戒烟行动期	已戒烟,但时间少于六个月
戒烟维持期	保持戒烟六个月以上
复吸期	戒烟一段时间后重新规律吸烟

(二) 心理干预

对于有戒烟意愿的吸烟者,应提供戒烟帮助;对于尚无戒烟意愿的吸烟者,应激发戒烟动机,并鼓励他们尝试戒烟(图 6-6)。目前常以"5R"方案增强吸烟者的戒烟动机,"5A"方案帮助吸烟者戒烟。

"5R"法:①相关(relevance):使吸烟者认识到戒烟与他们密切相关,可从吸烟者的疾病状态、家中有小孩、对健康的忧虑等方面进行引导;②危害(risk):使吸烟者认识到吸烟的潜在健康危害,同时医师应强调使用低焦油/低尼古丁卷烟或其他形式的烟草制品不会降低吸烟对健康的危害;③益处(rewards):使吸烟者认识到戒烟的益处;④障碍(roadblocks):使吸烟者认识到在戒烟过程中可能会遇到的障碍,并让他们了解现有的戒烟治疗方法;⑤反复

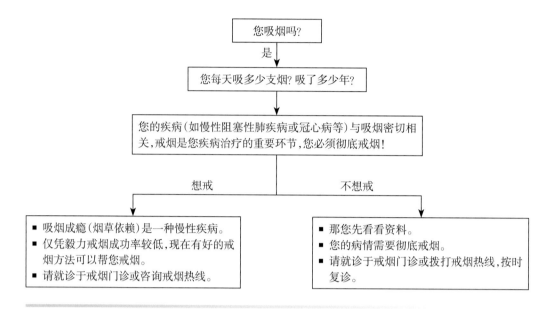

图 6-6　简短临床戒烟问诊流程

(repetition)：反复对吸烟者进行动机干预。

"5A"方案：包括询问(ask)吸烟情况，建议(advise)戒烟，评估(assess)戒烟意愿，提供戒烟帮助(assist)和安排(arrange)随访。

（三）药物治疗

2015 年《中国临床戒烟指南》推荐 3 类能够有效增加长期戒烟效果的一线临床戒烟用药，包括尼古丁替代疗法(nicotine replacement therapy，NRT)药物、盐酸安非他酮缓释片和酒石酸伐尼克兰(表 6-4)。

表 6-4　三类一线戒烟药物的临床疗效比较

疗效比较	纳入研究	干预组(n/N，%)	对照组(n/N，%)	OR(95%CI)
NRT vs 安慰剂	119	4704/2728(17.3)	2464/23 967(10.3)	1.84(1.71~1.99)
安非他酮 vs 安慰剂	36	1214/6409(18.9)	535/5031(10.6)	1.82(1.60~2.06)
伐尼克兰 vs 安慰剂	15	964/3496(27.6)	332/2797(11.9)	2.88(2.40~3.47)
安非他酮 vs NRT	8	191/954(20.0)	375/1627(23.0)	0.99(0.86~1.13)
伐尼克兰 vs NRT	0	不适用	不适用	1.57(1.29~1.91)
伐尼克兰 vs 安非他酮	3	174/823(21.1)	111/799(13.9)	1.59(1.29~1.96)

注：表中数据引自 Cochrane 数据库[30]。伐尼克兰与 NRT 的疗效比较通过网络分析法进行计算

1. NRT 类药物　NRT 类药物通过向人体提供尼古丁以代替或部分代替从烟草中获得的尼古丁，从而减轻戒断症状。NRT 类药物辅助戒烟安全有效，可使长期戒烟成功率增加 1 倍；虽然不能完全消除戒断症状，但可以不同程度地减轻戒烟过程中的不适。

目前，NRT 类药物包括贴片、咀嚼胶、喷剂、含片和吸入剂 5 种剂型。贴片释放尼古丁的速度最慢，可使体内的尼古丁含量保持在较稳定的水平，使用频率较低(每 24 小时或 16 小时使用一次)；咀嚼胶、喷剂、含片和吸入剂释放尼古丁的速度较快，每天用药次数较多(每

1~2 小时或更短时间使用一次)。

2. 盐酸安非他酮　盐酸安非他酮是一种有效的非尼古丁类戒烟药物,作用机制可能包括抑制多巴胺及去甲肾上腺素的重摄取以及阻断尼古丁乙酰胆碱受体等。盐酸安非他酮缓释片可使长期(>6 个月)戒烟成功率增加 1 倍。对于重度烟草依赖者,联合应用盐酸安非他酮缓释片和 NRT 类药物,戒烟效果更佳。盐酸安非他酮缓释片为处方药,吸烟者使用前应咨询专业医师,并在医师指导下用药。

3. 酒石酸伐尼克兰　酒石酸伐尼克兰是一种新型戒烟药物,为 $\alpha_4\beta_2$ 尼古丁乙酰胆碱受体的部分激动剂,同时具有激动及拮抗的双重调节作用。酒石酸伐尼克兰与尼古丁乙酰胆碱受体结合后,一方面发挥激动剂的作用,刺激脑内释放多巴胺,可缓解戒烟后的戒断症状;另一方面,它的拮抗特性可以阻止尼古丁与尼古丁乙酰胆碱受体结合,减少吸烟的欣快感。Meta 分析结果显示,与安慰剂组相比,伐尼克兰组的长期戒烟率可提高 2 倍以上。在亚洲人群中开展的多中心临床研究显示,伐尼克兰的戒烟疗效显著优于安慰剂,经呼出气一氧化碳检测验证的 4 周持续戒烟率,伐尼克兰组显著高于安慰剂组(50.3% vs 31.6%)。

2009 年美国 FDA 在酒石酸伐尼克兰产品标签中增添黑框警告,强调该药的严重神经精神事件风险。2016 年 12 月,FDA 批准更新酒石酸伐尼克兰的药品标签,移除黑框警告。通过此决定是基于 EAGLES(Evaluating Adverse Events in a Global Smoking Cessation Study)的研究结果,这是一项随机、双盲、安慰剂对照、关于戒烟药物治疗的安全性及有效性的研究,在全球 16 个国家 140 个中心招募 8144 例病人,随机分为伐尼克兰组、安非他酮组、NRT 组和安慰剂组,每组约 2000 例,包含约 1000 名精神疾病受试者和 1000 名非精神疾病受试者。结果发现,与安慰剂相比,受试者使用酒石酸伐尼克兰后,在焦虑、抑郁、情感异常、敌意、激动、侵害、妄想、幻觉、伤害他人、癫狂、惊恐、易怒等复合终点上,未见有显著差异。

4. 针灸戒烟　中医药是我国医学科学的特色。中医药戒烟治疗的核心是辨证论治,即针对吸烟者体质、生活习惯、临床表现,采用压耳穴法、耳针疗法、针灸疗法以及中药穴贴疗法等方法,以减少戒断症状,增强戒烟信心,以期实现成功戒烟。其机制可能与针刺后诱发体内产生大量的内源性阿片类物质,从而弥补内源性成瘾物质供应终止造成的阿片类物质缺乏的状态,解除了吸烟者对外源性成瘾物质的依赖。

自 2010 年起,中国中医科学院针灸研究所联合香港卫生署、香港博爱医院开展"中医针灸戒烟先导研究项目",以戒烟门诊与中医流动医疗车相结合的方式提供中医针灸戒烟干预,范围遍及港九新界,亦开设夜诊服务,力求全面协助吸烟者成功戒烟,同时通过"戒烟大使""个案跟进"等方案降低脱失率。结果共招募 5202 名自愿戒烟的每日吸烟者,基于自我报告的 8 周 7 天时点戒断率为 34.00%,52 周 7 天时点戒断率为 18.40%,初步证明针灸是一种有效的戒烟干预措施。

五、总结

2016 年 8 月,全国卫生与健康大会召开,总书记和总理发出"没有全民健康,就没有全面小康"的号召,强调预防为主,坚持防治结合、联防联控、群防群控。我国近期相继发布《中国防治慢性病中长期规划(2017-2025 年)》和《"健康中国 2030"规划纲要》,明确要求 15 岁以上人群吸烟率到 2020 年控制在 25% 以内、2025 年控制到 20% 以内,慢性呼吸系统疾病死亡率到 2020 年下降 10%、2025 年下降 15%。

此外,2016 年 3 月,世界卫生组织正式批复在中日友好医院设立戒烟与呼吸疾病预防合作中心,由中国工程院院士、中日友好医院院长王辰教授担任合作中心主任;该合作中心是我国唯一一家致力于戒烟与呼吸系统疾病预防的 WHO 合作中心,有力推进建立以科学证据和最佳实践为基础的戒烟与烟草依赖干预体系。2016 年 8 月,中国戒烟联盟成立,目前正在全国范围内开展"戒烟:医者先行"主题活动,包括鼓励并帮助吸烟的医师戒烟,进而带动病人戒烟;开展门诊及住院病人戒烟工作,将烟草依赖诊治纳入医院常规工作;防止未吸烟者吸烟等工作。希望通过这些项目,使医务人员和有关政策制定者认识到,戒烟是降低吸烟相关疾病的发病和死亡风险以及改善吸烟相关疾病预后的最根本手段,任何时候戒烟均有益处。

　　综上所述,我国肺癌流行形势严峻,给病人、家庭和社会带来沉重的疾病负担。尽管吸烟与肺癌的关系已经被充分证明,但许多吸烟者仍照吸不误,对于"吸烟成瘾是一种慢性疾病,需要治疗"的理念缺乏认识,因此仍需进行广泛宣传,动员全社会参与戒烟和控烟运动,积极预防和控制肺癌等吸烟相关疾病。防止未吸烟者吸烟,帮助吸烟者戒烟,任重道远。

(肖　丹　刘　朝)

参 考 文 献

1. 支修益. 吸烟与肺癌. 中华临床医师杂志,2011,5(11):3125-3131.

2. Shields PG. Molecular epidemiology of smoking and lung cancer. Oncogene,2002,21(45):6870-6876.

3. Bach PB. Smoking as a factor in causing lung cancer. JAMA,2009,301(5):539-541.

4. Burch PR. Smoking and lung cancer:an overview. Cancer Res,1986,46(6):3200-3203.

5. Wynder EL,Graham EA. Tobacco smoking as a possible etiologic factor in bronchogenic carcinoma:a study of 684 proved cases. JAMA,1950,143(4):329-336.

6. Doll R,Peto R,Boreham J,et al. Mortality in relation to smoking:50 years' observations on male British doctors. BMJ,2004,328(7455):1519-1527.

7. U.S. Department of Health and Human Services. The Health Consequences of Involuntary Smoking. A Report of the Surgeon General. Washington,DC:Superintendent of Documents,U.S. Government Printing Office,2004.

8. Liu BQ,Peto R,Chen ZM,et al. Emerging tobacco hazards in China:Retrospective proportional mortality study of one million deaths. BMJ,1998,317(7170):1411-1422.

9. Yu SZ,Zhao N. Combined analysis of case-control studies of smoking and lung cancer in China. Lung Cancer,1996,14(Suppl 1):S161-170.

10. 么鸿雁,施侣元. 中国人群肺癌发病危险因素的 Meta 分析. 中华流行病学杂志,2003,24(1):45-49.

11. 王文雷,付莉,崔亚玲,等. 中国人群肺癌发病危险因素的 Meta 分析. 现代预防医学,2008,35(22):4336-4338.

12. 中华人民共和国卫生部. 中国吸烟危害健康报告. 北京:人民卫生出版社,2012.

13. Wang JB,Jiang Y,Liang H. Attributable causes of cancer in China. Annals of Oncology,2012,23(3):2983-2989.

14. 刘志强,何斐,蔡琳. 吸烟、被动吸烟与肺癌发病风险的病例对照研究. 中华疾病控制杂志,2015,19(2):145-149.

15. Jayes L,Haslam PL,Gratziou CG,et al. SmokeHaz:Systematic Reviews and Meta-analyses of the Effects of Smoking on Respiratory Health. Chest,2016,150(1):164-179.

16. Chen W,Zheng R,Baade PD,et al. Cancer Statistics in China,2015. CA Cancer J Clin,2016,66(2):115-132.

17. Islami F,Chen W,Yu XQ,et al. Cancer deaths and cases attributable to lifestyle factors and infections in China,2013. Annals of Oncology,2017. doi:https://doi.org/10.1093/annonc/mdx342

18. Siegel RL,Miller KD,Jemal A. Cancer Statistics,2017. CA Cancer J Clin,2017,67(1):7-30.

19. Byers T,Wender RC,Jemal A,et al. The American Cancer Society challenge goal to reduce US cancer mortality by 50% between 1990 and 2015:Results and reflections. CA Cancer J Clin,2016,66(5):359-369.

20. Khuder SA, Mutgi AB. Effect of Smoking Cessation on Major Histologic Types of Lung Cancer. Chest, 2001, 120 (5): 1577-1583.

21. Nakamura K, Huxley R, Ansary-Moghaddam A, et al. The hazards and benefits associated with smoking and smoking cessation in Asia: a meta-analysis of prospective studies. Tob Control, 2009, 18 (5): 345-353.

22. Wong KY, Seow A, Koh WP, et al. Smoking cessation and lung cancer risk in an Asian population: Findings from the Singapore Chinese Health Study. Br J Cancer, 2010, 103 (7): 1093-1096.

23. Pirie K, Peto R, Reeves GK, et al. The 21st century hazards of smoking and benefits of stopping: a prospective study of one million women in the UK. Lancet, 2013, 381 (9861): 133-1341.

24. Cao Y, Kenfield S, Song Y, et al. Cigarette smoking cessation and total and cause-specific mortality: a 22-year follow-up study among US male physicians. Arch Intern Med, 2011, 171 (21): 1956-1059.

25. 张洪召, 任建松, 李霓, 等. 男性戒烟与癌症发病关系的前瞻性队列研究. 中华预防医学杂志, 2016, 50 (1): 67-72.

26. Parsons A, Daley A, Begh R, et al. Influence of smoking cessation after diagnosis of early stage lung cancer on prognosis: systematic review of observational studies with meta-analysis. BMJ, 2010, 340 (7740): b5569-5576.

27. Maciosek MV, Coffield AB, Edwards NM, et al. Priorities among effective clinical preventive services: results of a systematic review and analysis. Am J Prev Med, 2006, 31 (1): 52-61.

28. Maciosek MV, LaFrance AB, Dehmer SP, et al. Health Benefits and Cost-Effectiveness of Brief Clinician Tobacco Counseling for Youth and Adults. Ann Fam Med, 2017, 15 (1): 37-47.

29. Benowitz NL. Nicotine addiction. N Engl J Med, 2010, 362 (24): 2295-3003.

30. Cahill K, Stevens S, Perera R, et al. Pharmacological interventions for smoking cessation: an overview and network meta-analysis. Cochrane Database Syst Rev, 2013: CD009329.

31. Wang YY, Liu Z, Wu Y, et al. Acupuncture for Smoking Cessation in Hong Kong: A Prospective Multicenter Observational Study. Evid Based Complement Alternat Med, 2016, 2865831.

第二节　肺癌的化学预防

肺癌是全球范围内死亡率最高的癌症,其传统治疗方法(包括手术、放疗、化疗)的效果均不理想。其主要原因在于肺癌病人早期缺乏症状,一经发现,疾病多已进展到晚期。普通 CT 扫描筛查能有效地降低 20% 的肺癌死亡率,但即使广泛开展 CT 筛查,肺癌总体生存率仍然很低。尽管流行病学证据显示戒烟与肺癌发生率的显著下降相关,但相当一部分既往有严重吸烟史的个体在戒烟多年后仍有罹患肺癌的风险。所以对肺癌进行化学预防十分必要。

一、化学预防

1976 年,Michael Sporn 首次提出了癌症化学预防。其旨在通过饮食或药物干预措施延缓或逆转癌前病变进展为浸润癌。目前化学预防的定义是利用自然的、合成的或生物来源的化学物质来逆转、抑制或预防肿瘤形成过程。

化学预防可分为三级:①一级预防是存在高危因素(如吸烟或曾经吸烟)个体的癌症预防;②二级预防是存在癌前病变(如上皮内瘤变、黏膜白斑、不典型增生)个体的癌症预防;③三级预防即预防癌症病人发生第二原发肿瘤。

针对肺癌的化学预防,需要明确高危人群,且获得有效而耐受性良好的药物。高危人群可以根据临床特征识别,药物则通过临床试验来评估。

二、高危人群

流行病学研究有助于更为精确地定义高危人群。吸烟者、石棉接触者有较高的肺癌发

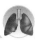

生率。Bach 等基于年龄、性别、吸烟和石棉接触史建立了一个肺癌风险模型。研究中,高风险人群的肺癌发生率为 50%,而低风险人群的肺癌发生率仅为 8%。此外,有研究发现,吸烟者的气道一旦发生气流受限,肺癌发病率会显著增高。肺气肿也与肺癌发生的风险相关。因此,肺癌高危人群可依据年龄、吸烟史、石棉暴露史、肺功能、家族史来确立。目前许多关于肺癌的基因学研究正在进行,这将进一步明确肺癌风险,帮助精准确立高危人群,甚至可在高危人群中再次进行危险分层以确立亚群。

三、化学预防药物

化疗预防的关键在于寻找有效的药物预防癌症发生、抑制癌症转移。肺癌的基因复杂且呈异源性,针对特定基因突变的化学预防药物不可能广泛起效。除非是靶蛋白突变明确的癌前病变类型。最有效的癌症预防方法针对癌症的一般特点,如抑制炎症、干扰自分泌或旁分泌生长刺激、修复上皮细胞分化和极性、增强细胞凋亡、提高免疫力监控和抑制肿瘤浸润或血管生成。目前,已有数百种天然药物和合成药物在实验中显示出潜在的化学预防活性,但仅有部分被纳入临床试验。

目前进行的大型临床研究主要集中在二级化学预防,研究的靶向分子多为细胞通路蛋白。令人遗憾的是,到目前为止关于肺癌的化学药物预防的相关研究并未带来真正可应用于临床的预防药物。不同种类的化学预防药物及其预防肺癌的临床试验详见表 6-5~ 表 6-7。目前的指南不推荐常规使用任何化合物对肺癌进行化学预防。

表 6-5　三级化学预防试验

干预	试验个体数	研究终点	结果	作者
13 顺式维 A 酸	103	第二种原发肿瘤	阳性	Hong 等
棕榈酸视黄酯	307	第二种原发肿瘤	阳性	Pastorino 等
棕榈酸视黄酯	2592	第二种原发肿瘤	阴性	Van Zandwijk 等
13 顺式维 A 酸	1166	第二种原发肿瘤	阴性	Lippman 等
N- 乙酰半胱氨酸	2592	第二种原发肿瘤	阴性	Van Zandwijk 等
硒	1772	第二种原发肿瘤	阴性	Karp 等

表 6-6　二级化学预防试验

干预	试验个体数	研究终点	结果	作者
13 顺式维 A 酸	86	化生	阴性	Lee 等
13 顺式维 A 酸	100	不典型增生	阴性	Kelly 等
芬维 A 胺	82	化生	阴性	Kurie 等
芬维 A 胺	57	人端粒酶逆转录酶的表达	阳性	Soria 等
芳香维 A 酸	150	异型性	阴性	Arnold 等
β 胡萝卜素	1067	异型性	阴性	McLarthy 等
叶酸 / 维生素 B_{12}	73	化生	阴性	Heimburger 等
布地奈德	112	不典型增生	阴性	Lam 等
布地奈德	202	肺结节大小	阴性	Veronesi 等

续表

干预	试验个体数	研究终点	结果	作者
氟替卡松	201	肺结节大小和数目	阴性	van den Berg RM 等
茴三硫	101	不典型增生	阴性	Lam 等
伊洛前列素	152	不典型增生	阳性	Lee 等
塞来昔布	204	Ki-67	阳性	Keith 等
塞来昔布	101	Ki-67	阳性	Kim 等

表 6-7 一级化学预防试验

干预药物	试验个体数	研究终点	结果	作者
阿司匹林	5139	肺癌发病率	阴性	Peto 等
阿司匹林	22 071	肺癌发病率	阴性	Steering Committee of the Physicians' Health Study Research Group
阿司匹林	39 876	肺癌发病率	阴性	Cook 等
β 胡萝卜素	29 133	肺癌发病率	有害	Blumberg 等
β 胡萝卜素	22 071	肺癌发病率	阴性	Hennekens 等
β 胡萝卜素和维生素 A	18 314	肺癌发病率	有害	Omenn 等
维生素 E	29 133	肺癌发病率	阴性	Blumberg 等
多种维生素和矿物质	29 584	肺癌发病率	阴性	Slatore 等

化学预防药物大致可分为抗氧化药物、抗炎药物、靶向治疗药物三类。

（一）抗氧化药物

氧化应激反应在肺癌的发生过程中起到重要作用。目前主要研究的抗氧化剂包括维生素 A、维生素 E、硒、N- 乙酰半胱氨酸等。

1. 维生素 A 及其衍生物　维生素 A 及其衍生物是基因表达的有效调节剂。其通过与细胞质的维 A 酸结合蛋白家族以及细胞核内的维 A 酸受体结合，调节细胞增殖和分化。维生素 A 及其衍生物在多种动物模型系统中以及不同器官部位中均显示出预防作用。

关于肺癌的最早期研究之一是一项包含 103 名病人的临床试验。这些病人既往存在头颈部肿瘤病史。该试验探讨了 13 顺式维 A 酸对肿瘤复发及第二种原发肿瘤发生的影响。接受 13 顺式维 A 酸 50~100mg/m² 治疗的病人，第二种原发肿瘤的发病率是 4%，而安慰剂组的发病率则达 24%。另一项试验包含 307 名早期肺癌病人，他们均曾接受根治性手术。后续接受维生素 A 前体(棕榈酸视黄酯)治疗组的第二原发肿瘤发生率是 12%，而未接受进一步治疗的病人第二原发肿瘤发生率是 21%。以上两项研究均在有第二原发肿瘤风险的人群中进行，属于三级化学预防研究。

20 世纪 90 年代，研究者们开展了一系列使用 β 胡萝卜素（维生素 A 前体）的一级化学预防试验，试验主要在肺癌风险增高的个体中进行。这些试验中包括 ATBC 和 CARET 试验。ATBC 试验收集了 29 133 名芬兰男性吸烟者，并检测每日饮食中添加 β 胡萝卜素和 α 生育酚的疗效。出人意料的是，这项临床试验中，β 胡萝卜素或 α 生育酚并未显示出任何保护作用。相反地，β 胡萝卜素与肺癌发病率(18%)及死亡率(8%)的显著增高相关。β 胡萝卜素的有害作用同样被 CARET 试验证实。该试验包含 18 314 名吸烟者、既往吸烟者及暴露于石棉的航空工人。试验显示,摄入 β 胡萝卜素的试验组与对照组相比,肺癌患病率高出 28%,全因死亡率高出 17%。

ATBC 和 CARET 试验主要研究 β 胡萝卜素在吸烟者中的作用,而内科医师健康研究(Physicians Health Study)的研究对象主要是不吸烟的内科医师。该研究并未观察到 β 胡萝卜素的有害作用。因此有假说提出,肺中具有高氧化性的香烟烟雾与 β 胡萝卜素相互作用,能产生不稳定的具有促氧化活性的产物,从而增加发生肺癌的风险。一项针对雪貂的研究证实,同时暴露于香烟烟雾和 β 胡萝卜素能产生负面作用。因此,戒烟十分重要,且吸烟者应避免补充 β 胡萝卜素。

EUROSCAN 作为一项大型的三级化学预防研究评估了棕榈酸视黄酯的化学预防效果。该项研究包含 2600 名病人,他们患有早期头颈部癌或肺癌,根治性治疗后接受 2 年棕榈酸视黄酯的补充治疗。研究未能证实棕榈酸视黄酯对生存率的改善,也未观察到第二种原发肿瘤发生率或肿瘤复发率的降低。美国国家癌症研究所(National Cancer Institute,NCI)组间试验得出了相似的结果。该研究对 1486 名 I 期非小细胞肺癌病人给予每日 25mg 的 13 顺式维 A 酸,13 顺式维 A 酸并未改善死亡率或第二原发肿瘤的发生率。亚组分析提示 13 顺式维 A 酸可能与具有转移病灶个体的疾病短期进展相关。然而,与上述 β 胡萝卜素研究不同的是,接受 13 顺式维 A 酸治疗的所有组,并无证据显示新发肺癌数目增加。β 胡萝卜素研究与 EUROSCAN 和组间试验的结果虽有差异,但相同的是它们都未提示化学预防的益处。

根据口服药物代谢的特点,化学预防药物通过口服摄入体内可能不能在呼吸道上皮达到足够的浓度,因而不能与维 A 酸核受体较好的结合。这促使一些化学预防药物采用新的给药方式如吸入给药。它将药物暴露局限在了靶器官,这可能更加有效和安全。与抗菌治疗或哮喘治疗类似,雾化技术能允许更高的药物浓度优先到达靶癌变区域,同时减小了毒副反应。在实验动物中雾化给予 13 顺式维 A 酸能有效抑制烟草致癌物相关肺结节的发生。同时,相较于安慰剂组,接受维 A 酸治疗的实验动物肺组织中的维 A 酸核受体水平存在上调现象。一份小型试验性报告指出,对支气管上皮直接给予棕榈酸视黄酯的雾化后,利用连续自体荧光支气管镜检查发现,多数病人有显著的组织学状态改善,且未出现任何可识别的副作用。气道内直接给药的药理学获益有着强大的吸引力,迫切需要更多的研究来证实。有研究对仓鼠雾化给予二氟甲基鸟氨酸和 5- 氟尿嘧啶,结果显示能够防止实验肿瘤的形成。

2. 维生素 E(α 生育酚) 虽然流行病学和饮食研究提示维生素 E 可能有预防潜能,但 ATBC 研究显示维生素 E 在吸烟人群中并无任何作用。维生素 E 联合 13 顺式维 A 酸与干扰素 α 似乎可以调节 13 顺式维 A 酸的毒性,这种三联疗法对口腔癌前病变有逆转作用。然而,仍需确定维生素 E 在单药给药或调节维生素 A 类化合物毒性时有何作用。

3. 硒 硒是一种人体所必需的微量元素,在体内可激活谷胱甘肽过氧化物酶起到抗氧化作用。大量的实验室证据显示硒具有抗癌活性。一项涉及 1312 名病人的随机实验提示,补充 1- 硒蛋氨酸与肺癌和前列腺癌的发生风险下降相关。Reid 等也发现日常补充硒可以明显降低低血浆硒人群的肺癌发病率。但 2009 年对硒的研究发现,硒对于预防肺癌发生没有明显作用。

4. N- 乙酰半胱氨酸 N- 乙酰半胱氨酸是一种半胱氨酸的巯合物,是还原型谷胱甘肽的前体。N-乙酰半胱氨酸能通过结合反应或还原反应解毒活性的亲电子物质和自由基,刺激 DNA 修复并抑制侵袭的发生。欧洲的研究者发现,在实验动物和吸烟志愿者中,N-乙酰半胱氨酸能抑制致癌物-DNA 加合物的形成。然而,EUROSCAN 研究并未检测到 N-乙酰半胱氨酸的预防作用。其研究的随访时间(49 个月)可能太短,未能观察到 N-乙酰半胱氨酸的阳性效应。

5. 茴香脑类 茴三硫和奥替普拉属于含硫有机化合物的茴香脑类,具有抗氧化、防辐射、化学预防的特性,在致癌动物模型中能发挥化学保护特性,防止肺癌及其他癌症的发生。在一项ⅡB 期研究中,茴三硫对组织学进展并未显示出任何作用,同时对核形态指数的改变无效果。茴三硫作为潜在的化学预防药物,应接受更进一步的评估。茴三硫在临床实践中已被作为治疗药物用于放射诱导的唾液过少症,而奥替普拉被认为毒性太大,不适用于常规的化学预防。

6. 植物多酚 许多研究证实,富含水果和蔬菜的饮食能降低发生肺癌的风险。一项在欧洲十国进行的队列研究发现,吸烟者食用水果和/或蔬菜的种类越丰富,其患肺鳞状细胞癌的风险越低。水果和蔬菜中含有多种植物多酚。植物多酚是一大类植物次级代谢产物,种类超过四万种。多项体内研究提示植物多酚具有化学预防潜能。灯笼果的提取物能降低细胞增殖标志物 Ki-67 的表达,增加抑癌基因 $p53$ 的表达。苹果多酚能减少因香烟烟雾引起的肺内炎症,并逆转肺组织的氧化应激。柚皮素能激活抗氧化酶,减少促炎症因子的释放,降低肺内增殖性病变的形成。还有多种植物多酚在抗氧化应激、调节代谢酶活性以及细胞生存方面具有显著作用。

(二)抗炎药物

肺部炎症,特别是慢性炎症被认为是导致肺癌的重要因素。炎症反应抗击病原体或毒物的同时,可能引起恶变。已有多种抗炎药物进行了化学预防研究。

1. 糖皮质激素 糖皮质激素具有潜在的化学预防活性。一项队列研究显示,接受高剂量吸入糖皮质激素治疗且依从性良好的病人,发生肺癌的风险减少(HR=0.39,95%CI 0.16~0.96)。这与吸入性糖皮质激素治疗 COPD 的荟萃分析结果相一致。吸入性糖皮质激素能降低 COPD 病人死于肺癌的风险。针对低剂量螺旋 CT 筛查肺癌的研究发现,病人吸入布地奈德治疗 1 年,5 年随访后,非实性肺结节的直径显著缩小。

2. 非甾体类抗炎药(NSAIDs) 非甾体类抗炎药能抑制体内环氧合酶(cyclooxygenase,COX)的生物合成,从而抑制花生四烯酸向其他炎症介质转化。在动物实验中发现抑制 COX的活性能够预防肺癌,然而基于人群的观察性研究的结果却不一致。一项阿司匹林预防心脑血管事件的荟萃分析表明,规律使用阿司匹林不能显著降低肺癌风险,仅表现一定的保护作用。另一项纳入 15 项观察性研究的荟萃分析也未能证实阿司匹林具有预防肺癌的作用。塞来昔布是选择性 COX-2 抑制剂,在 Lewis 肺癌模型中发现塞来昔布可以减慢皮下肿瘤的生长并减少肺部转移。研究还发现塞来昔布可以降低吸烟病人体内肺癌生物标志物 Ki-67的表达,提示塞来昔布对吸烟相关肺癌的发生具有潜在预防作用。

3. 前列环素类似物及 PPARγ 激动剂 前列环素是前列腺素 H2 的代谢产物,具有抗炎、抗增殖及抗转移作用。伊洛前列素是一种长效口服前列环素类似物,常用于肺动脉高压的临床治疗。Sava 等研究发现伊洛前列素可以抑制 Lewis 肺癌细胞的肺部转移,并可以延长荷瘤鼠的生存时间。一项临床多中心双盲随机试验对吸烟病人进行化学药物预防研究,经过 6 个月的伊洛前列素治疗后,组织学显示口服伊洛前列素可以明显改善先前吸烟者的支

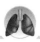

气管上皮形态,提示其具有预防肺癌发生的研究价值。

伊洛前列素的化学预防作用不是通过典型的细胞表面受体(前列腺环素受体),而是通过核受体过氧化物酶体增殖物激活受体 γ(PPARγ)介导。PPARγ 配体在体外和异种移植模型中均能抑制肺癌细胞的生长,从而减少增殖、增加凋亡、促进分化。噻唑烷二酮类抗糖尿病药物如罗格列酮和吡格列酮等也作用于 PPARγ 核受体。两项大型观察性研究比较了噻唑烷二酮与其他药物治疗Ⅱ型糖尿病病人中肺癌的发病率,它们均报告经过噻唑烷二酮治疗的病人发生肺癌的风险降低了约 33%(*P*=0.001~0.003)。但是来自北加州凯撒医疗糖尿病中心的大样本研究并没有发现使用吡格列酮能够降低肺癌风险。

4. HMG-CoA 还原酶抑制剂　HMG-CoA 还原酶抑制剂能抑制胆固醇的合成,它同时能抑制 RhoA、AKT 活化,上调 TIMP-1 表达,从而参与抗炎反应并调节 DNA 修复。因此 HMG-CoA 还原酶抑制剂被认为具有潜在的化学预防活性。针对鼠类的研究发现,他汀类药物联合茶多酚或糖皮质激素能抑制肺癌形成以及肿瘤细胞的转移。流行病学研究显示他汀类药物的使用对肺癌发病率的影响并无统一的结果,在 COPD 病人中似乎能降低肺癌发生的风险。然而,Jacobs 等发现,长期使用他汀类药物不能改变肺癌发生的风险。

(三) 靶向治疗药物

1. 哺乳动物西罗莫司靶蛋白(mTOR)抑制剂　哺乳动物西罗莫司靶蛋白是一种非典型的丝氨酸/苏氨酸蛋白激酶,其信号通路包括氧分子依赖信号通路及生长因子依赖信号通路如 PI3K 及 MAPK 信号通路,能参与细胞周期、细胞增殖及血管形成等生物学过程。研究发现细胞内 mTOR 通路的激活在支气管内非典型性增生以及吸烟相关肺癌的发生中非常重要。因此针对 mTOR 通路的靶向治疗极有可能对肺癌的发生起到有效预防作用。二甲双胍可以激活 AMP 活化蛋白激酶,而 AMP 活化蛋白激酶可以抑制 mTOR 通路,提示二甲双胍可能具有肺癌化学药物预防作用。Memmott 等对小鼠肺癌模型的研究发现,腹腔注射二甲双胍可有效减少小鼠体内肺癌的发生,机制可能与降低 mTOR 通路的上游蛋白如胰岛素样生长因子的活性相关。

2. 表皮生长因子受体(EGFR)抑制剂　EGFR 是一种重要的跨膜受体,具有酪氨酸激酶活性,与细胞增殖、分化及凋亡过程密切相关。*EGFR* 基因异常激活与非吸烟性肺癌发生有密切关系。近年来动物实验发现 EGFR 抑制剂可能是一种有效的肺癌化学预防药物。吉非替尼是一种 EGFR 抑制剂。有研究利用环前列腺素高表达转基因小鼠,通过尿烷建立肺腺瘤模型,发现吉非替尼具有抑制肺腺瘤形成的作用。

四、结语

越来越多的与肺癌发生相关的分子和基因损伤被发现,其中有些与烟草烟雾致癌物的暴露直接相关。戒烟是目前唯一被证实能有效降低肺癌发生率的干预措施。对于化学预防药物,虽然有大量的流行病学和实验数据,但目前为止没有确切的证据能够证实任何化学物质对肺癌有预防效应。

随着对肺癌研究的不断深入,将有更多的分子成为化学预防的靶点。这将强烈推动化学预防药物的研发。此外,高危人群的确立以及早期肺癌的筛查将为化学预防药物研究提供良好的基础。

(邓　峥　胡成平)

参 考 文 献

1. Fred R. Hirsch，Paul A. Bunn，James L. Mulshine，et al. Textbook of prevention and detection of early lung cancer. UK，CRC Press，2005：363-382.

2. Robert L. Keith，York E. Miller. Lung cancer chemoprevention：current status and future prospects. Nat Rev Clin Oncol，2013，10（6）：334-343.

3. Amararathna M，Johnston MR，Rupasinghe HP，et al. Plant Polyphenols as Chemopreventive Agents for Lung Cancer. Int J Mol Sci，2016，17（8）：1-14.

4. Szabo E，Mao JT，Lam S，et al. Chemoprevention of lung cancer：Diagnosis and management of lung cancer. 3rd ed. American College of Chest Physicians evidence-based clinical practice guidelines. Chest，2013，143（5 Suppl）：e40S-60S.

5. Greenberg AK1，Tsay JC，Tchou-Wong KM，et al. Chemoprevention of lung cancer：prospects and disappointments in human clinical trials. Cancers（Basel），2013，5（1）：131-148.

6. 姜战胜．肺癌的化学预防．国际肿瘤学杂志，2010，37（1）：60-62.

7. 刘乾，徐卫国．肺癌化学药物预防的研究进展．国际呼吸杂志，2014，34（16）：1245-1248.

第三节　早期肺癌病人全程管理

肺癌的发病率及病死率在过去几十年内迅速增长，目前已居全球癌症之首。虽然肺癌病死率高，但早期发现并积极治疗，往往能使病人获得长期生存。随着肺癌筛查的普及以及筛查手段的进步，越来越多的肺癌病人能够获得早期诊断。对这些早期肺癌或者疑似肺癌的肺内小结节病人，如何能够进行个体化的全程管理，使他们有最大的生存获益，是每个从事肺癌诊治工作的医师应该思考的问题。在早期肺癌的全程管理中，应当采取多学科综合治疗与个体化治疗相结合的原则，即根据病人的机体状况、肿瘤的病理组织学类型和分子分型、侵及范围和发展趋向，采取多学科综合治疗的模式，有计划、合理地应用手术、化疗、放疗和分子靶向治疗等手段，以期达到最大限度地延长病人的生存时间、提高生存率、控制肿瘤进展和改善病人的生活质量的目的。本节分几个部分，探讨近几年越来越受关注的早期肺癌病人全程管理问题。

一、肺内小结节病人的全程管理

随着肺部低剂量螺旋 CT 在肺癌筛查中的普及，临床上发现了越来越多的肺内小结节，并且有多个指南对肺部小结节的诊治给予了循证指导。对于疑似肺癌的肺内小结节病人，首先应劝病人戒烟，接下来应该根据小结节的形态、大小等给出全程管理方案（图 6-7~ 图 6-9）。大多数肺内小结节病人的手术切除首选肺叶切除；对于有肺叶切除禁忌证（如肺功能储备差），或外周≤2cm 的结节，并且有下列条件中至少一条：纯原位腺癌、CT 上磨玻璃征超过 50%、影像学随访过程发现倍增时间≥400 天的病人，可以优先选择肺段切除或施行楔形切除。实施亚肺叶切除（段切或楔切）时，切除肺组织切缘距离病变边缘≥2cm 或切缘距离≥病变直径，在不增加手术风险的情况下，应该对肺门及纵隔淋巴结进行分站活检。

二、NSCLC 的全程管理

1. Ⅰa 期 NSCLC 的全程管理　Ⅰa 期 NSCLC 包括 $T_{1a}N_0M_0$、$T_{1b}N_0M_0$ 和 $T_{1c}N_0M_0$。术前需要进行 PET/CT 检查，并对淋巴结进行病理分期，目前常用方法是经支气管镜的淋巴结分站

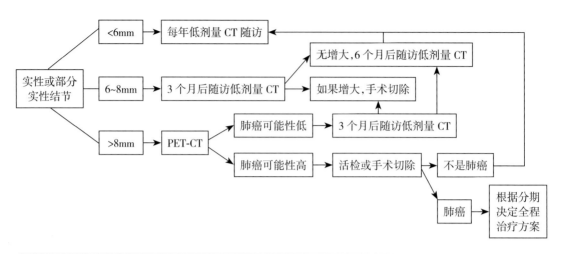

图 6-7　实性或部分实性结节全程管理方案

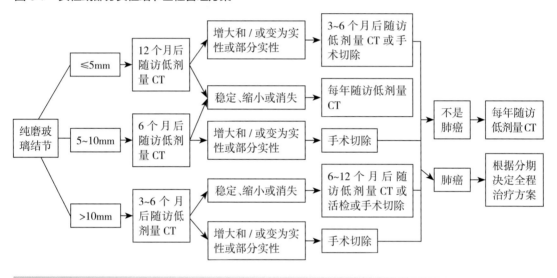

图 6-8　纯磨玻璃结节全程管理方案

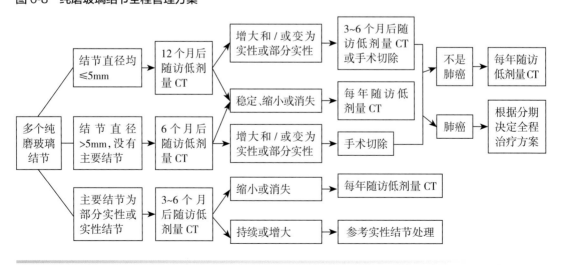

图 6-9　多个纯磨玻璃结节全程管理方案

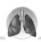

活检。能够耐受手术的病人给予手术切除,不能耐受手术的给予根治性放疗,其中立体定位放疗效果好、副作用少。能够手术的病人,应选择肺叶切除及淋巴结清扫的标准术式,术后切缘阴性病人无须化疗,只需要定期随访观察,如每隔 6~12 个月进行体格检查、胸部平扫/增强 CT 检查共 2 年,随后每年随访低剂量 CT;术后切缘阳性(包括肉眼及显微镜下阳性)的病人推荐再次手术切除或选择放疗。

2. Ib 期 NSCLC 的全程管理　Ib 期 NSCLC 为 $T_{2a}N_0M_0$。术前需要进行 PET-CT 及头颅增强 MRI,并对淋巴结进行病理分期,目前常用方法是经支气管镜的淋巴结分站活检。能够耐受手术的病人给予手术切除,标准术式是肺叶切除及淋巴结清扫术;不能耐受手术的给予根治性放疗,其中立体定位放疗效果好、副作用更少。手术或根治性放疗后的 Ib 期 NSCLC 病人,如存在以下高危因素应进行化疗:低分化肿瘤(包括神经内分泌瘤)、血管受侵犯、楔形切除、肿瘤 >4cm、脏胸膜受侵犯以及淋巴结转移情况不明确,化疗首选含铂两药方案,需要进行 4 个周期;如无高危因素,可以定期随访观察,如每隔 6~12 个月进行体格检查、胸部平扫/增强 CT 检查共 2 年,随后每年随访低剂量 CT。术后切缘阳性(包括肉眼及显微镜下阳性)的病人推荐再次手术切除 ± 化疗(首选含铂两药方案,需要进行 4 个周期)或放疗 ± 化疗(首选含铂两药方案,需要进行 4 个周期)。

3. IIa 期 NSCLC 的全程管理　IIa 期 NSCLC 包括 $T_1N_1M_0$,$T_{2a}N_1M_0$ 及 $T_{2b}N_0M_0$。术前需要进行 PET-CT 及头颅增强 MRI,并对淋巴结进行病理分期,目前常用方法是经支气管镜的淋巴结分站活检。虽然同是 IIa 期病人,但 N_0 和 N_1 病人处理方法有所不同:对于能够耐受手术的 N_0 病人应给予手术切除,标准术式是肺叶切除及淋巴结清扫术;不能耐受手术的 N_0 病人,给予根治性放疗,其中立体定位放疗效果好、副作用少。手术或根治性放疗后,对有高危因素(具体参照 Ib 期)的病人进行化疗,化疗首选含铂两药方案,需要进行 4 个周期。如无高危因素,可以选择定期随访观察,如每隔 6~12 个月进行体格检查、胸部平扫/增强 CT 检查共 2 年,随后每年随访低剂量 CT。术后切缘阳性(包括肉眼及显微镜下阳性)的病人推荐再次手术切除 ± 化疗(首选含铂两药方案,需要进行 4 个周期)或放疗 ± 化疗(首选含铂两药方案,需要进行 4 个周期)。因此,N_0 的 IIa 期病人全程管理与 Ib 期 NSCLC 病人一致。而 N_1 病人,如果能够耐受手术,应给予手术切除,标准术式是肺叶切除及淋巴结清扫术,术后切缘阴性的病人给予化疗(首选含铂两药方案,需要进行 4 个周期);术后显微镜下切缘阳性病人推荐再次手术切除 + 化疗(首选含铂两药方案,需要进行 4 个周期),或选择序贯或同步放化疗;而肉眼切缘阳性病人可以再次手术切除 + 化疗(首选含铂两药方案,需要进行 4 个周期),或选择同步放化疗。不能耐受手术的 N_1 病人,应给与根治性放化疗联合治疗。

4. IIb 期 NSCLC 的全程管理　IIb 期 NSCLC 包括 $T_{2b}N_1M_0$ 及 $T_3N_0M_0$。术前需要进行 PET-CT 及头颅增强 MRI,并对淋巴结进行病理分期,目前常用方法是经支气管镜的淋巴结分站活检。对于能够耐受手术的病人应给予手术切除,标准术式是肺叶切除及淋巴结清扫术,术后切缘阴性的病人给予含铂两药方案化疗 4 个周期;不能耐受手术的病人,给予根治性放疗,其中立体定位放疗效果好、副作用更少。放疗后,对有高危因素(具体参照 Ib 期)的病人进行化疗,化疗首选含铂两药方案,需要进行 4 个周期。术后显微镜下切缘阳性病人推荐再次手术切除 + 化疗(首选含铂两药方案,4 个周期),或选择序贯或同步放化疗;而肉眼切缘阳性病人可以再次手术切除 + 化疗(首选含铂两药方案,4 个周期),或选择同步放化疗。

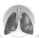

三、SCLC 的全程管理

SCLC 由于肿瘤特性不同，能够手术的早期病人不到 5%。对于术前经过全身评估及淋巴结分站活检确定为 $T_{1-2}N_0M_0$ 的病人才可以考虑给予肺叶切除 + 淋巴结清扫术。如果淋巴结均为阴性，可以仅进行 4 次含铂两药方案的化疗；如果术中发现淋巴结转移，则需要进行同步放化疗。对术后完成化疗，一般情况较好的病人，如果没有神经系统疾病，可推荐进行预防性全颅放疗。治疗结束后，应对病人进行随访。随访过程中如果出现复发，对于一般状况好，PS 评分 0~2 分的病人，建议化疗，或对引起症状的部位进行放疗；对 PS 评分 3~4 分的病人，建议对症状部位进行放疗。

无论是哪种病理类型的早期肺癌，手术后均建议病人维持正常体重，适当锻炼身体。我国很多病人及家属认为肺癌术后要进补，因此不让病人活动，并过量的给予高蛋白、高脂肪食物，其实不利于病人健康。对所有术后病人都需要继续加强戒烟宣传及指导，并限制酒精摄入，注意口腔卫生。如果在随访过程中出现局部复发或远处转移，可根据具体情况采取不同的手段。对于有驱动基因敏感突变（如 EGFR 等）的患者，可应用相应的靶向药物（如 EGFR-TKI）。如局部复发造成支气管阻塞，可通过支气管镜进行激光治疗、支架置入、近距离放疗或光动力治疗等，也可进行外部放疗；若局部复发可切除，推荐再次手术切除或进行放疗（包括立体定位放疗）；如出现纵隔淋巴结转移，既往未行放疗的建议采取同步放化疗的方法，如果曾行放疗，建议全身化疗；如果出现上腔静脉阻塞，可选用同步放化疗、外放疗或上腔静脉支架；对于局部复发出现大咯血的病人，可采取外放疗、近距离放疗、气道支架、光动力治疗或手术治疗。远处转移有局部症状的可以进行姑息性外放疗；弥漫性脑转移病人也可以选择姑息性外放疗；骨转移除姑息性外放疗外，还可以使用双磷酸盐类药物。

（聂小蒙　白　冲）

参 考 文 献

1. Siegel R，Ma J，Zou Z，Jemal A. Cancer statistics，2014. CA Cancer J Clin，2014，64（1）：9-29.
2. Gould MK，Donington J，Lynch WR，et al. Evaluation of individuals with pulmonary nodules：when is it lung cancer？ Diagnosis and management of lung cancer，3rd ed：American College of Chest Physicians evidence-based clinical practice guidelines. Chest，2013，143（5 Suppl）：e93S-120S.
3. Naidich DP，Bankier AA，MacMahon H，et al. Recommendations for the management of subsolid pulmonary nodules detected at CT：a statement from the Fleischner Society. Radiology，2013，266（1）：304-317.
4. Rocco G，Morabito A，Leone A，et al. Management of non-small cell lung cancer in the era of personalized medicine. Int J Biochem Cell Biol，2016，78：173-179.

第四节　物联网医学辅助病人管理

为改变我国肺癌病人 5 年以上存活率，需要切实做好顶层设计。将目前的被动诊疗模式改为"端口前移，重心下沉"的顶层设计；将诊断肺癌的目光移到肺结节的诊断和鉴别诊断；将肺癌在原位和 I A 期（早期肺癌）阶段即被诊断出并给予及时治疗。但是，早期肺癌多在直径 1cm 之内，大多很难取得活检组织标本供病理诊断，诊断主要依靠各医师之间影像诊断学水平和临床经验，结果形成水平高低不一的、手工业作坊式的诊疗模式，无法做到同质化。所以，即使有了早期肺癌诊断技术，没有同质化推广和质控方法，也无法产生应有的社会和经济效益。

　　物联网医学的出现,为达到这一目的创造了新契机,有利于广泛筛查无症状的肺结节高危人群,对肺结节进行及时精准的诊断和合理有效的管理,提高早期肺癌诊断率。其可以利用局部网络或互联网等通信技术,把传感器、控制器、机器、人员和物等联系到一起,实现人与物、物与物相联,同时实现以人为本的信息化、远程控制和智能化管理。物联网的最基本功能特征是"无处不在的连接和在线服务(ubiquitous connectivity)",其三大基本流程是全面感知→可靠传送→智能处理。

一、应用物联网技术诊治肺结节的系统

　　开展物联网辅助肺结节诊治,需要物联网肺结节诊治医疗云加端系统平台。其中含有基于物联网基本功能,并且具备图形处理器(graphics processing unit,GPU)为核心,与现有电子病历以及影像归档和通信系统(picture archiving and communication systems,PACS)连接的云计算系统,才能更好地协助深度挖掘和智能诊断。物联网技术的十大功能(表6-8)有助于全时空协助、督导和控制医疗质量。

表6-8　物联网技术的十大功能在肺结节诊治中的应用

功能	在肺结节分级诊疗上应用
在线监测	便于在线监测肺结节病情变化和指导分级诊疗
定位追溯	利于定位肺结节病人,及时发现问题和指导治疗
报警联动	便于监测肺结节恶性肿瘤概率的报警,以及提供三级联动的反应功能,指导分级诊疗
指挥调度	可用于指导肺结节病人分级诊疗和会诊
预案管理	可预先设定肺结节病人分级诊疗管理规范,进行分级管理,并且及时处置高恶性肿瘤概率的报警
安全隐私	便于为肺结节病人分级诊疗提供相应的隐私安全保障机制
远程维保	便于肺结节病人分级诊疗的联网服务
在线升级	是物联网医学自动服务的手段之一,利于保证肺结节病人分级诊疗系统的正常运行
领导桌面	利于专家或管理者根据收集的海量信息,深度挖掘或者拓展诊疗功能,指导基层医院医师如何更好地分级诊治肺结节病人
统计决策	便于专家或相应管理者根据肺结节病人分级诊疗的数据进行统计分析,总结经验和发现问题,提出解决问题的方法

　　物联网技术的"全面感知→可靠传送→智能处理"三大基本流程有助于GPU的处理。其中包括感知薄层CT和肿瘤标志物等信息,然后进行深度挖掘和智能处理。用薄层CT监测肺结节相关数据,然后通过网关无线传输到肺结节诊治医疗云后,再转给专家诊治和处理。医师和病人可应用智能手机软件、依据需求参加三级联动物联网云加端平台(图6-10)。

　　其中在线监测、定位跟踪、报警联动、随访调度功能有利于全程在线监测肺结节变化和指导治疗。预案管理、远程维保、领导桌面和统计决策功能可拓展肺结节海量信息深度挖掘功能,便于应用预先设定的规章,全程管理和及时处置肺结节。安全隐私和在线升级功能是物联网医学技术的保障,可保证物联网云加端系统能够正常运行。

　　此外,本系统还可提供提问答疑、帮助挂号,基层医师与专家三级联动、提供诊治方案和双向转诊。可通过物联网技术协调一级、二级和三级医院的肺结节诊疗分工,进行专家、基

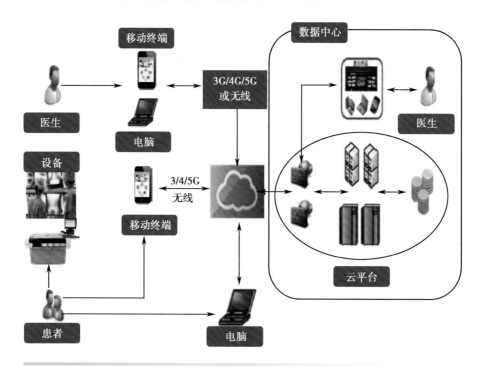

图 6-10　三级联动物联网云加端肺结节诊治医疗云平台

层医师和病人三级联动、高效精准地完成肺结节分级诊疗工作流程。推动惠及全民的肺结节诊治工作,带领中国在肺癌诊断方面达到国际领先水平。

二、云加端物联网肺结节诊治流程

为了将目前的手工业作坊式诊疗模式改编成现代化流水作业工程,我们研发了物联网辅助"肺结节 5A 诊断法"流程:①1A(ask),采集病史;②2A(assessment),测定与评估;③3A(advice),建议;④4A(arrangement),安排;⑤5A(assistance with e-Health)物联网辅助,将肺结节诊治指南有关的流程融入其中。物联网辅助"肺结节 5A 诊断法"目的是应用物联网技术,并结合物联网质控软件提示与检查督导功能,将目前的手工业作坊筛查肺结节的模式,提高到国家甚至接近或达到国际标准的精准医学水平。

（一）1A 采集病史

从端口开放的社区卫生中心获得,或就诊时当场输入:年龄、性别、呼吸细微粒接触史、结核接触史、饲养宠物史,有无发热、咳嗽、咳痰、痰中带血,以及用过何种药物治疗和疗效。

（二）2A 测定与评估

1. 体格检查　经 APP 输入内容:与肺结节诊断相关的体检为浅表淋巴结检查,特别是发现锁骨上淋巴结肿大时,需要对其穿刺活检或摘除,为诊断和鉴别诊断提供重要帮助。但是一旦出现淋巴结肿大均为晚期,或者为转移性肺癌。

2. 实验室检查

（1）必须检查项目:可经 APP 提示检查血常规和肺肿瘤生物标志物谱。血常规可为鉴别诊断(如感染性疾病)提供参考意见,肺肿瘤组合生物标志物谱可为确诊提供参考意见。

但是,目前尚无特异性肺肿瘤标志物应用于临床诊断,有条件者可酌情进行如下检查,为肺结节鉴别诊断提供参考:①胃泌素释放肽前体(pro gastrin releasing peptide,Pro-GRP):可为小细胞肺癌的诊断和鉴别诊断提供参考;②神经特异性烯醇化酶(neurone specific enolase,NSE):用于小细胞肺癌的诊断和治疗反应的监测;③癌胚抗原(carcinoembryonic antigen,CEA):主要用于判断肺癌预后以及对治疗过程的监测;④细胞角蛋白片段19(cytokeratin fragment,CYFRA21-1):对肺鳞癌诊断的敏感性、特异性有一定参考意义;⑤鳞状细胞癌抗原(squarmous cell carcinoma antigen,SCC):对肺鳞状细胞癌疗效监测和预后判断有一定价值。

(2) 鉴别诊断性检查:经 APP 提示鉴别诊断所需的结核和真菌的血清学检查,可为相关的鉴别诊断提供参考依据。如诊断结核感染的 T-SPOT,真菌感染的隐球菌乳胶凝聚试验。

(3) 参考性检查:目前一些研究提示液体活检如肿瘤特异性自身抗体、循环肿瘤细胞(CTC)、ctDNA 等在辅助肺癌早期诊断和动态随访中有一定价值,期望在积累一定循证医学证据后能被常规推荐用于临床检测。

3. 影像学检查　APP 提示影像学检查中 CT、PET 和 MRI 可为诊断和鉴别诊断提供参考依据,并可协助评估疾病范围。但是对于直径 5mm 及以下的结节,主要评估手段是 CT 检查。对高危人群筛查时,可选择低剂量螺旋 CT(LDCT),若发现肺内病灶后,随访时采用薄层 CT,后者可为定性诊断提供更多参考意见。

(1) CT:在就诊医院检查后传输,或从以往为病人进行 CT 检查的开放的医院端口获得。APP 提示可协助肺结节良恶性定性诊断,为智能诊断提供参考意见的参数如下:从肺结节外貌看,有分叶、毛刺和胸膜凹陷征者,通常倾向为恶性。但是肺小结节,尤其是小于 1cm 者很少见到典型的改变。为此需要从内涵和其他特征寻找鉴别诊断的线索。需要描述肺结节所在的肺叶,是否位于胸膜下;直径(mm);密度(实性/磨玻璃样/混杂性);形状(圆形/卵圆形/片状/不规则);空泡征(有/无);边缘(光滑/分叶/毛刺);胸膜凹陷征(有,无);周围微血管征(有/无);钙化(有/无,中央/偏心,爆米花样/同心环型/分散点状);与以往比较:直径(mm)、密度(%)、结节数量(增加/减少(个))变化。薄层 CT 可以提供更多的诊断和鉴别诊断信息,可在肺结节直径、密度(CT 值测量)、体积(3D 测量)和肿瘤微血管生成评估上具有优势,与以往 CT 资料比较具有显著优势。将薄层 CT 数据传给云平台后供其自动诊断,再由专家核对修改发出报告。

(2) 选择性 PET/CT 检查:APP 提示 PET/CT 为选择性功能性检查。对于直径 1cm 及以上的肺结节,有助于鉴别其良、恶性,甚至还可为选择性病灶活检或穿刺提供重要参考意见。其原理是肿瘤细胞伴有较高的葡萄糖摄取与代谢。在病人体内注射 18 氟-脱氧葡萄糖(^{18}F-fluorodeoxy glucose,^{18}F-FDG)后,再测量被结节摄取的 ^{18}F-FDG。恶性结节 ^{18}F-FDG 通常摄取量较多,PET 的敏感性与特异性分别是 94.3% 与 83.3%。活检高代谢的病灶更容易得到可靠结果。

(三) 3A 建议

APP 提示对直径 10mm 的肺结节,或者小于这一界限,但医师有把握取得活组织标本时,可以考虑手术(胸腔镜)与非手术(呼吸内镜和经皮肺穿刺)活检采取病理标本。根据医师的经验,选择非手术活检或手术活检一项即可,有助于协助病理和分子病理诊断,为下一步选择治疗方案提供重要依据。胸腔镜还可以同时行病灶切除手术。

APP 提示应根据经治医师专业水平,考虑选择手术与非手术活检,此外应根据影像学特征(大小、位置、与气道的关系)、并发症的潜在风险,病人的偏好,以及术者的熟练程度选择相应的活检方法。对于恶性概率中度,经支气管镜或经皮肺穿刺活检难以到达的肺结节,且采用非手术活检的阳性率预计很低时,应考虑手术活检。在结核病流行的地区,非手术活检有助于减少不必要的开胸手术。然而,初步诊断时如果只考虑感染或炎症性疾病一种病因,可能会导致误诊。因此,在治疗过程中需进行严密监测,如果病人治疗无效,应考虑进行二次活检诊断。此外,对于预计没有微转移的肺小结节,笔者建议仅考虑经内镜非手术活检,而不采用经皮非手术活检,以免引起种植性转移。从质量控制角度,APP 软件提示对无相关技术开展的基层医院,应该 7 天内推荐到有条件的医院。

1. 非手术活检 通常微创活检技术包括影像(X 线透视、CT 或超声)介导下的经胸壁针吸活检和支气管镜检查,可获得细胞学或组织学标本协助明确诊断。APP 提示上述检查对于肺小结节或早期气道黏膜病变诊断存在困难,为此需要通过单用或联合以下几种新型技术,如超细支气管镜、支气管内超声引导下针吸活检术、支气管超声引导鞘管肺活检术、虚拟导航支气管镜(virtual navigation bronchoscope,VBN)、电磁导航支气管镜(electromagnetic navigation bronchoscopy,EBN)、共聚焦激光显微支气管镜(confocal laser endomicroscopy,CLE)、荧光支气管镜(autofluorescence bronchoscope,AFB),以及气管镜机器人等技术,提高诊断率。

2. 手术活检 APP 提示可选用胸腔镜活检技术,获取组织标本供病理和分子病理诊断。胸腔镜还可协助肺癌诊断和分期,对于经支气管镜和经胸壁肺灶穿刺针吸活检术(TTNA)等检查方法很难取得组织标本的早期肺癌,或者担心穿刺引起的肺癌种植性转移,尤其是肺部小结节病变可行胸腔镜下病灶切除,具有重要的临床意义。可以根据各自经验优先推荐活检技术。

(四) 4A 安排

对于上述 3A 步骤不能确诊的病例,可采用手术切除,或者密切随访。

1. 手术 虽然手术切除可疑恶性结节是目前较好的诊治手段,但是手术有一定的并发症发生率。

APP 提示对于不能明确诊断,且高度怀疑肺肿瘤的肺结节可考虑手术切除,但有过度治疗风险。最终决定是否选择手术切除须根据影像学表现、手术风险评估以及病人个人意愿而定,特别是病人的年龄,因为这涉及丢掉一块肺,还是丢失一个人的问题。虽然手术切除早期恶性结节是目前最好的根治手段,但是有必要以医师诊断肺结节的经验为基础,参考上述三步法结果,周密鉴别结节的良、恶性可能,才能作出最佳决定。对于确诊为肺癌,但有手术禁忌证或病人拒绝手术者,可考虑局部放射治疗(stereotactic body radio therapy/helical tomotherapy,SBRT/TOMO)。不能排除感染性疾病者,可建议药物治疗后短期内随访。不能明确诊断且高度怀疑肺肿瘤者可考虑手术切除,建议分中心物联网多学科会诊后决定,或者由肺癌防治联盟协调物联网多学科会诊。

2. 随访 APP 提示只有在经过上述步骤不能确诊,也不适合手术切除的病人,才考虑随访。主要依靠系列的薄层 CT 和智能诊断技术,来明确肺结节的性质。决定最佳随访频率的关键因素包括手术可能性、肺结节大小和肺癌风险。APP 会根据需要提示中国和亚太肺结节诊治共识和评估指南流程作为参考,方便临床工作 4A 安排。

(1) 孤立性:直径 <8mm 实性结节的管理

建议 1:结节直径≤8mm 且低危险因素者:①结节直径≤4mm,依临床判断和病人意愿行年度 CT 随访;②结节直径 >4mm,且≤6mm,每年 LDCT 评估,如无变化,可依临床判断和病人意愿行年度随访;③结节直径 >6mm,且≤8mm,应分别在 6~12 个月和 18~24 个月行 LDCT 评估。如无变化,依病人意愿和临床经验决定年度随访。

建议 2:中高危险因素,直径≤8mm 中高危结节,依结节大小行 LDCT 随访:①直径 ≤4mm,12 个月行 LDCT 重新评估,此后依临床和病人意愿决定;②直径 >4mm,且≤6mm,如 6~12 个月随访没变化则在 18~24 个月随访;如稳定则依病人意愿和临床经验转为年度检查; ③结节直径 >6mm,且≤8mm,则分别在 3、6、12 个月行 LDCT 评估,如稳定依临床和病人意 愿转为年度检查。

(2) 孤立性:实性结节直径 8~30mm 的管理

建议 1:由具备 PET/CT、鉴别诊断所需要的检测技术(如肺结核和真菌检查)、活检(外科 手术或微创)等诊断能力的医院管理。

建议 2:直径 >8mm 的未定性孤立实性结节,在下述情况时建议系列 LDCT 随访:①临床 恶性肿瘤概率很低(<5%);②穿刺活检未确诊和 PET 显示为病灶代谢性不高;③病人在被充 分告知存在进展的风险后,仍坚持选择非侵袭性管理方法。

建议 3:随访期在 3~6 个月,9~12 个月,18~24 个月行薄层或 LDCT,此后依临床判断和 病人意愿决定。

建议 4:对中度(5%~65%)恶性概率者可考虑行 PET/CT,以便在手术切除或持续随访前 明确结节特性。

建议 5:对直径 >8mm 未定性孤立实性结节,且为高度恶性概率(>65%)者,建议行 PET/ CT 检查,有利于术前疾病分期和排除转移。

建议 6:对直径 >8mm 未定性孤立实性结节,伴以下情况建议非手术活检:①临床预测 恶性肿瘤概率为中度(5%~65%);②临床预测恶性肿瘤概率和影像学特征不一致;③疑诊为 需特定治疗的良性疾病,如结核或真菌感染;④病人被充分告知后,仍希望在术前证明是恶 性肿瘤,尤其是当手术的并发症风险高时。

建议 7:直径 >8mm 孤立未定性实性结节,有中低手术风险,伴以下情况者建议手术诊 断:①临床恶性肿瘤概率高(>65%);②系列影像学证据提示结节生长;③PET/CT 显示为高代 谢病灶;④非手术活检为可疑恶性肿瘤;⑤病人在被充分告知后,愿意接受手术诊断。

建议 8:直径 >8mm 未定性孤立实性结节,若病人选择手术活检,建议微创手术。

建议 9:临床医师在提出备选方案前,应表明倾向性建议,并酌情考虑家庭意见。

(3) 孤立性:非实性(GGO)结节管理

建议 1:直径≤5mm,依临床和病人意愿行年度 CT 随访。

建议 2:直径 >5mm 非实性结节,每年 CT 随访至少持续 3 年,此后依临床和病人意愿决定。

(4) 孤立性:部分实性(混杂性)结节管理

建议 1:直径≤8mm 立性部分实性结节,建议 3、12 和 24 个月行 LDCT 随访;若无变化依 临床和病人意愿行 LDCT 年度随访;若有症状或有细菌感染征象时,应考虑经验性抗菌治疗 后随访。

建议 2:直径 >8mm 孤立性部分实性结节,3 个月 CT 随访,适当考虑经验性抗菌治疗;如 结节持续存在,可采用非手术活检和 / 或手术切除评估,另选择 PET/CT 扫描进行术前疾病 分期。

(5) 多发性结节管理:

建议:①对每个结节,均分别评估其恶性度;②尽管 PET/CT 较难鉴别直径≤8mm 结节的性质,但有助于指导术前评估;③新技术,如电磁导航支气管镜(ENB)可以在一次操作中对多个较小周边病灶进行活检和组织病理学评估;④对于有一个主导结节伴随一个或多个小结节的病例,建议对每个结节灶进行单独评估;⑤不轻易排除根治性治疗的可能;⑥酌情行病理学检查以确认是否为转移性肿瘤灶。

(五)5A 物联网辅助

1. **物联网多学科会诊** APP 提示物联网医学云加端平台可协助呼吸、放射、胸外和病理科室专家之间的会诊。在会诊时加上感知层检测结果和信息传输,在会诊中加上智能诊断软件分析处理流程,可达到真正意义的物联网多学科会诊。

2. **质量控制** 要达到物联网肺结节智能诊断同质化的国家、甚至国际标准,不但与物联网医学的设备、基层医师和专家的理解有关,还需要相关医师在每个环节均保持默契配合。除了共性培训外,在临床工作中还需要根据指南或共识进行质量控制。物联网技术可以协助指标的质量控制:

(1)采集吸烟史比率;

(2)采集个人胸腔外肿瘤史比率;

(3)检查锁骨上淋巴结肿大比率;

(4)结节类型(实性,非实性,混杂性)描述率;

(5)结节数量(孤立,多发)描述率;

(6)结节直径(mm)描述率;

(7)检查组合肺癌生物标志物谱比率;

(8)肺功能检查比率;

(9)CT 描述肺结节部位比率;

(10)CT 描述肺结节直径比率;

(11)CT 描述肺结节分叶比率;

(12)CT 描述肺结节毛刺征比率;

(13)CT 描述肺结节胸膜凹陷征比率;

(14)对直径大于 8mm 肺结节(非实性为 10mm)建议采取病理标本活检比率;

(15)对多发肺结节进行全身检查比率;

(16)肺结节直径 8mm 及以上未明确诊断者建议活组织检查比率;

(17)应用 CT 随访肺结节频率与亚太指南标准符合率;

(18)基层医院和上级医院的双向转诊率。

可通过物联网医学技术软件控制上述指标,协助控制临床质量。

3. **双向转诊** 可通过物联网医学肺结节云加端平台,协调中国肺癌防治联盟肺结节诊治分中心医院和基层医院进行三级联动、高效精准的分级诊疗工作。基层医院主要工作为肺结节预防、筛查、病人教育及初步诊断。为保证医疗质量,应及时与中国肺癌防治联盟肺结节诊治分中心医院进行物联网医学管理。为此,需要与中国肺癌防治联盟签约成立中国肺癌防治联盟肺结节(早期肺癌)诊治分中心,规范管理:①基层医院:肺结节直径 <5mm 者,在基层医院管理,或根据病人意愿管理;②肺结节分中心:肺结节直径≥5mm 未明确诊断者,建议活组织检查或者转肺结节分中心管理;③肺癌联盟:肺结节 >10mm 肺结节分中心未明确诊断者,可由联盟协助指导管理。分中心医院可将低度恶性肿瘤概率病人转回基层医院管理,而高度恶性肿瘤概率病人需由分中心医院管理。对于疑难病例,由分中心医院或者中国肺癌防治联盟协调研究诊治方案。

三、应用物联网技术诊治肺结节的意义

与传统医学模式相比,在三级联动物联网肺结节云加端诊治平台中,应用物联网医学技术管理肺结节具有以下优点。

1. 模式转变　有利于干预潜在的健康危机,将以往的有症状就诊的被动肺癌诊治模式转变为主动筛查模式,进而发现肺结节和其中的早期肺癌。这是主动健康管理模式,可以接近,甚至满足 4P 医学(预防、预测、个体化、参与性)和精准医学(精确、准时、共享、个体化)的要求,起到早发现,早诊断和早治疗的二级预防效果。

2. 达到肺结节诊治的同质性　物联网肺结节的"肺结节 5A 诊断法"流程中,需要将病人端的原始数据以实时在线的形式存储于肺结节诊治医疗云中。同时通过高速信息质量监控及专业流行病学的数据统计模式,有效获得即时的质控结果,有效地监测并预警可能存在的风险,及时反馈给基层医师和专家,形成三级联动的纠正方案。应用物联网肺结节诊治医疗云平台时,系统会根据肺结节诊治指南或共识设定诊治流程,协助医师,尤其是基层和低年资医师,以及非肺癌专业的专家,进行毫无遗漏的病史采集,规范检查和随访。通过默认设定的计算机自动化分级诊疗模式,以及疾病风险分层诊断模型的智能管理,轻松地实现海量信息的处理及智能归类。最终通过这一流程,将目前水平高低不一的手工业作坊式肺结节诊治模式,改变为国家甚至国际标准的现代化流水作业工程。

3. 共享与个体化　物联网云平台还可以协助诊疗信息的共享与个体化。不但专家和基层医师可以了解病人个人信息,病人也可了解和掌握自己信息,学习肺结节相关知识,实现与医师的实时高效沟通,选择相应的检查和治疗措施。经过计算机的信息挖掘和智能处理,可根据不同病人的综合信息给予个体化自动预警和提示处理意见,最后经过专家核对和修改意见执行,利于达到精准医学的要求。通过物联网肺结节诊治云平台的管理,可满足 4P 医学和精准医学的要求,提高肺结节诊治的精确、准时、共享、个体化的效果。

4. 提高分级诊疗质量　通过物联网协助,可以交互集成肺结节诊治平台中诊疗设备、信息数据传输、储存、深度挖掘和智能管理,实现全面感知、可靠传输和智能处理的全时空肺结节诊疗模式。在病人家庭、基层医师与医学中心专家三者之间实现三级联动,缩小时间、空间、资源和经验的差别。最终实现肺结节诊治的有效管理,提高分级诊疗的可行性,提高分级诊疗质量。

此外,研发物联网医学肺结节诊治技术,有助于推动我国的科技创新水平。培养"变底层建设为顶层设计,变学术紧跟为学术引领,变实用新型为国际发明,变中国制造为中国智造"的四变人才,还可用其推动各种慢病分级诊疗和真实世界的临床研究。造福中国,影响世界,最终产生"名医治未病,大医惠众生"的社会效益。

(白春学)

参 考 文 献

1. 白春学. 物联网医学分级诊疗手册. 北京:人民卫生出版社,2015.

2. 白春学,赵建龙. 物联网医学. 北京:科学出版社,2016.

3. 中华医学会呼吸病学分会肺癌学组,中国肺癌防治联盟. 肺结节诊治中国专家共识. 中华结核和呼吸杂志,2015,38(04):249-254.

4. 物联网辅助肺结节评估中国专家组 . 物联网辅助肺结节评估中国专家共识 . 国际呼吸杂志,2017,37（8）: 561-568.

5. Chen W,Zheng R,Baade PD,et al. Cancer statistics in China,2015. CA Cancer J Clin,2016,66（2）:115-132.

6. Hong QY,Wu GM,Qian GS,et al. Prevention and management of lung cancer in China. Cancer. 2015,121: 3080-3088.

7. Bai CX,Choi CM,Chu CM,et al. Evaluation of pulmonary nodules:clinical practice consensus guidelines for Asia. Chest,2016,150（4）:877-893.

8. Yang DW,Zhang Y,Hong QY,et al. Role of a Serum-Based Biomarker Panel in the Early Diagnosis of Lung Cancer for a Cohort of High-Risk Patients. Cancer,2015,17（S17）:3113-3121.